Julius Bergmann

Grundlinien einer Theorie des Bewusstseins

Julius Bergmann

Grundlinien einer Theorie des Bewusstseins

ISBN/EAN: 9783742812308

Hergestellt in Europa, USA, Kanada, Australien, Japan

Cover: Foto ©Lupo / pixelio.de

Manufactured and distributed by brebook publishing software (www.brebook.com)

Julius Bergmann

Grundlinien einer Theorie des Bewusstseins

Grundlinien

einer

Theorie des Bewusstseins

Otto Loewenstein.

1870.

SEINEN HOCHVEREHRTEN LEHRERN

DEN PROFESSOREN

J. HUELSMANN

UND

W. KOEHNEN

IN LIEBE UND DANKBARKEIT ZUGEEIGNET

VOM VERFASSER.

Inhaltsverzeichniss.

Erster, psychologischer Theil.

Erster Abschnitt.

Das Wahrnehmen.

Zweiter Abschnitt.

Das Vorstellen.

Dritter Abschnitt.

Das Denken.

Zweiter, logisch-ontologischer Theil.

Vierter Abschnitt.

Das Bewusstsein als Gesetzgeber für seine Form.

Fünfter Abschnitt.

Das Bewusstsein als Gesetzgeber für seinen Inhalt.

Einheit der Gesetzgebung des Bewusstseins für seine Form
und derjenigen für seinen Inhalt. — Der reine Erkenntniss-
inhalt als die reale Form der Allgemeinheit oder des Gesetzes oder der Kraft.

Anhang.

Einleitung.

1. Gegenstand der Untersuchung.

Das Bewusstsein ist etwas so allgemein Bekanntes, dass es überflüssig scheinen könnte, eine Untersuchung über dasselbe mit einer Verständigung über die Bedeutung des Wortes zu beginnen. Allein schon im täglichen Verkehr kann man die Bemerkung machen, dass das Wort nicht nur je nach dem Zusammenhange, in welchem es gebraucht wird, sondern auch je nach der Person, die sich seiner bedient, vielfach einen verschiedenen Sinn annimmt. Zwar decken sich die Vorstellungen Aller vom Bewusstsein mit einem so beträchtlichen Theile ihres Inhaltes, dass bei solchen Gelegenheiten die Differenzen selten nachtheilige Folgen haben. Im Austausche wissenschaftlicher Ansichten aber pflegt sich der Mangel an Uebereinstimmung bald in störender Weise geltend zu machen. Die betreffenden Schriften beweisen dies zur Genüge.

So spricht ein hervorragender Denker der Gegenwart der gewöhnlichen Auffassung entgegen, aber nach seiner Behauptung in Uebereinstimmung mit allen besonnenen Forschern, den Thieren das Bewusstsein ab, während er ihnen „Sinnesempfindungen verschiedener Art, Schmerz- und Lustgefühle, Triebe und Instincte, die Kundgebung derselben im Selbstgefühl (die Perception des Gesehenen, Gehörten etc.) und damit die Fähigkeit, sich ihrer wieder zu erinnern," zuschreibt (Ulrici, Compendium der Logik, S. 18). Auf der andern

Seite sehen wir die Mystiker als höchste Thätigkeit des Geistes
eine bewusstlose Anschauung Gottes behaupten, und Hegel
charakterisirt sogar das speculative Denken durch die Abwesenheit des Bewusstseins. „Die Speculation, erklärt er,
fordert, in ihrer höchsten Synthese des Bewussten und Bewusstlosen, auch die Vernichtung des Bewusstseins selbst,
und die Vernunft senkt damit ihr Reflectiren der absoluten
Identität und ihr Wissen und sich selbst in ihren eigenen
Abgrund" (Hegel, Werke Bd. I, S. 188). Während also nach
der einen Ansicht das Bewusstsein etwas zu Hohes ist, als dass
die Seelenthätigkeit der Thiere daran Theil haben könnte, steht
es nach der andern zu niedrig, als dass es die Erkenntniss bis
zu ihren höchsten Zielen begleiten könnte. Wie man sieht, ergeben sich zwei sehr verschiedene Vorstellungen vom Bewusstsein: auf der einen Seite, wenn man mit Ulrici die sinnliche
Wahrnehmung, wie sie auch den Thieren zukommt, ja sogar die
Erinnerung davon ausschliesst und gegen Hegel nichts Höheres
über dem Bewusstsein im Geiste anerkennt; auf der andern
Seite, wenn man mit Hegel das speculative Denken ausschliesst
und der gewöhnlichen Auffassung folgend gegen Ulrici die
Sinnesempfindungen hinzurechnet. Nicht geringere Verschiedenheiten stellen sich heraus bezüglich des Antheils, der dem
Bewusstsein an den nicht zum Erkenntnissvermögen gehörigen
Aeusserungen des Seelenlebens gegeben werden soll. Während
dasselbe nach den Einen eine nie fehlende Eigenschaft an den
Gefühlen der Lust und des Schmerzes sowie an den Willens-
äusserungen ist, werden diese von den Andern dem zufälligen
Inhalte nebengeordnet, den die Aussenwelt dem Bewusstsein
liefert und der als nicht an diese Form seines Vorkommens
gebunden vorgestellt wird. Während ferner die Einen von
einem sittlichen und einem ästhetischen Bewusstsein reden,
lassen die Andern nur ein theoretisches gelten, dessen Lei-
stungen einzig mit dem Massstabe der Logik beurtheilt werden
können. Endlich sind die wechselnden und individuellen

Zustände der Seele als eine reiche Quelle von Missverständnissen bezüglich des Bewusstseins zu nennen. Der Blödsinn, der Wahnsinn, der Traum, die künstlerische Begeisterung, die Trunkenheit, der Jähzorn werden bald der bewussten, bald der in ihrem Bewusstsein gestörten, bald der des Bewusstseins beraubten Seele zugeschrieben.

Es könnte scheinen, als beträfen solche Meinungsverschiedenheiten bloss den Sprachgebrauch. Allein im Allgemeinen wird hier doch der Ausdruck durch die Auffassung der Sache bestimmt. Wer den Wahrnehmungen den Charakter des Bewusstseins abspricht, wird sich auch einen Begriff von derselben gebildet haben, der sich sträubt, mit dem Begriffe solcher Functionen, welche als bewusst anerkannt sind, und unter Ausschluss der anerkannt bewusstlosen, unter einen allgemeinen Begriff gebracht zu werden. Er wird sie entweder den anerkannt bewusstlosen Functionen wesentlich verwandt finden, oder er wird den Gegensatz der Begriffe Bewusstsein und Bewusstlosigkeit nicht als einen wesentlichen, einem Gegensatze in der Natur der Dinge entsprechenden anerkennen, vielmehr an die Stelle dieser Zweitheilung eine Stufenleiter von Kräften, von der blind mechanisch wirkenden bis zum begrifflichen Denken, setzen, in welcher sich der Punkt, der das Bewusstsein von der Bewusstlosigkeit scheidet, in keiner hervorstechenden Weise markirt findet. Oder wer die Lust- und Schmerzgefühle und die Willensakte für nur äusserlich mit dem Bewusstsein verknüpft hält, hat sich sicherlich von dem Verhältnisse der sogenannten Seelenvermögen, dem Vermögen des Fühlens, Wollens und Vorstellens einen andern Begriff gebildet wie derjenige, der nur bewusstes Fühlen und Wollen gelten lässt. Und wer überhaupt den Namen des Bewusstseins auf eine gleichgültige Spiegelung der Aussen- und Innenwelt beschränkt, hat gewiss bereits eine bestimmte ethische und ästhetische Theorie in Bereitschaft, welche auch die Untersuchung des Bewusstseins vom Gesichtspunkte der

1*

Erkenntnisslehre beeinflusst. — Niemandem wird es einfallen,
die Wurzel oder die Krone oder das Mark nicht für Theile
des Baumes gelten lassen zu wollen. Wer die Empfindung
und die Wahrnehmung oder die höchste Form des Denkens,
das speculative, oder das Gefühl und den Willen an sich vom
Bewusstsein ausschliesst, setzt sie zu dem, was er für Bewusstsein gelten lässt, in ein Verhältniss nicht analog dem
des Stammes zur Wurzel und Krone, sondern analog dem des
Baumes zu dem Boden, aus dem er seine Nahrung zieht, und
den Wolken, die über ihm schweben.

Obwohl jede wissenschaftliche Untersuchung an sich das
Recht hat, die schwankende Bedeutung des Namens, mit
welchem sie zunächst ihren Gegenstand andeutet, nach Gut-
dünken zu fixiren, so würde es doch aus dem angegebenen
Grunde etwas Gewaltsames haben, wollten wir mit einer synthetischen Definition des Bewusstseins beginnen und be-
schliessen: Unter Bewusstsein verstehen wir, oder Bewusstsein soll heissen u. s. w. Wir werden vielmehr den Umfang,
welchen wir der Vorstellung vom Bewusstsein geben wollen,
aus sachlichen Gründen zu bestimmen suchen, indem wir
ausgehen von dem, was allgemein derselben zugerechnet wird,
und den inneren Zusammenhängen nachforschen, in welchen
es mit benachbarten Gebieten des Seelenlebens steht.

Bevor wir jedoch dazu übergehen, möchte eine Bemerkung
in formaler Hinsicht nicht überflüssig sein.

Aus der Organisation der menschlichen Erkenntnissthätigkeit erwächst die Neigung, abstracten Vorstellungen oder
Begriffen, d. i. solchen, welche blosse Eigenschaften und
Zustände der Dinge oder Verhältnisse zwischen denselben oder
Ereignisse zum Inhalte haben, zu hypostasiren, d. i. ihnen
eine entsprechende Deutung zu geben wie den Vorstellungen
concreter Dinge und demgemäss ihren sprachlichen Ausdruck auszuprägen. So vortheilhaft, ja unentbehrlich sich
auch dieses Verfahren für die Zwecke des Erkennens erweist,

indem es eine Begriffswelt ausbildet, die uns mit raschem Verständnisse die bunte und verwickelte Mannigfaltigkeit der Wahrnehmungswelt zu übersehen und ihrem Wechsel zu folgen gestattet, so stellt es doch auf der andern Seite dem Fortschritte der Erkenntniss erhebliche Hindernisse in den Weg. Jede derartige hypostasirte Abstraction schliesst nämlich eine mehr oder weniger bestimmte Hypothese über die Natur der Dinge, auf welche sie bezogen wird, ein. Dieselbe mag hinreichen, einen gewissen Kreis von Erscheinungen zu beherrschen, sie wird aber im Allgemeinen aufhören brauchbar zu sein, wenn neue Beobachtungen diesen Kreis ausdehnen. Die Verwerthung der Erfahrung, auf welcher alle Erkenntniss beruht, besteht nicht allein in einer Ergänzung der vorhandenen Begriffswelt, sondern auch in einer Correctur derselben. Einer solchen Correctur aber widersetzen sich die abstracten Vorstellungen vermöge der Hypothesen, mit welchen sie verwachsen sind. Der Verstand geht gern der Entdeckung der Erscheinungen, welche eine Correctur nöthig machen würden, aus dem Wege, und ist dies nicht mehr möglich, so neigt er dazu, das neue Gebiet mit gewaltsamen Mitteln den alten Vorstellungen unterzuordnen. Die Geschichte der Wissenschaften liefert hierfür zahlreiche Beispiele. Es möge nur an die Theorie vom Phlogiston erinnert werden. (Vergl. hierzu: Ueberweg, System der Logik, S. 73 ff. und die daselbst citirten Stellen aus Beneke's Metaphysik.)

Mit einer solchen Gefahr bedroht auch die Vorstellung des Bewusstseins die Untersuchung. Auch hier haben wir es mit einer hypostasirten Abstraction zu thun, welche der wissenschaftlichen Erklärung vorgreift. Wir dürfen das Bewusstsein weder als ein concretes Ding, etwa als eine im Gehirn thätige materielle oder immaterielle Substanz, noch (ebensowenig wie das Gedächtniss oder das Gewissen) als einen Theil einer solchen Substanz, der Seele, noch als ein Organ der Seele, eine Art von Behälter etwa, mit welchem die Seele das, was sie weiss, umschlösse, noch als ein Vermögen der Seele, sich einer Sache bewusst zu sein, bestimmen. Alle diese Vorstellungen, zu welchen die substantivische Form des Wortes veranlasst, greifen bereits weit über das Thatsächliche hinaus, an welches die Untersuchung anzuknüpfen hat und über welches sie nur durch eine streng logische Gedankenverknüpfung hinausgehen darf.

Sehen wir nun zu, ob das Gemeinsame aller in Betracht kommenden Vorstellungen von diesem Thatsächlichen ein Motiv enthalte, die Ausdehnung der unsrigen festzustellen, so haben wir wohl keinen Widerspruch zu befürchten, wenn wir zu diesem Gemeinsamen die Unterscheidung von Bewusstsein und Wissen nehmen. In keinem Augenblicke sind wir uns des ganzen Wissens, welches wir erworben haben, bewusst; nur ein verschwindend kleiner Theil ist uns jedesmal gegenwärtig. Aber alles Wissen ist einmal im Bewusstsein gewesen und kann wieder in dasselbe zurückkehren, gleichsam in ihm auftauchen, ohne dass es von neuem erworben wird. Nur durch diese Beziehung zum Bewusstsein ist das Wissen Wissen; wir wissen weder etwas, was nie im Bewusstsein gewesen ist, noch etwas, was wir nicht wieder in dasselbe zurückzurufen vermögen, d. i. was wir vergessen haben. Unter Bewusstsein verstehen wir also diese Weise, die dem Wissen einmal eigen gewesen sein muss und die es wieder annehmen können muss, mit andern Worten das aktuelle, gegenwärtige Wissen, welches man auch als Erkennen bezeichnet. Will Jemand in den Begriff des Wissens und Erkennens, wie es vielfach geschieht, die Wahrheit des Erkannten eingeschlossen haben, so müssen wir noch hinzufügen, dass von dem Bewusstsein diese Einschränkung nicht gelten darf. Die irrigen Gedanken gehören nicht minder als die wahren zu dem Kreise des Daseins, der allgemein Bewusstsein genannt wird. Ebensowenig beschränken wir das Bewusstsein auf die klare und gewisse Erkenntniss, vielmehr gehört auch das Meinen, Ver-

muthen, Ahnen, Glauben zu ihm. Insofern unter Vorstellen
das Wissen in dieser weiten Bedeutung. verstanden wird,
können wir uns also der Definition, welche Herbart vom
Bewusstsein giebt (Werke, Bd. V., S. 68) anschliessen: es
sei die Gesammtheit alles gleichzeitigen, wirklichen Vorstellens.

Es ist nun die Frage, welche Weise des Erkennens oder
Vorstellens für die niedrigste und welche für die höchste
gelten solle. Wir nehmen bezüglich dieser Richtung ihrer
Ausdehnung als allen Vorstellungen vom Bewusstsein gemeinsam an, dass sie diejenige Erkenntnissthätigkeit unter sich
befassen, durch welche wir aus einem bereits vorhandenen
Wissen ein neues ableiten, das sich nach Absicht und plan-
mässig entwickelnde, d. i. das im logischen Denken erzeugte
Wissen.

In dieser Vorstellung vom Bewusstsein scheint uns nun
allerdings ein zwingendes Motiv zu liegen, sie zu erweitern.
Alles Ableiten nämlich weist auf ein Ursprüngliches, welches
nicht mehr abgeleitet werden kann, zurück. Ein Ursprüngliches muss im Besitze des erkennenden Subjectes als erkennenden sein, damit durch Erkenntnissthätigkeit ein Wissen
erworben werden könne. Dieses Ursprüngliche ist das
Object oder der Gegenstand der Erkenntniss. Das logische
Denken kann kein Gegenständliches der Erkenntniss erzeugen,
es muss ein solches vorfinden und ist darauf beschränkt, ein
Wissen über dasselbe zu Stande zu bringen. Selbst diejenigen, welche glauben im philosophischen Interesse dem
Denken eine andere, vermeintlich höhere Bedeutung beilegen
zu müssen, werden doch nicht umhin können zuzugestehen,
dass der Gedankenverlauf, wie er im täglichen Leben, in der
empirischen Wissenschaft und in der Mathematik angetroffen
wird, sich in der That auf eine von ihm nicht erzeugte, sondern von ihm vorgefundene, ihm gegebene Welt beziehe. Es
fragt sich nun, ob auch dieses ursprüngliche Erkennen und

Wissen und sein gegenwärtiger Besitz Bewusstsein heissen
solle, oder ob bloss der Erkenntnissprocess selbst, nicht
aber sein Anfang, der an sich noch nicht Process ist, dieses
Namens würdig zu erachten ist. Nach unserer Meinung liegt
nicht der mindeste Grund vor, die Frage in dem letzten
Sinne zu entscheiden, während sich der erstere Sinn auf's
Nachdrücklichste empfiehlt. Denn das erkennende Subject
als solches, d. i. das Ich, muss im Besitze des Objectes
sein, von dem ein Wissen erworben werden soll; wie soll
aber das Verhalten des erkennenden Subjectes als solchen
anders denn als Erkennen bezeichnet werden und wie jenes
Besitzen anders als Bewusstsein? Wollen wir unter Erkenntnissthätigkeit überhaupt das Verhalten des
erkennenden Subjectes als erkennenden verstehen,
statt den Namen willkührlich auf eine Seite dieses
Verhaltens zu beschränken, so kann dieselbe unmöglich damit beginnen, ein ausserhalb ihrer selbst
Liegendes zu ergreifen und in sich überführen,
noch damit, ein bereits in ihrem Besitze Befindliches fortzubilden; das erstere nicht, weil alles
Erkennen eines Objectes bedarf, in seiner Bewegung zum Objecte hin aber noch objectlos wäre,
— weil das Ich erst Ich ist, wenn es sich entweder
auf ein Nicht-Ich oder auf ein ihm synthetisch bei-
gelegtes Prädicat bezieht; das andere nicht, weil
das Erkennen nicht im Besitze eines Objectes sein
kann, wenn es erst in der Thätigkeit, welcher dieser Besitz als Voraussetzung vorhergehen muss,
seinen Anfang nimmt, — weil nicht das Ich selbst
sein Object ergriffe, wenn es erst in der auf Grund
des Besitzes stattfindenden Bearbeitung existirte.
Es bleibt also nichts anderes übrig, als den Anfang des Erkenntnissprocesses und mit ihm die
unterste Stufe des Bewusstseins in den ursprüng-

lichen und einfachen Besitz eines Inhaltes oder
Objectes für das Erkennen oder das Bewusstsein
zu erblicken. Es ist wesentlich eine und dieselbe, sich
mit sich selbst identisch erhaltende Thätigkeit, welche ein
Wissen von den Objecten erzielt und welche die Objecte behufs dieser Erzielung erfasst hält; denn jene Thätigkeit findet
am Objecte statt, das Object ist ihr Object, es ist aber ihr
Object nur dadurch, dass in ihr das Erfassthalten des Objectes, das unmittelbare Verhältniss zu demselben, ohne Unterbrechung enthalten ist. Kurz, das Ich kann sich denkend
mit den Objecten nur unter der Voraussetzung beschäftigen,
dass es als Ich dieselben zunächst gleichsam mit Beschlag
belegt hat; das Denken ist mittelbare Erkenntniss und setzt
als solche eine unmittelbare voraus.

Es ist allerdings nicht zu leugnen, dass die Erfahrung
dieser Auffassung eine grosse Schwierigkeit bereitet. Thatsächlich nämlich scheint das Erfassthalten des Objectes im
eigentlichen Sinne keineswegs in aller dasselbe betreffenden
Erkenntnissthätigkeit enthalten zu sein. Statt das Object
selbst gegenwärtig zu haben, halten wir uns an das Bild
desselben, welches wir in uns bewahrt haben, und selbst von
diesem Bilde gewahren wir häufig und gerade in der lebhaftesten Beschäftigung mit dem abwesenden Objecte kaum eine
Spur. Und mit einer grossen Anzahl von Objecten machen
wir uns zu thun, zu welchen wir niemals in jenem unmittelbaren Verhältnisse gestanden haben, welches doch die stets
gegenwärtige Grundlage des Erkenntnissprocesses sein soll.
Der Physiker z. B. wird seine Untersuchung über die Natur
des Blitzes nicht während des Augenblickes anstellen, in
welchem er den Blitz hernniederfahren sieht; Reisebeschrei-
bungen geben uns die mannigfaltigsten Kenntnisse von Län-
dern an die Hand, die wir nie betreten haben.

Diese Schwierigkeit kann erst später völlig beseitigt
werden. Hier muss darüber Folgendes zu bemerken genügen.

Es giebt zwei Arten unmittelbarer Erkenntniss, d. i.
solcher, welche nicht an bereits im Bewusstsein vorgefundenen Objecten thätig ist: die Wahrnehmung und die
Vorstellung. Die Wahrnehmung bezieht sich auf nichts
ausserhalb ihrer seiendes, ihre Objecte sind stets vollständig
in ihr gegenwärtig, sie kann darum als die directe unmittelbare
Erkenntniss bezeichnet werden. Die Vorstellung bezieht sich
vermittelst der Bilder auf nicht gegenwärtige Objecte, sie
kann darum als indirecte unmittelbare Erkenntniss bezeichnet werden. Beide Erkenntnissweisen können als Grundlage
für die mittelbare Erkenntniss, das Denken dienen. Die
Schwierigkeit liegt nun darin, dass die Prädicate indirect
und unmittelbar einander auszuschliessen, der Begriff einer
indirecten unmittelbaren Erkenntniss (der Vorstellung) sich also zu widersprechen scheint. Zunächst ist zu bemerken, dass indirect nicht mit mittelbar identisch ist, denn das
Verhältniss der Wahrnehmung zur Vorstellung ist ein anderes
als dasjenige der Wahrnehmung oder der Vorstellung zum Denken. Beim Denken nämlich ist die Wahrnehmung oder Vorstellung wirklich gegenwärtig, an deren Object das Denken thätig
ist, in der Vorstellung aber ist die entsprechende Wahrnehmung
nicht gegenwärtig, vielmehr wird das Wahrnehmungsobject
durch das Vorstellungsbild ersetzt. Aber die indirecte Erkenntniss (die Vorstellung) scheint mit der mittelbaren (dem
Denken) eines gemeinsam zu haben, wodurch sie im Gegensatz zur unmittelbaren tritt, um desswillen sie also nicht
zugleich unmittelbar sein kann, nämlich die Beziehung auf
etwas nicht durch sie selbst Gesetztes, auf einen begrifflich
früheren Bewusstseinsinhalt, wenngleich diese Beziehung anderer Art ist als bei der mittelbaren Erkenntniss. Untersucht
man jedoch näher, was eigentlich in der Vorstellung Object genannt werden muss, so zeigt sich, dass trotz ihrer Indirectheit
das Object doch unmittelbar in ihr anwesend ist. Nämlich
nicht die abwesenden Dinge, die sich durch ihre Bilder im

Bewusstsein repräsentiren lassen, sind die Objecte der Vorstellung, wenn das Wort Object in demselben Sinne wie bezüglich der Wahrnehmung genommen wird, sondern das sich in den subjectiven Zustand bestimmter Wahrnehmungen versetzende oder denselben in sich reproducirende (nicht wirklich wahrnehmende) Ich, und dieses Object ist in der Vorstellung, und durch dieselbe in dem sich an sie anschliessenden Denken, wirklich vorhanden. Das Problem der Vorstellung besteht übrigens für jede andere Auffassung vom Bewusstsein ebensogut wie für die hier vertretene. Einer jeden muss es zunächst durchaus räthselhaft erscheinen, wie das Ich sich in den subjectiven Zustand einer Wahrnehmung versetzen kann, ohne wirklich wahrzunehmen, und wie auf diese Weise ein Wahrnehmungsobject sich im Bewusstsein durch sein Bild kann repräsentiren lassen. Dieses Räthsel zu lösen wird nicht die leichteste unter den Aufgaben sein, mit denen unsere beabsichtigte Untersuchung über das Bewusstsein sich zu beschäftigen haben wird.

Wir haben unsere Absicht, den Gegenstand unserer Untersuchung genau zu bestimmen, in einer vorläufig genügenden Weise erreicht. Indem wir die unterste Stufe und damit die einfachste Gestalt des Bewusstseins gefunden haben, haben wir das nächste Arbeitsfeld für die Untersuchung des Bewusstseins betreten, wie auch immer das Ziel derselben näher bestimmt werden mag. Im Laufe dieser Untersuchung müssen, soweit es für den Zweck derselben erforderlich ist, die weiteren Fragen nach dem Umfange des als Bewusstsein bezeichneten Gebietes von selbst ihre Erledigung finden.

2. Ziel und Methode der Untersuchung.

Das Bewusstsein kann von so weit auseinanderliegenden Gesichtspunkten aus betrachtet werden, die Fragen, zu welchen es Anlass giebt, sind so verschiedener Art, dass sich zu

seiner allseitigen Erforschung mehrere Wissenschaften verbinden müssen.

Für die Eintheilung der Wissenschaft überhaupt ist zunächst von grosser Bedeutung der Gegensatz zwischen den
Objecten der sinnlichen und denen der nicht sinnlichen oder
innern Wahrnehmung. Das Bewusstsein eröffnet die Reihe
der letzteren. Allerdings kann von sinnlich Wahrnehmbarem
aus auf die Existenz des Bewusstseins geschlossen werden,
indem es Erscheinungen giebt, die ohne seine Mitwirkung
unmöglich wären, aber es selbst kann unter keinen Umständen gehört, gesehen, gefühlt oder sonst durch Erregung leib-
licher Organe erfasst werden. Es ist uns durch sich selbst
bekannt, und auf die Ausnutzung dieser unmittelbaren Be-
kanntschaft sieht sich zunächst die wissenschaftliche Untersuchung desselben angewiesen. Denn jener Schluss aus dem
sinnlich Wahrnehmbaren würde uns, wenn er überhaupt ohne
vorhergehendes Wissen vom Bewusstsein möglich, und nicht
vielmehr das Wissen vom Bewusstsein die Voraussetzung
alles andern Wissens wäre, doch keine anschauliche Kenntniss gewähren; er würde uns wenig mehr sagen können, als
dass sich in den betreffenden Erscheinungen der sinnlichen
Welt ein Princip geltend mache, welches sich von allen
bekannten durchaus unterscheide. Das unmittelbare Wissen
des Bewusstseins von sich selbst erstreckt sich zugleich auf
ein weiteres Gebiet, welches ebenfalls, nicht wegen der
Schwäche oder der geringen Anzahl unserer Sinne oder
wegen ungünstiger Umstände, sondern an sich, der sinnlichen
Wahrnehmung unzugänglich ist, das Gebiet des Gefühls und
des Willens. Endlich erweitert sich die Vorstellung von
einem Gebiete nicht sinnlichen Daseins durch Schlüsse, zu
denen auch die sinnlichen Wahrnehmungen ihren Beitrag
liefern. Auf diese Weise gelangen wir zu der Ueberzeugung,
dass in allen Menschen und Thieren ein Unsinnliches, mit
oder ohne Bewusstsein, eine Seele wirkt. Die sinnlich wahr-

nehmbare und die nicht sinnlich wahrnehmbare Welt aber
sind für die Wissenschaft zunächst zwei getrennte Arbeits-
felder. Auf die erstere bezieht sich die Naturwissenschaft,
auf die andere die Psychologie. Wie man sich auch diesen
Gegensatz erklären möge, beseitigen kann ihn Niemand, und
jede Weltanschauung, die für wissenschaftlich zu gelten
beansprucht, muss daher wenigstens für den Anfang der Psychologie eine selbstständige Stellung neben der Naturwissenschaft zuerkennen.

Demnach gehört das Bewusstsein zu den Gegenständen
der Psychologie. Indessen nur das erste Stadium seiner Untersuchung darf als psychologisches bezeichnet werden. So wichtig
nämlich auch für die Anordnung der Wissenschaft jener Gesichtspunkt ist, der den Gegensatz des sinnlichen und des
unsinnlichen Daseins hervorhebt, so wenig kann er doch allein
die Begriffsbestimmung der Psychologie und der Naturwissenschaft beherrschen. Es machen sich bald andere Gesichtspunkte geltend, die für die Gliederung des Systems der
Wissenschaft nicht minder wichtig sind. Dahin gehört der
Gegensatz der Gesetze, welche den facti schen Zusammenhang
der Dinge und insbesondere das Geschehen, insofern es eine
Folge von Veränderungen ist, betreffen und welche (vorausgesetzt, dass sie richtig bestimmt sind) niemals verletzt werden
können, — und derjenigen, welche den sein sollenden Zusammenhang der Dinge und insbesondere das Geschehen,
insofern es eine auf einen zu erreichenden aber möglicherweise auch zu verfehlenden Zweck gerichtete Thätigkeit ist,
betreffen, — welche die Bedingungen angeben, auf deren
Erfüllung die Erreichung eines Zweckes beruht, und darum
die Möglichkeit voraussetzen, verletzt zu werden, d. i. der
Gegensatz von Naturgesetzen und Normalgesetzen.
Es mag hier dahin gestellt bleiben, ob überhaupt und inwiefern dieser Gesichtspunkt für die Erforschung des sinnlich
wahrnehmbaren Daseins (der Natur im engeren Sinne) an-

wendbar ist. Für die Erforschung des nicht sinnlich wahrnehmbaren Daseins, der Seele, oder doch der bewussten Seele,
erhellt seine Bedeutung ohne weiteres. Es giebt drei Wissenschaften, welche die Normalgesetze der bewussten Seele zum
Gegenstande haben und das Gebiet der Psychologie auf die
Naturgesetze der Seele einschränken: die Logik, die Ethik
und die Aesthetik. Sie betreffen sämmtlich das Bewusstsein;
aber mit dem Bewusstsein an sich, d. i. mit demselben abgesehen von seiner Verknüpfung mit anderen Seelenthätigkeiten,
hat es allein die Logik, als die Wissenschaft von den Normalgesetzen des Erkennens, d. i. den Gesetzen, nach welchen
das Bewusstsein thätig sein muss, um die Wahrheit zu finden
und den Irrthum zu vermeiden, zu thun.

Das Bewusstsein ist demnach Gegenstand der Psychologie
und der Logik. Aber es giebt noch einen dritten Gesichtspunkt von principieller Bedeutung für die Eintheilung der
Wissenschaft, der zugleich eine neue Richtung in der Erforschung des Bewusstseins eröffnet. Derselbe ergiebt sich aus
dem Begriffe der Wissenschaft selbst. Um ihn bestimmt bezeichnen zu können, ist es nöthig, diesen Begriff in eingehendere Erwägung zu ziehen.

Das Interesse an einer Untersuchung ist wissenschaftlich,
insofern es die Befriedigung des Erkenntnisstriebes zum Ziel
hat, während das nicht-wissenschaftliche Interesse im Wissen
ein blosses Mittel sieht und den Werth desselben einzig nach
seiner Brauchbarkeit bemisst. Der Erkenntnisstrieb kann in
zwiefacher Hinsicht Befriedigung suchen, nämlich in formaler
durch die blosse Uebung und Bethätigung der Verstandes-
kräfte, und in materialer durch den Besitz des Wissens. Soll
beides wissenschaftlich genannt werden, so wird jede ausgedehnte Untersuchung, zu welchem Zwecke auch immer sie
unternommen sein mag, ein wissenschaftliches Interesse zu
erregen im Stande sein. Als wissenschaftlich in der Bedeutung
„der Wissenschaft angehörig" sehen wir indessen nur dann eine

Untersuchung an, wenn sie die Erwerbung eines Wissens zum
Ziele hat, das an sich selbst Werth hat, indem wir voraussetzen, dass es einen Erkenntnisstrieb giebt, der auf den Inhalt des Wissens geht und an jener formalen Befriedigung
nur insofern Theil nimmt, als dieselbe von der sachlichen untrennbar ist. Wenn Lessing in dem bekannten Ausspruche,
dass er das fortwährende, nie sein letztes Ziel erreichende
Streben nach der Wahrheit dem geschenkten Besitze derselben
vorziehen würde, das sachliche Interesse der Wissenschaft
dem formalen unterordnet, so verkennt er das Wesen der
Wissenschaft. Wäre es überhaupt möglich, die Wahrheit zu
besitzen, ohne sie selbst erarbeitet zu haben (ein Erarbeiten
der Wahrheit ist es auch, wenn wir sie Andern nachdenken),
so könnte der wissenschaftliche Sinn keinen Augenblick zögern,
auf den Genuss des Forschens um des vollen Besitzes der
Wahrheit willen zu verzichten.

Ist hiermit der wissenschaftliche Erkenntnisstrieb richtig
charakterisirt, so hat die Möglichkeit seiner Befriedigung
eine innere Beziehung des Bewusstseins zum Inhalte des
Wissens, also auch den Dingen, von denen das Wissen ist
(denn der Inhalt des Wissens ist etwas in diesen Dingen Vorhandenes), zur Voraussetzung. Das Bewusstsein macht bestimmte Anforderungen an die Dinge und das wissenschaftliche Interesse besteht darin, dieselben als diesen Anforderungen
entsprechend zu erkennen. Wäre dem Bewusstsein als solchem
die Beschaffenheit der Welt gleichgültig und strebte es nur
darnach, ein factisch Daseiendes zu erkennen, so könnte das
Wissen unmöglich an sich einen Werth haben; denn jede
Einsicht könnte unbeschadet des wissenschaftlichen Interesses
durch jede andere ersetzt werden, ein Inhalt wäre so gut
wie der andere, da er eben Inhalt wäre, dasjenige aber, wodurch er Inhalt wäre, für das Bewusstsein kein Interesse hätte,
der Werth der Einsicht könnte also nur in ihrer Form als
Einsicht überhaupt und in ihrer Verwendbarkeit zu prak-
tischen Zwecken liegen.

Diese Anforderungen des Bewusstseins an die Beschaffenheit der Welt stammen aus dem Wesen des Bewusstseins als solchen; sie bleiben stets dieselben, wie das Bewusstsein der veränderlichen Mannigfaltigkeit seiner Objecte gegenüber dasselbe bleibt. Ist also der wissenschaftliche Erkenntnisstrieb darauf gerichtet, diese Anforderungen des Bewusstseins an die Dinge erfüllt zu sehen, — ist er in seiner letzten Wurzel unabhängig von allen denjenigen Vorkommnissen in der Welt, welche ausserhalb des Gebietes jener Anforderungen liegen, so muss der Inhalt der Wissenschaft ein durch alle Einzelheit, alle Zufälligkeit, allen Wechsel der Dinge sich hindurchziehendes Allgemeines, Nothwendiges, Ewiges bilden, und jene Oberfläche der Dinge kann nur insofern in Betracht kommen, als sie dem vom Wesen des Bewusstseins geforderten Inneren Gestalt giebt.

Giebt es, wie wir voraussetzen, solche Anforderungen des Bewusstseins an die Natur der Dinge, so sind dieselben nothwendiger Weise auch erfüllt; sie sind nicht blosse Wünsche, sondern Gesetze, welche das Bewusstsein allen Dingen als seinen möglichen Gegenständen vorschreibt. Denn die innere Beziehung des Bewusstseins zu seinen Gegenständen kann in demselben nur insofern gegründet sein, als es unmittelbares ist (s. o. S. 10), da das mittelbare bloss formale Bedeutung hat (s. o. S. 7 ff.). Was aber das unmittelbare Bewusstsein von allem seinem Inhalte verlangt, das ist selbst ein Inhalt des Bewusstseins, nämlich ein reiner mit dem Bewusstsein als solchem gesetzter Inhalt, der in allem besonderen Inhalte sich wieder finden muss. Angenommen es gäbe Dinge, die den Anforderungen des Bewusstseins nicht entsprächen, so könnten dieselben insoweit, als sie dieses nicht thun, nicht mit dem Bewusstsein in Berührung kommen, sie könnten nicht gesehen, nicht gehört, nicht gefühlt u. s. w. werden, sie existirten für kein Bewusstsein, sie wären nicht mögliche Gegenstände des Bewusstseins. Ob es solche Dinge geben kann, ob wir unter Ding überhaupt noch etwas verstehen, wenn wir es nicht mehr als möglichen Gegenstand des Bewusstseins denken, mag hier noch dahingestellt bleiben; es genügt hier zu wissen, dass, wenn es eine innere Beziehung des Bewusstseins zu seinem Inhalte giebt, dadurch unsere Welt einem allgemeinen Gesetze unterworfen wird.

Nun macht das Bewusstsein als solches keinen andern Anspruch an seinen Inhalt, als dass derselbe eben Inhalt, oder an die Dinge, als dass dieselben seine möglichen Gegenstände seien, denn im Begriffe des Inhaltes oder möglichen Gegenstandes für das Bewusstsein ist alles das schon gesetzt, was das Bewusstsein seinem Inhalte vorschreibt, wie viel 'oder wie wenig dieses auch sei. Die Anforderungen des Bewusstseins an die Natur der Dinge sind mithin ein Gesetz, dem alle Dinge, in der Bedeutung möglicher Gegenstände des Bewusstseins, gemäss sein müssen, da sie sonst keine Dinge wären.

Wären die in Rede stehenden Forderungen des Bewusstseins derart, dass sie die Dinge vollständig bestimmten, dass also alles, was die Dinge sind, ihnen dadurch zukäme, dass sie mögliche Gegenstände des Bewusstseins sind, so könnte es keine Wissenschaft geben. Denn das Bewusstsein wäre als solches schon im Besitze alles Wissens. Es ist also für die Möglichkeit der Wissenschaft ebenso nothwendig, dass sich die Dinge in einer Fülle von Eigenschaften ausbreiten, über welche das Bewusstsein keine Herrschaft ausübt. Dieses erhellt auch aus der eben festgestellten Fassung der betreffenden Anforderungen. Denn kommen die Dinge denselben dadurch nach, dass sie mögliche Gegenstände des Bewusstseins sind, so sind sie in allem demjenigen, wodurch sie nicht bloss Gegenstände überhaupt, sondern bestimmte concrete Gegenstände sind, dem Bewusstsein gegenüber frei. Dieses aber· liegt im Begriffe des Gegenstandes (und gehört mithin selbst zu den Anforderungen des Bewusstseins), dass seine Gegenstände nicht Gegenstände überhaupt, sondern be-

stimmte concrete Gegenstände sind. Die Aufgabe der Wissenschaft besteht nun darin, die Gesetze, welche sich aus dem
Wesen des Bewusstseins für die Dinge ergeben und welche
in allem besonderen Bewusstseins-Inhalte vorhanden sind,
nebst der Durchführung, welche sie in der gegebenen Welt
gefunden haben, an sich oder in abstracto zu erkennen.

Wir haben das Bewusstsein bereits früher als Gesetzgeber kennen gelernt; es schreibt sich selbst die Gesetze für
die Auffindung der Wahrheit vor, die Normalgesetze des Erkennens, und ist insofern Gegenstand der Logik. Die Normalgesetze des Erkennens bestimmen nichts über die Beschaffenheit
des Inhalts der Erkenntniss als solchen, wenngleich sie in Beziehung auf einen Inhalt überhaupt und zum Theil auf einen besonderen Inhalt aufgestellt werden; sie sind also Gesetze der
Erkenntnissform. Nunmehr betrachten wir das Bewusstsein
auch als Gesetzgeber für die Beschaffenheit seines Inhaltes.
Wir nehmen an, dass alle Dinge sich als mögliche Gegenstände des Bewusstseins in gewissem Grade nach dem Bewusstsein richten müssen. Dieser Gedanke ist gewiss für
jeden der von Kant ausgeführten Reform der Philosophie
Unkundigen höchst befremdend und darum trotz seiner Einfachheit schwer verständlich. Es möge darum an einem Beispiele gezeigt werden, wie wir in der That fortwährend durch
unser Bewusstsein den Dingen Gesetze vorschreiben, ohne
dabei je zu zweifeln, dass dieselben werden befolgt werden.
Dieses Beispiel ist das Gesetz der Causalität. Dasselbe besagt, dass jede Veränderung durch eine vorhergehende herbeigeführt sei. Es ist ein Gesetz des Inhaltes und nicht der
Form der Erkenntniss, denn dass eine Veränderung stattgefunden habe, ist eine Aussage, die wir auch auf Grund
der Wahrnehmung machen können. Es ist ferner kein aus
der äusseren Erfahrung abstrahirtes, sondern ein vom Bewusstsein dictirtes Gesetz, denn wir können gar nicht anders
denken, als dass es so sein müsse; wir gründen unsere Ge-

wissheit von der Gültigkeit desselben nicht auf die Erinnerung, dass wir bisher keine einzige Veränderung wahrgenommen haben, die nicht durch eine vorhergehende herbeigeführt
war (wir haben in der That unzählige Wirkungen wahrgenommen, ohne die Ursache wahrzunehmen und häufig ver-
geblich nach der Ursache gesucht) sondern nennen das Gesetz unmittelbar gewiss. Ein anderes Beispiel ist der Satz,
dass die gerade Linie der kürzeste Weg zwischen zwei
Punkten sei. Derselbe ist ein sachliches Gesetz, weil wir auch
durch Wahrnehmung erkennen können, dass eine Linie kürzer als
eine andere ist, er ist auch kein aus der äusseren Erfahrung
abstrahirtes Gesetz, denn unsere Gewissheit desselben giebt
sich als eine unmittelbare kund und ist absolut, obwohl Niemand die unendlich vielen zwischen zwei Punkten möglichen
Linien ausmessen kann. Gewiss ist es wunderbar, dass unser
Verstand aus sich selbst bestimmen kann: so soll es sich
verhalten in der Welt, in die ich doch sonst nur vermittelst
der Glieder meines Leibes eingreifen kann. Hindert uns
aber diese Wunderbarkeit nicht, an der Gewissheit des Causa-
litätsgesetzes und der geometrischen Grundsätze festzuhalten, so darf sie auch nicht gegen die Annahme einer materialen Gesetzgebung durch das Bewusstsein überhaupt vor-
gebracht werden, welche wir allerdings nicht bewiesen haben
und an dieser Stelle nicht beweisen wollen konnten, welche
aber durch das Gefühl von dem hohen Werthe der Wissenschaft vorläufig gerechtfertigt ist.

Es liegt die Vermuthung nahe, dass zwischen der formalen und der materialen Gesetzgebung durch das Bewusstsein ein enger Zusammenhang bestehen müsse. Die Bestimmungen, welche das Bewusstsein allen seinen Gegenständen
giebt, und die Formen, in welchen es sich bewegt, wenn es
zu wahren Ergebnissen über diese Gegenstände führt, sind
beide mit dem Begriffe — nicht des Bewusstseins als solchen,
denn in der für sich denkbaren niedrigsten Stufe des Be-

wusstseins, dem unmittelbaren, ist die logische Thätigkeit
noch nicht vorhanden — sondern des mittelbaren oder denkenden Bewusstseins gesetzt, denn mit diesem ist auch das
unmittelbare als seine nothwendige Voraussetzung und folglich auch die alle Gegenstände desselben als solche beherrschende Gesetzlichkeit gesetzt; was aber aus einem und demselben untheilbaren Begriffe folgt, wird wohl den gemeinschaftlichen Ursprung nicht verleugnen können. In der That
ist die engste Beziehung zwischen der Form und dem reinen
Inhalte des Bewusstseins (ein solcher ist, wie gezeigt, die
im Wesen des Bewusstseins gegründete Bestimmtheit aller
möglichen Gegenstände desselben) leicht nachzuweisen. Giebt
es nämlich, wie wir annehmen, einen solchen reinen Bewusstseinsinhalt, so muss das denkende Bewusstsein ein unmittelbares Bewusstsein voraussetzen, welches nicht bloss einen
Inhalt überhaupt, über welchen gedacht werden soll, hat,
sondern einen solchen, in welchem der reine Inhalt (die
sachliche Gesetzmässigkeit) vorhanden ist; denn sonst gäbe
es ein Bewusstsein, in welchem etwas, was doch mit dem
Begriff des Bewusstseins überhaupt gesetzt sein soll, fehlte.
Andererseits aber kann doch das denkende Bewusstsein an
den Inhalt, an welchem es thätig sein soll, keine andere Anforderung stellen, als dass er sich den logischen Formen füge
oder dass sich gemäss der Normal-Gesetzlichkeit über ihn
denken lasse. Beide Anforderungen müssen also auf eins
hinauskommen: möglicher Gegenstand des unmittelbaren Bewusstseins und brauchbares Material des mittelbaren oder denkenden, d. i. wahrnehmbar oder vorstellbar und denkbar sein,
muss dasselbe bedeuten. Nun steht die ganze Normal-Ge-
setzgebung des Denkens unter dem obersten Principe, dass
kein Widerspruch im Denken vorkommen dürfe. Hat also
die logische Gesetzmässigkeit für ihre Anwendbarkeit eine
Voraussetzung in der Natur der Dinge, so muss es diese
sein, dass der Widerspruch nicht schon dort vorhanden

sei. Die Widerspruchslosigkeit oder, positiv ausgedrückt, die Identität ist demnach auch das oberste Princip der sachlichen Gesetzmässigkeit. Die Annahme, dass es eine sachliche Gesetzmässigkeit der erörterten Art gebe, ist also einerlei mit der, dass die Widerspruchslosigkeit ein reales Prädicat sei, d. h. dass es eine wirkliche Bestimmtheit der Dinge, eine zum Erkenntnissinhalt gehörige Form der Dinge gebe, worin ihre Widerspruchslosigkeit beruht, und dass darum dieselbe die nothwendige Bedingung für die Möglichkeit des logischen Denkens bilde.

Dass der aus der unmittelbaren Erkenntniss stammende Inhalt für das logische Denken dieses nicht zu Widersprüchen zwingen darf, ist selbstverständlich, obwohl die beiden hervorragendsten Systeme der nachkantischen Philosophie in seltsamer Verirrung die ganze Welt voller Widersprüche sehen; denn entweder hat das logische Denken keine sachliche Voraussetzung in dem erörterten Sinne, und dann kann auch der Widerspruch ebensowenig wie die Widerspruchslosigkeit oder Identität in den Dingen stecken, da sie eben Formen der Erkenntniss und nicht Formen der Dinge (logische und nicht reale Prädicate) sind; oder es giebt eine solche Voraussetzung und dann kann dieselbe nicht das Gegentheil von dem sein, dessen Voraussetzung sie ist. Was aber eines Beweises bedarf, eines Beweises jedoch, den wir an dieser Stelle nicht zu liefern im Stande sind, da vielmehr die ganze von uns beabsichtigte Untersuchung über das Bewusstsein zu ihm gehört, — das ist die Behauptung, dass die Form der Widerspruchslosigkeit oder Identität nicht eine blosse Form des Erkennens, sondern auch eine Form der Dinge sei (kein bloss logisches sondern auch ein reales Prädicat), also insofern zum Inhalte des Erkennens gehöre, — die Consequenz der Annahme, von der wir in dieser Betrachtung ausgingen: dass es einen an sich werthvollen Wissensinhalt gebe.

Die Aufgabe der Wissenschaft fanden wir, bestehe darin, die Gesetze, welche sich aus dem Wesen des Bewusstseins für die Dinge ergeben und welche in allem besonderen Bewusstseinsinhalte vorhanden sind, nebst der Durchführung, welche sie in der gegebenen Welt gefunden haben, an sich oder in abstracto zu erkennen. Damit ist die Unterscheidung zweier ursprünglicher Theile der Wissenschaft angedeutet. Der eine erforscht die Beschaffenheit der Welt, insofern dieselbe durch die Durchdringung der beiden oben unterschiedenen Momente derselben bestimmt ist, der Momente nämlich des Einzelnen, Zufälligen, Wechselnden, welches von aussen her ins Bewusstsein tritt, und des Allgemeinen, Nothwendigen, Ewigen, welches das Bewusstsein in sich, in sofern es überhaupt Bewusstsein ist, findet. Die Wissenschaft ist insofern mit der thatsächlichen Genugthuung zufrieden, die dem Bewusstsein durch den vernünftigen Inhalt des Wissens zu Theil wird, ohne sich um die innere Beziehung des Bewusstseins zu demselben, d. i. um seine Vernünftigkeit als solche, zu kümmern. Der andere Theil hat das eine Moment an sich, den reinen Inhalt des Bewusstseins oder das vom Bewusstsein den Dingen dictirte Gesetz als solches, zum Inhalt, und steht somit in conträrem Gegensatze zu dem alles wissenschaftlichen Interesses baren Erkennen, welches sich auf das andere Moment an sich, das Zufällige, Einzelne und Wechselnde bezieht. Diese Wissenschaft ist die Ontologie oder nach Kants Bezeichnung, die transscendentale Logik. Kant nannte nämlich Logik die Wissenschaft von der Gesetzgebung durch das theoretische Bewusstsein und unterschied die formale Logik, welche von den Normalgesetzen der Erkenntniss oder den die Form der Erkenntniss beherrschenden Gesetzen handelt, von der transscendentalen, welche die Gesetzgebung des Bewusstseins über alle seine möglichen Gegenstände zum Inhalte hat.

Ein dritter Theil der Wissenschaft ergiebt sich aus der

Verbindung der Resultate jener Beiden, sei es, um die Erkenntniss des concreten besonderen Daseins durch diejenige des allgemeinen vom Bewusstsein dictirten Gesetzes zu fördern, sei es, um jenes als besondere Durchführung dieses zu begreifen. Insofern die Wissenschaft auf dem Gedanken der inneren Beziehung zwischen dem Bewusstsein und allen möglichen Gegenständen desselben beruht, ist sie Philosophie. Die Philosophie umfasst also die Ontologie und den eben erwähnten dritten Theil der Wissenschaft. Alle nach einem anderen Eintheilungsprincipe bestimmten Wissenschaften, so auch die vom Bewusstsein handelnden, die Psychologie und die Logik, gehören demnach von dem Punkte an, wo sie mit der Ontologie in Verbindung treten, zur Philosophie.

Diese Begriffsbestimmung der Ontologie, wonach dieselbe eine Wissenschaft vom Bewusstsein ist, und die dadurch bedingte der Philosophie scheint vielleicht auf den ersten Blick historisch wenig gerechtfertigt. Wie wenig indessen auch die erste Periode der Geschichte der Philosophie von ontologischen Versuchen in dem erörterten Sinne zu berichten hat, und wie weit solche in den folgenden Perioden davon entfernt waren, den das Ganze bestimmenden Ausgangspunkt des philosophischen Denkens zu bilden, bis Kant mit dem grossen, wenn auch noch einseitigen und darum noch mit Unwahrheit behafteten Gedanken einer Kritik der reinen Vernunft dem bisherigen „Herumtappen" der Philosophie ein Ende zu machen und sie in den „gesicherten Gang einer Wissenschaft" zu bringen begann (Vorrede zur zweiten Aufl. d. Kr. d. r. V.): so tritt doch in allem Ringen der Erkenntniss, von dem die Geschichte der Philosophie berichtet, als letztes Ziel jene Vertiefung des Wissens, welche dem Erkenntnisstriebe in seinem letzten Grunde, nämlich so, wie er im Wesen des allen zufälligen Objecten gegenüber sich selbst gleichen Bewusstseins liegt, Genüge thun soll, deutlich hervor, — eine Vertiefung, die sich nur über sich selbst klar zu werden braucht, um eine Vertiefung des Bewusstseins in sich selbst zu werden. Denn giebt es in der That ein Wissen, welches über alles Zufällige, alles dem Bewusstsein als solchem Gleichgültige hinausgeht, so kann dasselbe nur die Welt insofern betreffen, als dieselbe ursprünglicher reiner Inhalt des Bewusstseins oder das Object einer Gesetzgebung des Bewusstseins überhaupt ist, und es kann nur dadurch zu Stande kommen, dass das Bewusstsein sich selbst in seiner gesetzgebenden Thätigkeit erforscht. Es ist, wie bemerkt, Kant, dem wir diese Orientirung des philosophischen Strebens über sich selbst verdanken. Wir haben jedoch durch die vorstehende Darstellung den Kant'schen Gedankenkreis bereits bedeutend überschritten und zwar in einer bisher nicht versuchten Richtung. Die Rechtfertigung dafür wird in ausführlicher Weise die von uns beabsichtigte Untersuchung des Bewusstseins geben, die überdem der Auseinandersetzung mit Kant einen besonderen Abschnitt widmen wird.

Das Bewusstsein ist Gegenstand der Psychologie, der Logik und der Ontologie. Die von uns beabsichtigte Untersuchung desselben soll jedoch keine allseitige sein, und eben so wenig eine specifisch psychologische oder logische oder ontologische. Sie ist vielmehr bestimmt, ein Bindeglied zwischen diesen drei Wissenschaften zu bilden, also der Einheit des Objects, gegenüber der Mehrheit der wissenschaftlichen Gesichtspunkte, Rechnung zu tragen, und zwar im Interesse der Ontologie (obwohl es auch der Psychologie und Logik zu Gute kommen muss).

Dieser Plan wird Viele befremden. Denn Diejenigen, welche wie wir einen Fortschritt von der transscendentalen Logik Kants zu einer erneuten Ontologie für möglich halten, glauben im Allgemeinen den psychologischen Betrachtungen keinen Einfluss auf die Grundlegung der Philosophie gestatten zu dürfen. Und Diejenigen, welche wie wir den Ausgangspunkt für die Philosophie in der Psychologie suchen zu müssen

glauben und der Ansicht sind, dass K a n t in Wahrheit selbst
so zu Werke gegangen sei, halten im Allgemeinen an der
transscendentalen Logik K a n t s fest oder suchen dieselbe in
einer Richtung fortzubilden, durch welche sie der Ontologie
um nichts näher gebracht wird. Die Gegner beider Art
stimmen darin überein, dass psychologische Begründung der
Philosophie und Ontologie einander ausschliessen. Sie gehen
davon aus, dass die Psychologie insofern, als sie den Ausgangspunkt für die Philosophie enthalten solle, eine empirsche
Wissenschaft sei, dass aber die Ontologie als die Wissenschaft
von den schlechthin nothwendigen und allgemeinen Principien,
die alles besondere Sein durchdringen und beherrschen, sich
nicht auf Empirie stützen könne, als welche vom Einzelnen
und Zufälligen ausgehend nur zu einem relativ Allgemeinen
und Nothwendigen, höchstens zu einem für das m e n s c h -
l i c h e Bewusstsein Allgemeinen und Nothwendigen, gelangen
könne. Man müsse also, wenn überhaupt Ontologie möglich
sein solle, einen von aller Erfahrung unabhängigen Ausgangspunkt gewinnen. (Vergl. hierzu den ersten Abschnitt in
J. B. M e y e r's: Kants Psychologie, Berlin, M. Herz 1870.)

Hiergegen ist nun Zweierlei einzuwenden. Zunächst ist
damit, dass man von einer empirisch-psychologischen Untersuchung ausgehen will, noch nicht gesagt, dass man die
Wahrheit der ontologischen Sätze von derjenigen der empirisch-
psychologischen abhängig machen wolle. Die psychologische
Vorbereitung kann unentbehrlich und doch die Ontologie ganz
in sich selbst begründet sein. Denn eine Wissenschaft hängt
mit einer anderen nicht blos dadurch zusammen, dass sie
derselben ihre Beweisgründe entlehnt, sondern auch dadurch,
dass sie derselben das klare Bewusstsein ihrer Aufgabe und
der zu befolgenden Methode verdankt.

Zweitens aber muss bestritten werden, dass die empirisch-
psychologische Untersuchung des Bewusstseins keine Beweisgründe für die Ontologie liefern könne. Ist, wie unser Begriff

der Ontologie voraussetzt, das Bewusstsein in der That Gesetzgeber für alle seine möglichen Gegenstände, so muss dasselbe
über sich selbst Erfahrungen machen können, die, indem sie
sein Verhältniss zu allen seinen möglichen Gegenständen betreffen, für alle diese schlechthin allgemein und nothwendig
gelten. Das empirisch betrachtete Bewusstsein ist allerdings
ein einzelnes Object und der Charakter der Einzelheit wird
in gewissem Sinne allen Resultaten der Untersuchung zukommen. Aber die Allgemeinheit und Nothwendigkeit steht
zu dieser Einzelheit in keinem Gegensatze, hat dieselbe vielmehr zur Voraussetzung. Denn die Begriffe der Nothwendigkeit
und Allgemeinheit bezeichnen ein Verhältniss des Bewusstseinsinhaltes zu dem Bewusstsein selbst und zwar immer zu
einem einzelnen Bewusstsein, wenn dabei auch von allem,
was demselben anderen Bewusstsein gegenüber eigenthümlich
ist, abstrahirt wird (eine Abstraction, welche auch die in Rede
stehende empirische Untersuchung ausführen soll). Der reine
Bewusstseinsinhalt kann sogar unmöglich anders aufgefunden
werden, als durch Erfahrung über die Bestimmungen, welche
das Bewusstsein allem seinem Inhalte dadurch giebt, dass es
denselben als seinen Inhalt setzt, also durch Selbstbeob-
achtung des Bewusstseins bezüglich seiner fundamentalen
Thätigkeit. Der reine Bewusstseinsinhalt selbst stammt seinem Begriffe nach nicht aus der Erfahrung, er ist überhaupt
kein Abgeleitetes, aber die abstracte Erkenntniss desselben kann
nur durch (innere) Erfahrung gewonnen werden, und dadurch
geschieht seiner Reinheit mit allem dem, was daraus folgt,
nicht der mindeste Eintrag. Muss aber die Ontologie selbst
von der Erfahrung des Bewusstseins über sich selbst ausgehen, so liegt auch kein Widerspruch darin, dass sie sich
auf psychologische Sätze, die auf Erfahrungen derselben
Art beruhen, berufen solle. Wer auf anderem Wege zur
Ontologie gelangen will, der verhält sich nicht fortbildend,
sondern rein negativ zu Kants transscendentaler Logik. —

Gegen den Einwand, dass die so gefundenen Principien nur in Beziehung auf das menschliche Bewusstsein (streng genommen nur in Beziehung auf dasjenige des sie findenden Forschers) allgemein und nothwendig seien, ist zu bemerken, dass es ein Fehler der Untersuchung sein würde, wenn sie nicht von allem eigenthümlich Menschlichen im Bewusstsein abstrahirte, denn im Bewusstsein als solchem soll nach unserer Darstellung der reine Inhalt aufgesucht werden. Die gefundenen Principien werden also von allen Dingen, die mögliche Bewusstseinsgegenstände überhaupt sind, gelten, den Begriff aber eines Dinges, das nicht möglicher Bewusstseinsgegenstand wäre, zu denken, überlassen wir Anderen. Auch Kant entdeckte im Bewusstsein ein nicht blos für das menschliche Bewusstsein geltendes Allgemeine, nämlich die logische Gesetzgebung. Nun wollen wir aber eben diejenige materiale Gesetzgebung aufsuchen, welche Voraussetzung für die Anwendbarkeit der logischen ist. Wenn uns dies also gelingt (und dass es nicht gelingen solle, dafür ist wenigstens bei Kant kein Beweis zu finden), so erhalten wir eine Wissenschaft, die selbst nach Kantischen Principien nicht mehr für anthropologisch bedingt gehalten werden darf.

Unsere Theorie des Bewusstseins wird beide Einwände bestätigen. Sie wird eine unentbehrliche Vorbereitung zur Ontologie sein, indem sie theils die Aufgaben derselben in derjenigen Bestimmtheit erkennen lehrt, welche allein den richtigen Weg zu ihrer Lösung zeigen kann, theils Sätze entwickelt, welche jener Wissenschaft zu Beweisgründen dienen müssen. Das Letztere mag abgewartet werden; über das Erstere haben wir zur Rechtfertigung und näheren Bestimmung unseres Unternehmens noch einige Worte hinzuzufügen.

Von dem Gedanken aus, dass dem Erkennen eine innere Beziehung auch zum Inhalte des Wissens einwohne, kann man nicht ohne weiteres darangehen, die Bestimmungen zu entwickeln, die dem Inhalte als solchem vermöge jener inne-

ren Beziehung zukommen. Die Besonnenheit fordert, dass
dieser Gedanke zuvor vollkommen klar gemacht und in seiner Bedeutung für den Begriff des Bewusstseins erwogen
werde. Das Bewusstsein zeigt in seiner Gesetzgebung zunächst die formale Seite. Es muss nun gefragt werden, ob
diese formale Seite eine materiale, wie sie der Gegenstand
der Ontologie oder transscendentalen Logik sein würde, neben
sich dulde, und wenn dieses der Fall ist, wie beide Seiten
sich zu einander verhalten. Was wir in dieser Hinsicht bereits
bemerkt haben, kann nur für den ersten Anfang der Beantwortung gelten. Das Bewusstsein muss also insofern untersucht werden, als es die Einheit ist, welche jene beiden
Seiten trägt; es muss dargethan werden, was es überhaupt
mit dem Unterschiede von Form und Inhalt der Erkenntniss
für eine Bewandtniss hat, welche Aufgabe sich bezüglich der
Form, welche bezüglich des Inhaltes ergiebt, und ob und
inwiefern die Bearbeitung der einen Aufgabe auf diejenige
der andern Bezug zu nehmen hat. Wird diese Untersuchung
unterlassen, so operiren Logik und Ontologie mit nur halb
verstandenen Begriffen. Sie gehört aber weder der Logik
selbst noch der Ontologie selbst an, denn jene ist die Wissenschaft von der Gesetzgebung durch das Bewusstsein der Form
der Erkenntniss nach, diese von ihr dem Inhalte der Erkenntniss nach. Es ist eine Untersuchung des gemeinsamen
Stammes, der jene Wissenschaften als seine Zweige aus-
sendet.

Und dieser Stamm wiederum verweist auf eine Wurzel.
Damit das Bewusstsein als gemeinsamer Gegenstand der
Logik und der Ontologie begriffen werden kann, muss die
Vorstellung von ihm, die der innern Erfahrung entnommen
wird, zum Begriffe erhoben werden. Irgend welche Vorstellung
vom Bewusstsein muss der Logik, damit sie von der Form
desselben, und der Ontologie, damit sie vom Inhalte desselben, und der eben angedeuteten Vorbereitung zur Logik und

Ontologie, damit sie von der Gesetzgebung durch das Bewusstsein überhaupt reden könne, vorangehen. Sollte aber wohl eine solche Vorstellung ein sicherer Ausgangspunkt sein? Die Wissenschaften, welche wir in sicherem Fortschritte begriffen sehen, pflegen sich nicht auf die unklare und schwankende Vorstellung ihres Gegenstandes, die von ihnen da ist, zu berufen. Sie gehen sorgfältig auf das Thatsächliche zurück, um aus diesem den besonderen Gesichtspunkt, unter welchem es betrachtet werden soll, zu entwickeln. Bis zu einem gewissen Punkte mag die gewöhnliche Vorstellung hinreichen, dann aber wird die Untersuchung ins Stocken gerathen und nicht eher wieder in Gang kommen, bis sie zu einer Correctur der Vorstellung auf Grund der Thatsachen schreitet. Vielleicht hatte es mit dem von Kant gerühmten Stillstande der Logik (sie sei von den ältesten Zeiten den sichern Gang einer Wissenschaft gegangen, sie habe seit dem Aristoteles keinen Schritt rückwärts thun dürfen, und auch bis jetzt keinen Schritt vorwärts thun können, so dass sie allem Anscheine nach geschlossen und vollendet zu sein scheine, Vorrede zur 2. Aufl. der Kr. d. r. V.) eben diese Bewandtniss.

Die Theorie des Bewusstseins hat hiernach zwei Theile, deren erster den allgemeinen Begriff des Bewusstseins zu bilden hat und deren zweiter das Bewusstsein in seiner Bedeutung als Gesetzgeber für seine Form und seinen Inhalt untersucht. Der erste Theil liegt der Psychologie näher und wir nennen ihn darum den psychologischen, der zweite führt in die Logik und Ontologie ein und wir nennen ihn darum den logisch-ontologischen.

Mit dem Gegenstande und Ziele unserer Untersuchung haben wir uns zugleich über die Methode derselben verständigt. Es würde überflüssig sein, in dieser Hinsicht noch ein Wort zu sagen, wenn die Philosophie nicht in den Ruf gerathen wäre, die Hülfsmittel der Erfahrung und der Logik gering zu achten und Verfahrungsweisen in Anwendung zu bringen, deren Rechtmässigkeiten die nicht-philosophischen Wissenschaften nicht anerkennen dürften. Darum möge hier ausdrücklich bemerkt werden, dass die Theorie des Bewusstseins ausschliesslich auf Erfahrung gegründet und durch keine andern Denkoperationen ausgeführt werden soll, als wie sie in den übrigen Wissenschaften zur Anwendung kommen. Wo die Erfahrungen aufzusuchen sind, von welchen sie ausgehen muss, und in welcher Richtung sich von ihnen aus das Denken bewegen muss, ist durch das Ziel, welches sie verfolgt, vollständig bestimmt.

Erster, psychologischer Theil.

Erster Abschnitt.

Das Wahrnehmen.

Erstes Kapitel.
Die Empfindung, die äussere und die innere Wahrnehmung.

Die Empfindung als Gegenstand der inneren, das Empfundene als Gegenstand der äusseren Wahrnehmung. — Die äussere Wahrnehmung
keine besondere Art der Gattung Wahrnehmung. — Das äusserlich
Wahrgenommene nicht erschlossen. — Ausbildung des Wahrnehmens. —
Die Gegenstände der innern Wahrnehmung. — Gegen die Annahme
eines inneren Sinnes. — Gegen die Annahme unbewusster Empfindungen, Gefühle und Willensthätigkeiten. — Die innere Wahrnehmung
als synthetische Selbstbestimmung des Ich. — Kein Wahrnehmen des
Wahrnehmens im eigentlichen Sinne.

Die unterste Stufe des Bewusstseins oder den Anfang
des Erkenntnissprocesses bildet nach dem in der Einleitung
Entwickelten (S. 10) die unmittelbare und directe Erkenntniss.
Unmittelbar heisst dieselbe, weil sie noch kein Wissen
über ihre Gegenstände enthält, sondern in dem einfachen
Haben derselben als der Voraussetzung für alle weitere Beschäftigung mit ihnen besteht, direct, weil die in ihr gegenwärtigen Gegenstände sich nicht auf die Gegenstände früherer
Erkenntniss zurückbeziehen, weil sie also ihre Gegenstände
ausschliesslich in der Form der Gegenständlickkeit und

damit wirklichen Anwesenheit auffasst. Wir nennen aber diese einfache Auffassung der Gegenstände die Wahrnehmung. .Das Wahrgenommene wird passend als Gegebenes bezeichnet (wobei nicht an ein dem Bewusstsein von aussen her zufliessendes im Gegensatze zu einem ihm ursprünglich eigenen oder reinen Inhalt zu denken ist).

Nach der gewöhnlichen Auffassung ist es eine ausser uns wirkliche, an sich seiende Welt, welche in unser Bewusstsein hineintretend, ohne sich zu ändern, für uns zum Gegebenen, zum ersten Inhalte der Erkenntniss wird. Die Frage nach dem Ursprunge unseres Bewusstseinsinhaltes, ob und in wie weit überhaupt ein solcher ausserhalb des Bewusstseins angenommen werden müsse und wie sich der Inhalt als solcher zu seinem Ursprunge verhalte, ist aber einer der wichtigsten Streitpunkte der Philosophie, und es hat sich längst allgemein fühlbar gemacht, dass zu ihrer Beantwortung bereits eine nicht geringe Einsicht in die Natur des Erkenntnissprocesses erforderlich sei. Auch ist die Beantwortung für unsern nächsten Zweck, die Bildung des allgemeinen Begriffes des Bewusstseins, überflüssig. Unsere Untersuchung soll darum das Gegebene zunächst nur in der Bedeutung der Grundlage unseres gesammten Erkenntnisscomplexes nehmen, die Beziehung desselben zu einem Gebenden aber, und überhaupt den Zusammenhang des Bewusstseins mit dem Bewusstlosen, vor der Hand ausser Acht lassen. Die Dinge sind Gegenstände unseres Bewusstseins; was sie abgesehen von dieser Verknüpfung mit dem Bewusstsein sind, ist uns gleichgültig. In Folge dieser vorläufigen Beschränkung unserer Betrachtung müssen wir den Begriff der Wahrnehmung in einem Umfange gelten lassen, wie ihn der gewöhnliche sowohl als auch der wissenschaftliche Sprachgebrauch im allgemeinen nicht billigt: wir müssen wahrgenommen alles einfach Gegenständliche in unserem Bewusstsein nennen, wenn auch weitere Erkenntniss uns sagen sollte, dass wir dasselbe nicht in den

Zusammenhang der als unabhängig vom Bewusstsein existirend gedachten Welt einreihen dürfen, sondern seinen Anspruch auf eine solche Stelle für Täuschung halten müssen. Den Begriff der Sinnestäuschung, mit anderen Worten, darf unsere Betrachtung hier noch nicht kennen.

Eines indessen müssen wir aus der gewöhnlichen Vorstellungsweise von der Entstehung der Wahrnehmung festhalten, wodurch zwar die angegebene Bedeutung des Begriffes des Gegebenen nicht überschritten, in derselben aber ein Punkt hervorgehoben wird, in welchem sich das Gebiet des Bewusstseins mit dem der Bewusstlosigkeit, das Gebiet der Erkenntniss mit anderen Gebieten des Seelenlebens berührt: die Verknüpfung der Wahrnehmung mit der Empfindung. Wie es sich auch mit dem gemeiniglich angenommenen geheimnissvollen Uebergang der Aussenwelt in's Bewusstsein durch die Sinne, welche als leibliche Organe selbst der Aussenwelt und als Organe der Seele der Innenwelt des Bewusstseins angehören sollen, und mit der Rückbeziehung des auf diese Weise in's Bewusstsein Eingetretenen auf ein Ausserhalb des Bewusstseins verhalten möge: wir finden in allen auf die Aussenwelt bezogenen Wahrnehmungen ein letztes Element, welches an sich nicht mehr bewusstes ist. Wie aber die Geometrie das an sich Unräumliche, welches in allem Räumlichen enthalten ist, den Punkt, zu ihren Gegenständen zählt, so hat unsere Untersuchung das an sich Unbewusste, welches in allem ursprünglichen Bewusstsein enthalten ist und zwar, wie näher ausgeführt werden wird, nur im Bewusstsein enthalten ist, zu betrachten. Ein solches aber ist die Empfindung.

Die Empfindung ist Bestandtheil der Wahrnehmung und enthält als solcher weniger als diese. Versuchen wir aber, von allem demjenigen, was die Wahrnehmung ausser der Empfindung enthält, zu abstrahiren, um diese rein zu erfassen wie sie an sich ist, so finden wir, dass mit der Wahrnehmung auch das Empfundene verschwindet, dass also die

Empfindung nur in der Wahrnehmung existirt, wie der Punkt in der Linie. Die Empfindung ist — wenigstens in dem Sinne, in welchem wir hier davon reden und welcher allein als der eigentliche anerkannt werden kann, in dem Sinne des letzten Elementes, welches die Analyse im Bewusstsein vorfindet — bewusste, gleichwohl ist das Bewusstsein mehr als blosse Empfindung: es ist Wahrnehmung. Das Bewusstsein ist mit andern Worten nicht analytisch in der Empfindung enthalten (etwa wie das Allgemeine im Besondern), sondern synthetisch mit ihr verknüpft. Wie ein solches Verhältniss möglich sei, wie der Empfindung etwas wesentlich sein könne, was nicht an sich in ihr enthalten ist, müssen wir hier dahingestellt sein lassen. Es ist bekannt, wie man in allen solchen synthetischen Verhältnissen Widersprüche entdeckt haben will, und in der That erfordert es eine gründliche Einsicht in die Natur des Erkennens, um dem Nachweise solcher Widersprüche mit Erfolg entgegentreten zu können. Auf eine solche Einsicht kann sich aber eine erst beginnende Untersuchung über das Bewusstsein nicht berufen. Jedoch hat sie sich das Problem anzumerken.

Wir werden auf den Satz, dass alle Empfindung bewusste ist, zurückkommen. Zunächst wenden wir uns zu der Frage, wie die Empfindung sich dem Bewusstsein darstellt. Da zeigt sich denn, dass dieselbe in zwiefacher Weise Bestandtheil der Wahrnehmung ist. Während sie an sich ein subjectiver Zustand, eine Daseinsweise des empfindenden Subjectes ist, findet durch das Bewusstsein gleichsam eine Zersetzung dieses Zustandes statt; der Inhalt der Empfindung, oder das Empfundene, wird aus dem Zustande als solchem ausgeschieden und als ein selbstständiges Wesen dem empfindenden Subjecte gegenüber gestellt. Das wahrnehmende Bewusstsein hat also zum Gegenstande auf der einen Seite das empfindende S u b j e c t im Zustande der Empfindung, auf der anderen ein O b j e c t als das Empfundene. Wir haben demnach eine zwiefache Wahrnehmung zu

unterscheiden, die i n n e r e, welche das empfindende Subject im
Zustande der Empfindung zum Gegenstande hat, und die
ä u s s e r e, welche die Empfindung auf eine Aussenwelt als
das Empfundene bezieht.

Die innere Wahrnehmung hat mit der äusseren dieses
gemeinsam, dass sie ihren Inhalt als Gegenstand setzt, d. h.
dass das wahrnehmende Subject den Zustand der Empfindung
sowohl als auch das Empfundene von sich selbst als dem wahrnehmenden Subjecte unterscheidet. Dieser Act der Unterscheidung ist aber bezüglich der inneren Wahrnehmung zugleich ein Act der Identificirung. Das wahrnehmende Subject,
d. i. das I c h, identificirt sich mit dem empfindenden, indem
es zugleich sein Wahrnehmen von seinem Empfinden unterscheidet. Die innere Wahrnehmung der Empfindung kann
demnach als eine s y n t h e t i s c h e S e l b s t b e s t i m m u n g d e s
I c h durch einen bestimmten Empfindungszustand bezeichnet
werden.

Die äussere Wahrnehmung hat die innere zur Voraussetzung. Denn sie ist Bewusstsein des Empfundenen als
Empfundenen (wie könnte sonst die Empfindung als letztes
Element durch ihre Analyse gefunden werden?), das Empfundene aber kann nicht als solches gewusst werden ohne
dass auch die Empfindung gewusst würde (da es nur als Inhalt
der Empfindung Empfundenes ist). Es ist z. B. unmöglich,
einen Gegenstand zu sehen, ohne die entsprechende Gesichts-
empfindung zu haben, und zwar bewusster Weise.

Umgekehrt werden wir uns keiner Empfindung bewusst,
ohne ihren Inhalt, das Empfundene, auszuscheiden und zu
objectiviren. Alle bewussten Sinneserregungen finden wir mit
einer Unterscheidung unserer selbst als des wahrnehmenden
und empfindenden Ich von einem Fremden, einem Nicht-Ich,
d. i. mit einer Hindeutung auf die Aussenwelt verbunden.
Dieses scheint uns so sehr dem Begriffe der Empfindung
wesentlich zu sein, dass wir dieselbe dadurch allein positiv

von anderen bewussten Seelenzuständen unterscheiden können.
Die entgegengesetzte Ansicht, der man allerdings häufig genug
begegnet, beruht wohl auf einer Verwechselung des Begriffes
der Aussenwelt mit demjenigen der Ursache unserer Sinneserregungen. Zur Aussenwelt ist nämlich auch der eigene Leib
zu rechnen, und dass alle Sinnesempfindungen in ihrer Wahrnehmung mindestens auf die entsprechenden Organe, also auf
das leibliche Dasein bezogen werden, scheint uns unzweifelhaft. So empfinden wir den Geschmack auf der Zunge, den
Geruch in der Nase, ein Jucken auf der Haut, es flimmert
uns vor den Augen u: s. w. Selbst mit den Empfindungen
des Gehörs, die man am häufigsten als mögliche Gegenstände
einer isolirten inneren Wahrnehmung dargestellt findet, (so
z. B. wenn Lotze in seiner Medicinischen Psychologie bis-
weilen ein noch nicht auf die Aussenwelt ausgedehntes Bewusstsein bildlich als ein musikalisches bezeichnet, oder wenn
gar Rosenkranz in seiner Geschichte der Kantischen Philosophie [S. 160] Kant's Begriff des inneren Sinnes auf das
Gehör deutet, während Gefühl und Gesicht den äusseren Sinn
ausmachen sollen), verhält es sich nicht anders; wir sind uns
ihrer stets als solcher Ereignisse in der Seele bewusst, durch
welche dieselbe mit einem Ausserhalb, wenn auch nicht mit
einem räumlich Gesetzten, in Zusammenhang steht.

Die innere Wahrnehmung der Empfindung führt also
stets die äussere Wahrnehmung des Empfundenen mit sich.
Doch ist das Verhältniss beider ein sehr schwankendes. Ursprünglich überwiegt die Wahrnehmung des subjectiven Zustandes diejenige des objectivirten Inhaltes bei weitem. Wir
werden darauf zurückkommen, wenn wir von der Ausbildung
des Wahrnehmens werden zu reden haben. Sodann unterscheiden sich die einzelnen Sinne sehr in dieser Hinsicht.
Man vergleiche z. B. die Geschmacksempfindung mit der
Tastempfindung. Wie dürftig ist der Inhalt, den die erstere
der äusseren Wahrnehmung bietet (es ist dabei von der Tast-

empfindung, die der geschmeckte Gegenstand auf der Zunge erregt, zu abstrahiren), während die andere umgekehrt als subjectiver Zustand fast verschwindet vor der Beziehung auf die Aussenwelt. Oder wie anders verwerthen wir die Gesichtsempfindungen zur Erkenntniss der Aussenwelt als die Gehörempfindungen, welche der Versenkung in uns selbst einen so ungleich mächtigeren Anlass bieten. Von der grössten Bedeutung ist endlich für das Verhältniss der inneren und äusseren Empfindung das Interesse, welches wir an dem subjectiven Zustande der Empfindung und dem objectiven Inhalte derselben nehmen. Je lebhafter z. B. das mit einer Empfindung verbundene Lust- oder Schmerzgefühl ist, desto weniger trägt dieselbe zur Wahrnehmung der Aussenwelt bei, und je mehr wir unsere Aufmerksamkeit auf die äussere Wahrnehmung richten, desto weniger wird sich der subjective Zustand der Empfindung geltend machen.

Hieraus erhellt, dass die äussere und die innere Wahrnehmung einander nicht als Arten nebengeordnet sind. Die äussere Wahrnehmung ist gleichsam eine Abzweigung aus der inneren. Wesentlich ist nämlich der Wahrnehmung überhaupt, dass sie Bewusstsein eines subjectiven Zustandes ist und als solches denselben von sich selbst unterscheidet und zugleich mit sich in der Identität des Subjectes, des Ich, verknüpft. Dass zugleich eine Ausscheidung und Verselbstständigung des Inhaltes dieses subjectiven Zustandes stattfindet, ist eine besondere Eigenschaft der Wahrnehmung, welche Empfindung zum Gegenstande hat; der subjective Zustand der Empfindung, durch welchen das wahrnehmende Ich sich synthetisch bestimmt, ist eben ein solcher, dass das Ich sich durch denselben in Gemeinschaft mit einem Nicht-Ich findet. Die übrigen subjectiven Zustände, die wir bald als Gegenstände der Wahrnehmung werden kennen lernen, nämlich die Gefühle und die Willensthätigkeiten, haben diese Eigenthümlichkeit der

Empfindung nicht. Die Wahrnehmung derselben ist an sich noch keine Wahrnehmung der Aussenwelt.

Verstehen wir unter Empfindung das letzte Element, welches die Analyse im wahrnehmenden Bewusstsein findet, insofern dasselbe auf die Aussenwelt bezogen ist, so ist es, wie gezeigt, kein analytisches Prädicat derselben, Gegenstand des Bewusstseins zu sein, obwohl sie nur als solcher existiren kann. Durch das Bewusstsein wird die Empfindung erst subjectiver Zustand, indem sie dem bewussten Subjecte zugeschrieben wird; durch das Bewusstsein ferner wird sie erst das Bindeglied zwischen der Innenwelt der Seele und der Aussenwelt. Das Bewusstsein findet also seinen Gegenstand (die Empfindung) nicht einfach vor, sondern durch das Bewusstsein ist der Gegenstand erst das, was er ist. Das Bewusstsein verdankt also seinen ursprünglichen Inhalt keineswegs einzig der Function der Sinne. Diese Bemerkung hat, indem man besonders die Ausscheidung und Verselbstständigung des Empfundenen in der äussern Wahrnehmung ins Auge fasste, zu der Behauptung Anlass gegeben, dass der Verstand bereits in der sinnlichen Wahrnehmung thätig sei. „Erst wenn der Verstand, sagt Schopenhauer, — eine Function, nicht einzelner zarter Nervenenden, sondern des so künstlich und räthselhaft gebauten, drei, ausnahmsweise aber fünf Pfund wiegenden Gehirns, — in Thätigkeit geräth und seine einzige und alleinige Form, das Gesetz der Causalität, in Anwendung bringt, geht eine mächtige Verwandlung vor, indem aus der subjectiven Empfindung die objective Anschauung wird. Er fasst nämlich, vermöge seiner selbsteigenen Form, also a priori, d. i. vor aller Erfahrung (denn diese ist bis dahin noch nicht möglich), die gegebene Empfindung des Leibes als eine Wirkung auf (ein Wort, welches er allein versteht), die als solche nothwendig eine Ursache haben muss. Zugleich nimmt er die ebenfalls im Intellect, d. i. im Gehirn prädisponirt liegende Form des

äussern Sinnes zu Hülfe, den R a u m, um jene Ursache
a u s s e r h a l b des Organismus zu verlegen: denn dadurch
erst entsteht ihm das Ausserhalb, dessen Möglichkeit eben
der Raum ist; so dass die reine Anschauung *a priori* die
Grundlage der empirischen abgeben muss. . . . Demnach hat
der Verstand die objective Welt erst selbst zu schaffen: nicht
aber kann sie, schon vorher fertig, durch die Sinne und die
Oeffnungen ihrer Organe, bloss in den Kopf hineinspazieren.
Die Sinne liefern nichts weiter, als den rohen Stoff, welchen
allererst der Verstand, mittelst der angegebenen einfachen
Formen, Raum, Zeit und Causalität, in die objective Auffassung einer gesetzmässig geregelten Körperwelt umarbeitet.
Demnach ist unsere alltägliche, e m p i r i s c h e A n s c h a u u n g
e i n e i n t e l l e c t u a l e." (Ueber d. vierfache Wurzel des Satzes
v. zureichenden Grunde, S. 52 f.)

Soll unter Verstand ein nicht sinnlicher Factor der Erkenntniss verstanden werden, so sind wir mit S c h o p e n h a u e r
der Ansicht, dass der Verstand bereits in der sinnlichen Wahrnehmung thätig ist (und nicht minder in der inneren); um
indessen die empirische Anschauung eine intellectuale nennen
zu dürfen, muss die Einheit dieses in der Wahrnehmung thätigen nicht sinnlichen Factors mit der eigentlich intellectualen
Thätigkeit, dem logischen Denken, nachgewiesen werden. Wir
werden darauf später (in dem logisch-ontologischen Theile
unserer Untersuchung) ausführlich zurückkommen. Für jetzt
wollen wir nur auf einen Irrthum hinweisen, der der S c h o p e n-
h a u e r 'schen Theorie mindestens sehr nahe liegt, in anderen
verwandten Lehren aber unverhüllt hervortritt. S c h o p e n h a u e r
lehrt zwar ausdrücklich, dass die Construction der Aussenwelt durch den Verstand kein discursives Denken gemäss
dem Causalitätsgesetze sei (vergl. seine Schrift: Ueber das
Sehen und die Farben, 3. Aufl. S. 7), ebensowenig aber erkennt er an, dass die äussere Wahrnehmung ein blosses
H a b e n des Wahrgenommenen im Bewusstsein sei; er redet

von einem Schaffen des Verstandes, von einem intellectuellen Process (Satz v. Grunde, S. 57), von einem Uebergehen
des Verstandes von der Empfindung als dem blossen Anlass seiner
Thätigkeit zur Ursache der Empfindung, und erweckt so die
Vorstellung von einer sich innerhalb gewisser Zeit vollenden-
den Erzeugung des Bewusstseinsinhaltes. Andere bezeichnen
die intellectuelle Seite der Wahrnehmung geradezu als ein
Schliessen. So drückt sich Lange in seiner Geschichte des
Materialismus über ein optisches Experiment folgendermassen
aus (S. 494): „Das Auge macht gleichsam einen Wahrschein-
lichkeitsschluss, einen Schluss aus der Erfahrung, eine un-
vollständige Induction. Wir sagen das Auge macht diesen
Schluss. Der Ausdruck ist absichtlich nicht bestimmter,
weil wir damit nur jenen gesammten Kreis der Einrichtungen
und Vorgänge vom Centralorgan bis zur Netzhaut kurz bezeichnen wollen, dem man auch die Thätigkeit des Sehens
zuschreibt. Wir halten es für methodisch unzulässig, in diesem Falle das Schliessen und das Sehen als zwei gesonderte
Acte von einander zu trennen. Dies kann man nur in der
Abstraction thun. Wenn man an dem natürlichen Vorgange
nicht künstlich deutet, so ist in diesem Falle das Sehen
selbst ein Schliessen und der Schluss vollzieht
sich in Form einer Gesichtsvorstellung, wie er sich
in andern Fällen in der Form sprachlich ausgedrückter Begriffe vollzieht." Ein Gleiches lehrt Helmholtz in seiner
Physiologischen Optik (S. 430). So wie wir behaupten, meint
er, dass jeder einzelne jetzt lebende Mensch sterben werde,
weil bisher die Erfahrung ergeben habe, dass alle früher
lebenden Menschen gestorben sind, so beziehen wir unsere
Empfindungen nach der Analogie früherer Erfahrungen auf
äussere Objecte. Die Nöthigung überhaupt aber, unsere Empfindungen auf äussere Objecte zu beziehen, liege in dem an-
geborenen Causalitätsgesetze. Aehnlich äussert sich O. Lieb-
mann in seiner Schrift „Ueber den objectiven Anblick" und

meint dabei völlig die Ansicht Schopenhauer's zu ver-
treten. Ohne Zweifel hat die Erinnerung an frühere Wahrnehmungen, so wie die aus denselben durch Denken abgeleitete
Kenntniss der Aussenwelt grossen Einfluss auf die gegenwärtige Wahrnehmung. Physiologische und psychologische Beobachtungen beweisen, dass in der frühesten Periode der
Bewusstseinsentwickelung die Empfindungen selbst derjenigen
Sinne, welche später vorzugsweise der Erkenntniss der Aussenwelt dienen, überwiegend der inneren Wahrnehmung zufallen.
Von der ersten Reizung des Sehnerven fühlt sich das neu-
geborne Kind gewiss innerlich lebhaft berührt, von der Deutung desselben auf eine räumliche Aussenwelt wird kaum
mehr, als eine Spur vorkommen. Die Operationen blind
Geborner zeigen ein Gleiches von Erwachsenen. Wir selbst
können täglich an uns beobachten, wie sehr die Sicherheit
des Wahrnehmens von der Kenntniss der betreffenden Gegenstände bedingt ist; wir können z. B. etwas, das wir auswendig
wissen, in grösserer Entfernung lesen, als anderes. Ein anderes Beispiel ist das stereoskopische Sehen, welches nach-
gewiesenermaassen auf Schlüssen aus der Erfahrung beruht.
Gleichwohl können wir die Lehre nicht billigen, dass der
intellectuelle Factor der sinnlichen Wahrnehmung ein Schliessen
oder auch nur eine analoge Thätigkeit sei. Wir müssen den
Unterschied zwischen unmittelbarer oder intuitiver und ab-
geleiteter oder discursiver Erkenntniss festhalten: Das dis-
cursive Denken kann kein Gegenständliches der Erkenntniss
erzeugen und umgekehrt ist die unmittelbare Erkenntniss
oder die Wahrnehmung ganz in die Form der Gegenständlichkeit gebannt. Das Gegenständliche der Wahrnehmung
ist keine abgeleitete Erkenntniss, keine Consecutio eines
Schlusses. Durch Schliessen kann kein Gegenständliches der
Erkenntniss erzeugt werden, alles Gegenständliche ist ein unmittelbar im Bewusstsein Vorhandenes. Ein „Schluss in der

Form einer Gesichtsvorstellung" ist ein Wort, um die Begriffs-
losigkeit zu verbergen. Die Theorie von der schliessenden
Wahrnehmung oder dem wahrnehmenden Schliessen beruht
auf einer Verwechselung des logischen Resultates eines
Schlusses, der Consecutio, mit dem psychischen Effecte
desselben. Wenn Jemand mir auf Grund von Thatsachen
demonstrirt, dass ich mich in eine unkluge Finanzspeculation
eingelassen habe, welche mir sicherlich mein Vermögen kosten
werde, so ist nicht der Schrecken, der mich ergreift, sondern
die Einsicht: Dein Vermögen ist verloren, das Geschlossene.
Analog aber einem solchen Schrecken wird die Disposition
des wahrnehmenden Bewusstseins erzeugt, die dem Inhalte
desselben eine andere Gestalt giebt, als sie in der blossen
Wahrnehmung sich würde vorgefunden haben. Ich sehe die
Gegenstände wirklich stereoskopisch, dass ich sie aber stereoskopisch sehen kann, verdanke ich den Einflüssen der Erfahrung auf die Organisation meines Bewusstseins. Das Wahrnehmen ist eine der Ausbildung fähige Thätigkeit, es ist zwar
der Anfang des Erkenntnissprocesses, aber wir lernen
immer besser anfangen. Das äussere Wahrnehmen selbst
wird in keiner Weise durch diese Thatsache der Ausbildungs-
fähigkeit erklärt, wie es nach der eben erwähnten Ansicht
der Fall sein müsste; sie ist dasjenige, was ausgebildet wird,
aber sie entsteht nicht durch Ausbildung; alle Erkenntniss-
operationen, welche auf das äusserlich wahrnehmende Bewusstsein zurückwirken, setzen selbst bereits äussere Wahrnehmungen voraus.

Die Erfahrung lehrt uns, dass die Empfindung keineswegs der einzige Gegenstand der inneren Wahrnehmung ist
(wenn wir unter innerer Wahrnehmung allgemein die auf
psychische Zustände gerichtete verstehen), dass sie aber unentbehrlich für die Anregung des bewussten Seelenlebens
überhaupt ist und mit allen Erscheinungen desselben in einem

wenn auch häufig nur entfernten Zusammenhange steht. Die
zunächst sich an die Empfindung knüpfenden subjectiven Zustände können als ein auf dieselbe bezügliches Interesse,
als eine über die blosse Wahrnehmung hinausgehende Theil-
nahme an derselben bezeichnet werden. Es sind die Gefühle der sinnlichen Lust und des sinnlichen Schmerzes und
die auf Verminderung oder Beseitigung dieser und auf Er-
haltung oder Erhöhung jener gerichteten Bestrebungen. Bei
Wesen, die keiner höheren Erkenntnissweise, als der Wahrnehmung fähig sind (wenn es deren giebt), mag das bewusste
psychische Leben hiermit erschöpft sein, bei höher organi-
sirten aber, insbesondere beim Menschen nach Ablauf der
frühesten Kindheit, treffen wir unter den Gegenständen der
inneren Wahrnehmung auch solche Zustände an, welche sich
wenigstens nicht direct an sinnliche Empfindungen anknüpfen:
die Stimmungen der Freude und der Trauer, die Affecte,
die ästhetischen, ethischen und religiösen Gefühle, die damit
verbundenen Willensregungen und das höheren Zwecken, als
dem sinnlichen Zustande zugewandte Wollen überhaupt. Mit
der Empfindung sind dieselben im Allgemeinen durch zwei
Wege verbunden, deren einer sich durch eine Reihe subjectiver
Zustände hindurchzieht und deren anderer durch das Gebiet
der äussern Wahrnehmung führt. Die Untersuchung dieser
Beziehungen ist für die hier erstrebte Erkenntniss des Bewusstseins ohne Bedeutung, wesshalb wir sie der systematischen
Psychologie überlassen. Aus demselben Grunde lassen wir
die Frage dahingestellt, ob sich an Empfindungen noth-
wendig Gefühle und Strebungen anschliessen und welche
Unterschiede in dieser Hinsicht zwischen den verschiedenen
Empfindungen stattfinden. Eine Ansicht jedoch über den
Zusammenhang des gesammten Seelenlebens mit der Empfin-
dung haben wir zu prüfen.

In der äusseren Wahrnehmung finden wir, wie gezeigt,
als letztes Element die Empfindung in dem Sinne, dass das

Wahrgenommene das aus dem Zustande der Empfindung ausgeschiedene und verselbstständigte Empfundene ist. Ein Gleiches gilt selbstverständlich von der inneren Wahrnehmung der Empfindung nicht. Denn wäre diese innere Wahrnehmung gleichfalls Objectivirung eines Empfundenen, so müsste die Empfindung selbst Empfundenes sein, wir müssten sie wie eine Farbe, einen Ton und dergl. empfinden. Und wäre dieses der Fall, so müsste, wie zur äusseren Wahrnehmung die innere, so zu dieser eine noch mehr innere treten, eine solche nämlich, welche nicht bloss die (empfundene) Empfindung, sondern die Empfindung der Empfindung zum Object hätte, und so fort ins Unendliche.

Wie mit der Empfindung verhält es sich aber mit allen Gegenständen der inneren Wahrnehmung. Angenommen, ein psychischer Zustand sei uns durch Empfindung zum Bewusstsein gekommen, so müsste in diesem Bewusstsein eine Scheidung dieser Empfindung nach Form und Inhalt stattfinden (da wir uns sonst bloss der Empfindung als solcher, nicht aber des empfundenen psychischen Zustandes bewusst wären). Wie jeder Empfindung wären wir uns ihrer als subjectiven Zustandes bewusst, zugleich aber würden wir den andern subjectiven Zustand, der uns nach der Annahme durch Empfindung vermittelt sein soll, als das Empfundene wahrnehmen. Nun ist aber gerade dieses der Begriff der äusseren Wahrnehmung, dass dieselbe in einer Ausscheidung des Empfundenen besteht und von der Wahrnehmung des subjectiven Zustandes der Empfindung begleitet ist. Der in Rede stehende Zustand wäre also nicht innerlich, sondern äusserlich wahrgenommen, er wäre mithin kein subjectiver, sondern ein den Dingen der Aussenwelt inhärirender Zustand.

Nun versteht man unter Sinnlichkeit im Allgemeinen das Vermögen der Seele, Empfindungen zu empfangen, bestimmter, das Vermögen der bewusstlosen Seele, so erregt zu werden, dass dem Bewusstsein dadurch das Erregende (oder das als solches Gesetzte) zum Inhalte wird, und unter Sinnen die Organe, durch welche dieses Vermögen zur Wirksamkeit gelangt. Wir müssen demnach behaupten, dass die Gegenstände der inneren Wahrnehmung uns nicht durch die Sinne überliefert werden, dass es, mit anderen Worten, keinen inneren Sinn giebt. Bekanntlich spielt in der Philosophie Kants die Lehre von einem inneren Sinne eine grosse Rolle. Insofern Kant unter Sinnlichkeit nur die Fähigkeit des Bewusstseins versteht, einen Inhalt zu empfangen (das receptive Vermögen der Seele gegenüber dem Verstande als dem spontanen) ist dagegen nur einzuwenden, dass der Name auf einer irrigen Analogie beruht. Denn dass die Gegenstände der inneren Wahrnehmung ebensowenig wie die der äusseren durch das blosse Bewusstsein hervorgebracht, sondern durch Erregungen der unbewussten Seele veranlasst sind, wollen wir nicht bestreiten; aber was von jeher Sinn heisst, ist nicht die Fähigkeit des Bewusstseins, durch solche Erregungen der bewusstlosen Seele einen Inhalt zu empfangen (sonst könnte es keinen äusseren, sondern nur einen innern Sinn geben), sondern die Fähigkeit der bewusstlosen Seele, in Erregungen derart versetzt zu werden, dass dadurch das Bewusstsein einen Inhalt empfängt, den es auf das Erregende deutet. Die falsche Analogie hat aber bei Kant nicht bloss zu einer falschen Benennung, sondern auch zu falschen Vorstellungen geführt, wie wir in der Folge sehen werden. Die Lehre vom innern Sinne ist besonders von Herbart und seinen Anhängern (Drobisch, Volkmann) bekämpft worden, jedoch in missverständlicher und irriger Weise, in missverständlicher, weil sie den inneren Sinn mit dem Bewusstsein vom Wahrnehmen selbst, welches zu aller Wahrnehmung nothwendig gehört, wie wir bald sehen werden, d. i. mit der im Begriffe des wahrnehmenden Ich liegenden Selbsterfassung confundirten, in irriger, weil sie ihre Argumente gegen die innere Wahrnehmung überhaupt oder doch gegen eine Seite derselben richteten. Gegen sie ist jüngst

J. B. Meyer (Kants Psychologie, S. 268 ff.) als Vertheidiger des
inneren Sinnes aufgetreten und hat die Schiefheit der Herbart'schen Vorstellung, wenn auch nicht in ihrem ganzen
Grade, überzeugend nachgewiesen. Aber auch Meyer weiss
den innern Sinn nur in der Bedeutung einer Fähigkeit des
Bewusstseins, durch Erregung der bewusstlosen Seele einen
Inhalt zu empfangen, zu retten. Dass, wie die Analogie erfordert, eine Selbsterregung der bewusstlosen Seele vermittelst eines besonderen Organes, wie bei den äusseren
Sinnen eine Erregung derselben durch äussere Einflüsse, stattfindet, ist aus seinen Ausführungen nicht einzusehen.

Nach unserer Darstellung giebt es keine andere Wahrnehmung als solche, die durch Erregung der bewusstlosen
Region der Seele veranlasst ist. Alle Erregungen aber derselben weisen zuletzt auf einen äusseren Anlass zurück. Diejenigen, welche direct von aussen her hervorgebracht sind
(d. h. aus der Wechselbeziehung der Seele mit anderen Wesen
stammen) und dem Bewusstsein einen Inhalt von der Art
liefern, dass es denselben nicht einfach als subjectiven Zustand setzt, sondern zugleich auf das äussere Erregende (das mit
der Seele in Gemeinschaft stehende Wesen) bezieht, sind die
Empfindungen, und wir nennen die Fähigkeit der Seele, zu
Empfindungen erregt zu werden, Sinnlichkeit und die Organe,
durch welche die Seele diese Erregungen von aussen erleidet,
gleichsam nach aussen geöffnet ist, Sinne.

Ob die Erregungen der bewusstlosen Seele, aus welchen
das Bewusstsein seinen Inhalt gewinnt, nothwendig sich ins
Bewusstsein fortpflanzen, oder ob sie auch auf die bewusstlose Region der Seele beschränkt bleiben können, wird schwer
zu entscheiden sein. Gewiss aber ist, dass sie nicht so, wie
sie in der bewusstlosen Seele sind, wahrgenommen werden.
Denn sie werden wahrgenommen als von dem Zustande des
Wahrnehmens verschiedene Zustände des wahrnehmenden
Ichs und zwar so, dass nichts von dem, was sie als solche

sind, festgehalten werden kann, wenn von dieser Verknüpfung mit dem wahrnehmenden Ich abstrahirt wird. Wird ein Erkenntnissinhalt, der so, wie er erkannt wird, nur innerhalb des Bewusstseins existirt, subjectiv genannt, so sind die Gegenstände der inneren Wahrnehmung also subjectiv; sie sind aber darum nicht minder wirklich, wenn auch das Bewusstsein von ihnen Bedingung ihrer Existenz ist. Sie sind ebenso wirkliche Zustände des Ichs, wie das Wahrnehmen selbst, welches, wie es Bedingung ihrer Existenz ist, so auch von ihnen in seiner Existenz bedingt ist, da es ohne sie keinen Inhalt hätte, ohne solchen aber nicht existiren kann. Es ist eine wirkliche Umwandlung, die mit den Erregungen der bewusstlosen Seele vorgeht, wenn sie zu Empfindungen, Gefühlen und Willensthätigkeiten werden. Ueber dieses Verhältniss werden wir im logisch-ontologischen Theile unserer Untersuchung näher zu handeln haben. Wir erwähnen hier seiner nur um der abweichenden Darstellung willen, welche Ueberweg, mit dem wir sonst bezüglich der innern Wahrnehmung vielfach übereinstimmen, in seiner Logik (2. Aufl. S. 67) von demselben giebt. „Die innere Wahrnehmung oder unmittelbare Erkenntniss der psychischen Acte und Gebilde, heisst es daselbst, vermag ihre Objecte so, wie sie an sich sind, mit materialer Wahrheit aufzufassen.... Wir sind uns ihrer bewusst, und wie wir uns ihrer bewusst sind, so ist ihr wirkliches Sein, indem bei den Seelenthätigkeiten als solchen Bewusstsein und Dasein identisch ist." Ueberweg geht also so weit, dass er überhaupt keine unbewussten Seelenthätigkeiten anerkennt, wohl aber unbewusste Seelenzustände, wie aus dem folgenden Satze erhellt, in welchem er von den „im Unbewusstsein verharrenden Gedächtnissbildern" redet, die durch Wiedererinnerung wieder erregt werden. Nach dieser Ansicht kann offenbar von einem innern Sinne auch nicht einmal mehr in der Bedeutung der Fähigkeit des Bewusstseins, durch psychische Ereignisse einen Inhalt zu empfangen,

die Rede sein, denn dazu muss eine nicht mit Bewusstsein
identische Thätigkeit der Seele gedacht werden, wodurch das
Bewusstsein einen bestimmten Inhalt wahrzunehmen veranlasst wird.

Alle Gegenstände der innern Wahrnehmung existiren nach
unserer Darstellung nur als bewusste. Es giebt nur bewusste Empfindungen, Gefühle und Willensthätigkeiten, wenn
dieselben gleich unbewusste Ereignisse in der Seele zur Voraussetzung haben. Hierbei haben wir noch einen Augenblick
zu verweilen.

Unserer Behauptung zunächst, dass alle Empfindung bewusste sei oder, was dasselbe ist, wahrgenommen werde,
stehen viele Aussprüche von Psychologen und Physiologen
entgegen, und doch erscheint sie uns so selbstverständlich,
dass wir ohne jene abweichenden Meinungen darauf zurück-
zukommen für überflüssig gehalten haben würden. Man erwäge doch nur, woher wir überhaupt den Begriff der Empfindung haben! Offenbar nicht aus der äusseren Wahrnehmung. Wie sollte in der That Jemand behaupten wollen,
man könne Empfindungen sehen, hören u. s. w.? Wo wir
von Empfindungen in den Gegenständen der äusseren Wahrnehmung wissen, haben wir dies stets aus der Analogie
dieser Gegenstände mit uns selbst als empfindenden Wesen
geschlossen. Unmittelbar wissen wir nur von unseren
eigenen Empfindungen. Die innere Wahrnehmung also hat
uns das Material für die Bildung des Begriffes der Empfindung an die Hand gegeben. Zum Wesen des innerlich Wahrgenommenen aber gehört, wie gezeigt, dieses, dass es zum
erkennenden Subjecte nicht bloss im Verhältnisse der Gegenständlichkeit steht, sondern als Zustand des bewussten Wesens,
des Ich selbst, gesetzt wird; was nicht so gesetzt wird, beziehen wir wahrnehmend auf die Aussenwelt und müssen es
mithin zur äussern oder sinnlichen Wahrnehmung rechnen.
Wir können also die Empfindung nicht nur nicht anders

wahrnehmen denn als bewusste, sondern wir müssen auch
den Begriff der bewusstlosen Empfindung für einen sich widersprechenden erklären, weil bewusstlose Empfindung soviel
heissen würde, als in der äusseren Wahrnehmung aufgefun-
dene, d. i. gehörte oder gesehene oder gerochene u. s. w.
Empfindung.

Die Schrift, deren wir Eingangs unserer Untersuchung
erwähnten, weil sie die sinnliche Wahrnehmung vom Bewusstsein ausschliesst, sucht die Bewusstlosigkeit der Empfindung
in folgender Weise darzuthun. Bei näherer Betrachtung zeige
sich, dass das Empfinden Bedingung und Voraussetzung unseres
Bewusstseins sei, dass mithin die Empfindungen immer schon
entstanden sein müssen, wenn wir uns ihrer bewusst werden
sollen. Die Art ihrer Entstehung falle mithin nothwendig
ausserhalb oder jenseits unseres Bewusstseins. Aus zahlreichen Thatsachen gehe hervor, dass Empfinden keineswegs
Ein und dasselbe mit Bewusstsein, keineswegs unmittelbar
(immer und überall) mit Bewusstsein verknüpft sei. So
empfinden wir fortwährend den Druck unserer Kleider und
des Sessels, auf dem wir sitzen, meistens ohne uns dessen
bewusst zu sein; dass wir ihn aber wirklich empfinden,
erhelle daraus, dass wir uns seiner augenblicklich bewusst
werden, sobald wir nur unsere Aufmerksamkeit darauf richten
(Ulrici, Compendium der Logik Seite 13).

Was zunächst die angeführten Thatsachen anbetrifft, so
erledigen sich dieselben einfach durch die Unterscheidung verschiedener Stufen des Bewusstseins. Wahrnehmend bin ich
mir eines Dinges bewusst, das Erkennen ist aber nicht auf
die Wahrnehmung beschränkt, mein Bewusstsein kann sich
noch in anderer Weise mit einem Dinge beschäftigen als
wahrnehmend, und zwar kann ich gleichzeitig ein Ding, z. B.
einen Baum wahrnehmen und über etwas anderes, z. B. ein
philosophisches Problem, nachdenken. Das nun, was Ulrici
für ein Bewusstwerden bisher unbewusster aber wirklich vor-

handener Empfindungen ansieht, besteht in nichts anderem,
als dass das Bewusstsein die höhere Thätigkeit des Denkens
an dem bisherigen Objecte, z. B. das Philosophiren, einstellt
und auf die niedere Thätigkeit des Bewusstseins, z. B. das
Wahrnehmen eines Baumes, richtet (eine Weise des Bewusstseins, die wir später zu erklären haben werden). Habe ich
wirklich den Druck meines Sessels empfunden, während ich
an etwas ganz anderes dachte — was übrigens keineswegs
dadurch bewiesen wird, dass ich diese Empfindung habe, sobald ich an sie denke — so bin ich mir ihrer auch bewusst
gewesen, nur war dieses Bewusstsein kein Denken an die
Empfindung; das Denken, diese höhere Thätigkeit des Bewusstseins, war eben mit etwas anderem beschäftigt. Es ist,
um mit Beneke zu reden, (Psychologie als Naturwissenschaft,
3. Aufl. bearbeitet von Dressler S. 93) zu unterscheiden das
Bewusstsein von unseren Entwickelungen, und das Bewusstsein an unseren Entwickelungen oder das Bewusstsein in adjectivischer Bedeutung dieses Wortes. Will Ulrici nur
das Denken an Etwas Bewusstsein nennen, die Voraussetzung
dafür aber, den blossen Besitz dieses Etwas für das erkennende Subject, nicht, so ist ihm das Recht dazu nicht abzu-
streiten, obwohl wir diesen Sprachgebrauch als einen durchaus willkührlichen und unzweckmässigen bezeichnen müssen.
Allein schon die Art und Weise der Begründung seiner Ansicht zeigt, dass es sich um mehr als den Sprachgebrauch
handelt. Ulrici verkennt, wie auch seine ganze logische
Theorie darthut, das dem Erkenntnissprocesse zu Grunde
liegende unmittelbare Verhältniss des erkennenden Subjectes
zum erkannten Objecte, wie wir es oben dargestellt haben.
Er findet nicht diesen blossen Besitz des Objectes durch das
Subject, durch welchen das Object erst Object und das Subject erst Subject ist. Nach ihm muss das Object erst fertig
vorhanden sein, damit das Subject dasselbe erkennen könne.
Daher dieser ihm so selbtverständlich scheinende Satz, dass

jedes Gefühl, jede sinnliche Empfindung immer schon entstanden sein müsse, bevor sie zum Bewusstsein kommen
könne. Wir behaupten dagegen, es ist nicht die Empfindung
an sich, nicht das Gefühl an sich, nicht das ausserhalb des
erkennenden Subjectes vorhandene Haus oder der Baum,
welchen das Denken (was Ulrici Bewusstsein nennt) als
seine Voraussetzung vorfinden muss, sondern das ausschliesslich in der Form der Vergegenständlichung sich äussernde
Bewusstsein von der Empfindung, dem Gefühle, dem Hause,
dem Baume bildet diese Voraussetzung.

Aus demselben Grunde, der uns unbewusste Empfindungen anzunehmen verbietet, müssen wir auch die Annahme
unbewusster Gefühle und unbewusster Willensthätigkeiten verwerfen. Als unbewusste wären sie nicht Zustände des wahrnehmenden Ichs, mithin nicht Gegenstände der inneren Wahrnehmung; da aber ihr Begriff, soll er anders überhaupt einen
Inhalt haben, auf Wahrnehmung beruhen muss, so müssten
sie äusserlich wahrnehmbar sein, als äusserlich (durch die
Sinne) wahrnehmbar hörten sie aber überhaupt psychische Zustände zu sein auf. Die Lehre von einem unbewussten Willen
ist von Schopenhauer zur Grundlage eines philosophischen,
trotz seiner Ungereimtheit viel bewunderten Systemes gemacht.
Es würde uns hier zu weit führen, auf diese Lehre näher ein-
zugehen; sie zu würdigen, genügt es, zu vergleichen erstens
Schopenhauers Argumentation dafür, dass wir nur Objecte
erkennen und dass kein Object ohne Subject, d. i. ausserhalb des
Bewusstseins von ihm existiren könne, zweitens seine Aus-
führung, dass der Wille nicht mehr eigentlich, nicht mehr
so recht oder nur noch in halbem Sinne (so ungefähr, wenn
nicht wörtlich, drückt er sich aus) Object sei, obwohl wir
ihn erkennen, und darum als an sich seiend gesetzt werden
dürfe, und drittens seine mit unserer Darstellung überein-
stimmende Lehre, dass das Subject des Wollens kein anderes,
als das erkennende Subject, das Ich, sei. Schopenhauers

System ist von E. v. Hartmann ergänzt durch Einführung der unbewussten Vorstellung, die mit dem unbewussten Willen zusammen den letzten Grund und das Wesen aller Dinge bilden soll. Bezüglich dieser letzten Gestalt der „Philosophie des Unbewussten" wollen wir hier nur mit Befriedigung constatiren, dass, nachdem ihr Urheber zuerst die Argumente gegen seinen Grundbegriff auf folgenden ihre Leerheit enthüllenden Satz zurückführen zu können glaubte: „Wir kennen Willen und Vorstellung nur als bewusste, also gehört es zum Wesen von Wille und Vorstellung, bewusst zu sein, also widerspricht es dem Wesen von Wille und Vorstellung, unbewusst zu sein", er sich schliesslich zu der Erklärung genöthigt gefunden hat, dass er unter unbewusstem Wollen nichts anderes verstehe, als eine Ursache, in der analog dem zweckbewussten Handeln die Wirkung bereits anticipirt sei, und dass er von den Bestimmungen bewusster Geistesthätigkeit auf die unbewusste etwas zu übertragen nicht für erlaubt halte. (Phil. Monatshefte IV. Bd. S. 41, 63 f.)

Wir nannten oben (S. 35) das Bewusstsein von der Empfindung eine synthetische Selbstbestimmung des Ich durch den Zustand der Empfindung. Die innere Wahrnehmung kann nun allgemein als synthetische Selbstbestimmung des Ich bezeichnet werden. Das Ich ist, indem es innerlich wahrnimmt, empfindendes, fühlendes, wollendes, und das Sein dieser Zustände ist zugleich ihr Wahrgenommenwerden. Dieselben kommen aber nicht dem Ich insofern zu, als es überhaupt Ich ist, denn das Ich ist an sich das bewusste Subject und bedarf als solches zwar weiterer Prädicate, muss sich, um bewusstes Subject sein zu können, noch in anderen Zuständen finden, aber welches diese Zustände sind, wird durch den Begriff des Ich unbestimmt gelassen, und durch die wirklich eintretenden wird mithin das Ich synthetisch bestimmt.

Das Wahrnehmen selbst ist hingegen ein analytisches

Prädicat des wahrnehmenden Ich und kann darum niemals in dem Sinne wahrgenommen werden, wie das Empfinden, Fühlen und Wollen wahrgenommen wird. Denn die Prädicate, durch welche sich das Ich bestimmt, können nicht schon im blossen Ich, dem zu bestimmenden und dadurch erst zu verwirklichenden, enthalten sein; es würde sonst bei dem blossen Ich sein Bewenden haben können, das blosse Ich wäre schon Wahrnehmen und könnte alle Thätigkeit unbeschadet seiner Ichheit einstellen. Das Bewusstsein vom Wahrnehmen ist jedoch in allem Wahrnehmen vorhanden, das wahrnehmende Ich ist als solches dieses Bewusstsein, aber nur dann, wenn es wirklich wahrnimmt, d. i. wenn es sich synthetisch durch eins der Prädicate Empfinden, Fühlen, Wollen, bestimmt. Das Wissen vom Wahrnehmen wird erst durch das Wahrnehmen wirklich und dieses durch seine Objecte, das Empfinden, Fühlen, Wollen; aber auch umgekehrt sind diese Objecte nur durch das Wahrnehmen wirklich und dieses nur das Bewusstsein von ihm. Den Begriff des wahrnehmenden Ich werden wir im nächsten Kapitel eingehend betrachten.

Das wahrnehmende Bewusstsein, durch welches sich das Ich synthetisch bestimmt (das Bewusstsein vom Empfinden, Fühlen und Wollen), wollen wir synthetisches Bewusstsein nennen, und dasselbe, insofern es auf das im Begriffe des Ich analytisch enthaltene Prädicat Wahrnehmen gerichtet ist, analytisches Bewusstsein, und diese Bezeichnungen auf die übrigen Stufen des Bewusstseins (das Vorstellen und Denken) übertragen, wenn sich das gleiche Verhältniss in ihnen findet. Wir werden später sehen, dass es auch ein synthetisches Bewusstsein vom Wahrnehmen giebt (wie wir bereits gegen Ulrici vorausgesetzt haben, s. o. S. 50); dasselbe gehört aber nicht der Wahrnehmung selbst, sondern dem Denken an.

Zweites Kapitel.

Das wahrnehmende Ich oder das Selbstbewusstsein im Wahrnehmen.

Das wahrnehmende Bewusstsein ist sich selbst Object. — Die Schwierigkeit im Begriffe des Selbstbewusstseins. — Analyse des allgemeinen Begriffes des Sich-auf-sich-Beziehenden. — Unterordnung des Begriffes des Bewusstseins unter den des Sich-auf-sich-Beziehenden. — Widerlegung der Dialektik, wonach das Ich eine unendliche Reihe von Setzungen involvirt.

Nach der Betrachtung des Verhältnisses des wahrnehmenden Bewusstseins zu seinen Gegenständen hat sich die Analyse nunmehr dem Verhältnisse desselben zu sich selbst zuzuwenden. Dieses Verhältniss, welches in dem uns entgegentritt, was als das Ich oder das Selbstbewusstsein bezeichnet wird, ist eines der wichtigsten aber auch der dunkelsten und schwierigsten, mit welchen es die Philosophie zu thun hat. Wie ein wahres Nest von Widersprüchen tritt es dem analysirenden Denken entgegen, und nur unermüdlicher Geduld kann es gelingen, die verwickelten Beziehungen in einen denkbaren Begriff zusammenzufassen. Wir wollen, um uns unsere Aufgabe möglichst zu erleichtern, an einige Sätze Schopenhauers anknüpfen, welche besonders geeignet scheinen in die Sache einzuführen.

Ein Erkennen des Erkennens, sagt Schopenhauer, könne es nicht geben. Jede Erkenntniss, demonstrirt er, setze unumgänglich Subject und Object voraus. Daher sei auch das Selbstbewusstsein (Sch. versteht hier unter Selbstbewusstsein, was wir die innere Wahrnehmung genannt haben) nicht schlechthin einfach, sondern zerfalle, eben wie das Bewusstsein von andern Dingen (was wir die äussere Wahrnehmung genannt haben und was Schopenhauer sonst als Anschauungsvermögen bezeichnet) in ein Erkanntes und ein Erkennendes. Das Erkannte aber trete durchaus und ausschliesslich als Wille auf. Nur als ein Wollendes erkenne sich das Subject, nicht aber als ein Erkennendes. „Denn das vorstellende Ich, das Subject des Erkennens, kann, da es, als nothwendiges Correlat aller Vorstellungen, Bedingung derselben ist, nie selbst Vorstellung oder Object derselben werden. . . . Daher also giebt es kein Erkennen des Erkennens; weil dazu erfordert würde, dass das Subject sich vom Erkennen trennte und nun doch das Erkennen erkennte, was unmöglich ist." (Satz vom zureichenden Grunde, S. 140. 141.)

Gleichwohl erkennt Schopenhauer an, dass in der inneren Wahrnehmung das Wollen vom Wahrnehmen selbst unterschieden und zugleich dem wahrnehmenden Subjecte zugeschrieben werde. „Die Identität nun aber, fährt er fort, des Subjectes des Wollens mit dem erkennenden Subjecte, vermöge welcher (und zwar nothwendig) das Wort Ich beide einschliesst und bezeichnet, ist der Weltknoten und daher unerklärlich. Denn nur die Verhältnisse der Objecte sind uns begreiflich: unter diesen aber können zwei nur insofern eins sein, als sie Theile eines Ganzen sind. Hier hingegen, wo vom Subjecte die Rede ist, gelten die Regeln für das Erkennen der Objecte nicht mehr, und eine wirkliche Identität des Erkennenden mit dem als wollend Erkannten, also des Subjects mit dem Objecte ist unmittelbar gegeben. Wer aber das Unerklärliche dieser Identität sich recht vergegenwärtigt, wird sie mit mir das Wunder κατ' ἐξοχήν nennen." (Satz vom Grunde, S. 143).

Schopenhauer muss hiernach zwei Probleme, und zwar unauflösbare, im Wesen der inneren Wahrnehmung oder, wie er sagt, des Selbstbewusstseins finden. Erstens ist die Frage: wie kann das Bewusstsein das Object der

inneren Wahrnehmung mit dem Subjecte identisch setzen, da
doch das Subject behufs dieser Identificirung nicht blos das
Object, sondern auch sich selbst wissen müsste? Ich kann
doch nur dann zwei Begriffe oder Vorstellungen oder Wahrnehmungen mit einander indentificiren und überhaupt vergleichen, wenn ich sie beide habe. Nun habe ich die innere
Wahrnehmung der Empfindung, des Gefühls, des Willens,
aber habe ich denn auch die innere Wahrnehmung von dieser
inneren Wahrnehmung, die ich mit der Empfindung, dem Gefühle, dem Willen durch die Identität des einen Subjectes,
dessen Zustände sie sind, verknüpfe? Diese Wahrnehmung
von der Wahrnehmung ist als unmöglich nachgewiesen und
folglich ist dieses Problem, mit Schopenhauer zu reden, der
Weltknoten und daher (!) unerklärlich. Wäre dasselbe aber
gelöst, so bliebe es zweitens räthselhaft, wie so verschiedene
Zustände einem untheilbaren Subjecte zukommen können.
Dieses ist das Problem von der Einheit des Ichs in der Mehrheit seiner Vermögen, das Problem der sogenannten Seelenvermögen. Unsere Untersuchung überlässt dasselbe der
Psychologie. Ueber das erste Problem aber haben wir uns zu
entscheiden, ob wir es als Problem anerkennen wollen, und
ob wir mit Schopenhauer auf seine Lösung verzichten
dürfen oder ob wir an demselben unsere Kräfte zu versuchen
haben.

Zunächst haben wir gegen den Schlusssatz Schopenhauers eine Einwendung zu machen. Dieser, wegen der
Klarheit und Folgerichtigkeit seiner Gedanken nicht minder
als wegen der Eleganz seiner Darstellung gepriesene Philosoph lässt sich hier in der That einen argen Verstoss gegen
die Logik zu Schulden kommen. Dass er erst den Begriff
des Weltknotens folgert nnd aus diesem die Unerklärlichkeit,
möchte wegen der Bereicherung, welche die Sprache des von
ihm so oft gegeisselten philosophischen Charlatanismus dadurch
erfährt, hingehen. Denn in der That lässt sich der Welt-

knoten nicht minder gut verwerthen, als das vielgeschmähte
Absolutum. Man vertausche z. B. in der satirischen Anwei-
sung, welche Schopenhauer für das absolute Philosophiren
giebt (Satz vom Grunde S. 39), das Absolutum mit dem
Weltknoten und lese also: „Als ein Mann von wenig Worten,
stolz, dreist und vornehm auftretend, bist du mit Einem
Sprunge am Ziele: «der Weltknoten, schreist du (und wir
mit), der muss denn doch, zum Teufel, unauflöslich sein;
sonst wäre er ja nicht der Weltknoten!» (hierbei schlägst du
auf den Tisch.) Woher denn aber der komme? «Dumme
Frage! habe ich nicht gesagt, es wäre der Knoten und noch
obendrein der Knoten der Welt?»" Der Weltknoten also
mag passiren. Aber nicht die Unerklärlichkeit, sondern
die Unmöglichkeit der Identität des wollenden und des
erkennenden Subjectes folgt aus den Prämissen. Gelten, wenn
vom Subjecte des Erkennens die Rede ist, die Regeln für
das Erkennen der Objecte nicht mehr, oder ist das Subject
sich in keiner Weise selbst Object, so kann es auch nicht
mit dem Worte Ich beide, das Subject des Wollens und das
Subject des Erkennens einschliessen; und schliesst es umgekehrt das Subject des Erkennens in das Wort Ich ein, so
ist es sich selbst Object, so giebt es ein Erkennen des Erkennens. Entweder muss also dieses Erkennen des Erkennens
angenommen oder die innere Wahrnehmung, mithin die
Wahrnehmung überhaupt, für unmöglich und folglich für unwirklich erklärt werden.

Das Problem selbst müssen wir jedoch als solches anerkennen. Das Erkennen ist in der That die Bedingung des
Erkannten, wäre es mithin sich selbst Erkanntes, so wäre es
Bedingung seiner selbst. Der Begriff der Bedingung seiner
selbst aber widerspricht sich, denn dasjenige, was bedingt
wird, das Object, kann nur als ein Moment des ganzen Vor-
ganges des Bedingens betrachtet werden, nach jenem Begriffe
aber wäre es das Ganze selbst, es wäre schon an sich das,

was es erst durch die Thätigkeit des Bedingens werden soll.
So behutsam auch gegen derartige Widerspruchsnachweise
die Erfahrungen der Philosophie zu machen geeignet sind
(muss sich doch das philosophische Denken gegenwärtig
noch eine Reihe von Antinomien gefallen lassen, in der Ueberzeugung, dass dieselben im Fortschritt der Wissenschaft ihre
Auflösung finden werden!), so können wir doch nach einem
solchen Keulenschlage gegen den Begriff des sich selbst erkennenden Erkennens nicht ruhig in der Entwickelung unserer
Ansichten, welche diesen Begriff unvermeidlich fordern, fortfahren.

Indem wir uns nach Hülfe umsehen, erinnern wir uns
zunächst, dass unter den zahlreichen lockenden Früchten,
welche die nachkantische Philosophie hervorgebracht hat, sich
auch eine befindet, die man lange als ein treffliches Mittel
gegen so lästige Widersprüche wie den vorliegenden ange-
priesen hat und die bei Vielen noch heute in grosser Gunst
steht. Widersprüche, sagt man, existiren im Realen nicht.
Wenn nun das Denken über eine Thatsache sich in Widersprüche verwickelt, so kann dies zwar seinen Grund in der
Schwäche des Denkenden haben, aber die Schuld kann auch
an der betreffenden Thatsache liegen, denn eine Thatsache
und ein Reales sind keineswegs einerlei, die Thatsache ist
Inhalt des wahrnehmenden Bewusstseins, das Reale aber
existirt unabhängig vom Bewusstsein, und dies kann wenigstens
nicht von allem Inhalte desselben behauptet werden.   Hat
man sich also überzeugt, dass ein Widerspruch unvermeidlich
ist, so muss man folgern, dass die betreffende Thatsache
nichts Reales, sondern eine blosse Erscheinung sei.
Ein anderes noch mehr angepriesenes Mittel, aus solchen
Verlegenheiten herauszukommen, stimmt mit dem vorigen
darin überein, dass es Widersprüche in' der Wahrnehmungswelt zulässt.   Statt aber dieselbe zur blossen Erscheinung einer an sich widerspruchslosen Welt herabzusetzen,

lehrt man, dass es der Begriff des wahrhaft Realen sei, sich
in eine Welt voller Widersprüche auseinanderzulegen und
zugleich dieselben fortwährend zu corrigiren. Abgesehen
indessen davon, dass wir das Bewusstsein nicht als Erscheinung eines Realen, weder als subjective noch als objective,
sondern als ein Reales selbst werden fassen müssen (wie
später ausgeführt werden wird), haben wir uns durch einen
früheren Satz bereits die Möglichkeit abgeschnitten, von einem
dieser Mittel Gebrauch zu machen. Das logische Denken,
haben wir festgesetzt, kann kein Gegenständliches der Erkenntniss erzeugen, es muss ein solches vorfinden und ist
darauf beschränkt, ein Wissen über dasselbe zu Stande zu
bringen (S. 7). Da nun dieses vorgefundene Gegenständliche
die wahrgenommene Welt ist, so erhellt, dass wir in dieser
nicht die Existenz von Widersprüchen annehmen dürfen,
wollen wir nicht das gesammte Denken unter die Herrschaft
des Widerspruches stellen. Ist der Widerspruch das Kriterium
der Unwahrheit, so kann er nicht in dem Gegebenen der Erkenntniss stecken, denn ein Urtheil, welches ein solches wider-
spruchbehaftetes Gegebenes richtig ausdrückte, wäre wahr und
falsch zugleich, wahr, weil es das Gegebene richtig ausdrückte, falsch, weil es Widersprechendes behauptete. „Nothwendige Widersprüche, gegebene Widersprüche sind Ent-
deckungen, die uns um ein starkes Stück Verstand bringen
würden," sagt mit Recht H. Langenbeck in seinem scharf-
sinnigen Werke über die Herbart'sche Philosophie (vergl. dieses
S. 7—10). Und in der That ist es unmöglich, Widersprechendes wirklich zu denken, man kann zwei widersprechende Sätze
neben einander halten und ihre Vereinigung als eine Forderung aussprechen, dieselbe zu vollziehen aber ist unmöglich
(vergl. o. S. 20).

Die Behauptung, dass das wahrnehmende Subject oder
das Ich die Objecte der inneren Wahrnehmung als seine
Zustände setzt, können wir nicht zurücknehmen, und eben

so wenig die Folgerung, dass das Ich in aller inneren Wahrnehmung und, da die äussere Wahrnehmung nicht ohne die
innere sein kann, in aller Wahrnehmung überhaupt, sich seiner
selbst als wahrnehmenden Subjectes bewusst ist. Wollten wir
aber auch von dieser S e l b s t - I d e n t i f i c i r u n g des wahrnehmenden Ichs mit seinen Gegenständen absehen, so würde
uns die andere Seite der Wahrnehmung, das S e l b s t u n t e r -
s c h e i d e n des Ich's von seinen Gegenständen, zu derselben
Behauptung nöthigen.*) Denn dieser Act der unterscheidenden
Vergegenständlichung, wie er auch in der äusseren Wahrnehmung enthalten ist, ist nur möglich, wenn das Subject,
für welches der Gegenstand ist, mit dem Gegenstande zugleich
sich selbst setzt; in dem Begriffe des Gegenstandes oder
O b j e c t e s liegt die Beziehung auf ein S u b j e c t, wenn also
das wahrnehmende Subject seine Objecte als Objecte setzt,
so setzt es damit nothwendig auch ein Subject, ohne welches
es kein Object geben würde, und zwar setzt es sich selbst
als dieses Subject, denn es setzt die Objecte nicht als Objecte
überhaupt, sondern als die s e i n i g e n. Und wenn wir auch
noch von dieser Thatsache des w a h r n e h m e n d e n Bewusstseins absehen, so nöthigt uns eine Thatsache unseres d e n -
k e n d e n Bewusstseins, den Begriff des sich selbst erkennenden Erkennens festzuhalten. Denn unzweifelhaft haben wir
einen Begriff vom Erkennen überhaupt und vom Wahrnehmen insbesondere und wie alle Begriffe bezieht sich derselbe
auf eine u n m i t t e l b a r e Erkenntniss seines Gegenstandes;

---

   *) Wir haben es wie zwei von einander unabhängige Thatsachen
behandelt, dass das wahrnehmende Ich sich von den Gegenständen der
Wahrnehmung unterscheide und dass es dieselben einheitlich mit sich
verknüpfe. Es ist indessen nicht schwer einzusehen, dass die eine Thatsache aus der andern folgt. Das Unterscheiden hat das Identificiren zur
Voraussetzung und umgekehrt; beides liegt (wie später näher nachgewiesen werden soll) im Begriffe des Vergegenständlichens (Objectivirens).
Hieraus folgt dann auch das, was wir über das Verhältniss der äusseren
Wahrnehmung zur innern festgestellt haben.

die Thatsache also, dass wir über das Erkennen denken,
hat die andere zur Voraussetzung, dass das Erkennen auch
zu den Gegenständen der unmittelbaren Erkenntniss gehört.
Daraus allein geht freilich nicht hervor, dass das Erkennen
des Erkennens der Wahrnehmung wesentlich und deshalb
in aller Wahrnehmung enthalten sei. Allein der Widerspruch, der uns hier beschäftigt, ist von dieser Bestimmung
unabhängig; ob sich das wahrnehmende Bewusstsein wesentlich oder zufällig, ob immer oder bloss zuweilen seiner selbst
bewusst ist, es fällt unter den Begriff des sich selbst Bedingenden. Endlich giebt es noch einen Beweis für unsere
Behauptung, der aber dem gegenwärtigen Stadium unserer
Untersuchung vorgreifen würde. Es sei hier deshalb von
ihm bloss erwähnt, dass er das Bewusstsein vom Bewusstsein als den einzig möglichen Erklärungsgrund eines Problems
darstellt, das wir bereits flüchtig berührt haben, des Problems
nämlich, wie in dem Denken über die Gegenstände diese
selbst abwesend sein und sich durch ihre Bilder repräsentiren
lassen können (s. o. S. 9 ff.).

Aus diesen Erwägungen müssen wir einem Denker, der
neuerdings einen der von Schopenhauer angebahnten Wege
mit vielem Geschick weiter zu verfolgen gesucht hat, unsere
Zustimmung versagen, wenn er den Schopenhauer'schen Satz
von der Unmöglichkeit des Erkennens des Erkennens mit
mehr Entschiedenheit als dieser selbst vertritt. E. v. Hartmann bleibt nicht, wie Schopenhauer, bei der Unerklärlichkeit stehen, er entschliesst sich auch, die Nicht-Wirklichkeit zu behaupten. Er leugnet, dass man das gewusste Object
nicht vor dem bewussten Subjecte haben könne, dass
das Bewusstsein eines Objectes nicht vor dem Selbstbewusstsein und nicht ohne dieses eintreten könne. Dieser Satz sei
erfahrungswidrig; es sei eine allgemein zugestandene Sache,
dass Thiere und Kinder gewusste Objecte haben, ehe sie sich
ihres Subjectes bewusst seien. Bei höheren Graden aber

der Klarheit und Schärfe des Bewusstseins gewinne die
Klarheit und Schärfe des Selbstbewusstseins nicht nur nicht,
sondern verliere sogar bis zum Verschwinden. „Unter so
bewandten Umständen, schliesst er, kann ich den Satz, dass
das Bewusstsein des Objects und das des Subjects einander
bedingen, nur als ein theoretisches Vorurtheil betrachten"
(Phil. Monatshefte, IV. Bd. S. 48). Ein theoretisches Vorurtheil ist wohl ein solches, welches aus dem Bedürfnisse
entstanden ist, mit einer bereits feststehenden, einen andern
Gegenstand betreffenden Theorie in Einklang zu bleiben.
Dass ein solches Bedürfniss unsere Untersuchung beeinflusst,
wird sich wenigstens aus ihr selbst nicht nachweisen lassen.
Die Lehre v. Hartmanns aber über das Bewusstsein beruht weder auf einer sorgsamen Analyse der dasselbe betreffenden Thatsachen, noch auch auf dem Einblicke in die
Schwierigkeit, mit der wir uns gegenwärtig beschäftigen (in
seinem Buche wenigstens ist nichts davon zu finden); sie ist
vielmehr die Ergänzung einer zunächst die bewusstlose Natur
betreffenden Theorie und verdient darum ihrerseits wohl den
Namen eines theoretischen Vorurtheils. Gegen festgewurzelte
theoretische Vorurtheile beruft man sich aber meist vergeb-
lich auf Thatsachen des Bewusstseins, auf welche man nicht
mit dem Finger zeigen kann und welche zu finden es eines
unbefangenen und ungetrübten Sinnes bedarf, der sich Nie-
manden andemonstriren lässt.

Wir halten den Satz, dass das wahrnehmende Bewusstsein (und wie wir später sehen werden, nicht nur dieses,
sondern das Bewusstsein überhaupt) synthetische Selbstbestimmung des Ich sei, für das Grundgesetz des Bewusstseins;
wir vermögen schlechterdings nicht von demselben zu abstrahiren, wenn wir den Begriff des Bewusstseins denken.
Wer behauptet, in seinem Bewusstsein dieses Grundgesetz
nicht finden zu können, mit dem müssen wir uns zu ver-
ständigen verzichten. Auf die Argumentation v. Hartmanns

wollen wir indessen die Antwort nicht schuldig bleiben. Dass es eine allgemein zugestandene Thatsache sei, dass Thiere und Kinder gewusste Objecte haben, ehe sie sich ihres Subjectes bewusst seien, müssen wir entschieden in Abrede stellen; eine allgemein zugestandene Thatsache möchte es vielmehr sein, dass die innere Wahrnehmung der subjectiven Zustände, mithin auch das Bewusstsein des Subjectes, ursprünglich die äussere (das Bewusstsein des Objectes nach v. Hartmann) bei weitem überwiegt und dass sich die letztere erst allmählig ausbildet. Die Behauptung sodann, dass bei höheren Graden von Klarheit und Schärfe des Bewusstseins die Klarheit und Schärfe des Selbstbewusstseins bis zum Verschwinden verliere, kann nur für denjenigen ins Gewicht fallen, der, wie wir uns oben (S. 39) mit Beneke ausgedrückt haben, das Bewusstsein von unseren Entwickelungen mit demjenigen an unseren Entwickelungen oder dem Bewusstsein in adjectivischer Bedeutung dieses Wortes verwechselt. Das Selbstbewusstsein ist Bewusstsein an unserm Bewusstsein, oder Bewusstsein in adjectivischer Bedeutung, seine Klarheit und Schärfe wächst mit derjenigen des Bewusstseins, welches sein Gegenstand ist. Das Bewusstsein von unserm Bewusstsein hingegen (im Gegensatz zu dem an unserem Bewusstsein) verhält sich wie v. Hartmann es darstellt.

Sehen wir noch, bevor wir unsern Entschluss bezüglich des vorliegenden Dilemmas fassen, wie Schopenhauer die von v. Hartmann gezogene Consequenz vermeidet. „Auf den Einwand, sagt er (Satz vom Grunde S. 141): »ich erkenne nicht nur, sondern ich weiss doch auch, dass ich erkenne«, würde ich antworten: Dein Wissen von deinem Erkennen ist von deinem Erkennen nur im Ausdruck unterschieden. »Ich weiss, dass ich erkenne«, sagt nicht mehr, als »Ich erkenne«, und dieses, so ohne weitere Bestimmung, sagt nicht mehr, als »Ich«. Wenn dein Erkennen und dein Wissen von diesem Erkennen zweierlei sind, so versuche nur

einmal jedes für sich allein zu haben, jetzt zu erkennen, ohne
darum zu wissen, und jetzt wieder bloss vom Erkennen zu
wissen, ohne dass dies Wissen zugleich das Erkennen sei.
Freilich lässt sich von allem besonderen Erkennen abstrahiren und so zu dem Satze »Ich erkenne« gelangen,
welches die letzte uns mögliche Abstraction ist, aber identisch
mit dem Satz »für mich sind Objecte« und dieser identisch
mit dem »Ich bin Subject«, welcher nicht mehr enthält als
das blosse Ich."

Eine erstaunliche Vertheidigung! Das Gesagte ist zwar
richtig, aber durchaus keine Antwort auf den Einwand. Wer
sieht nicht, dass sich der Begriff des sich selbst Bedingenden
oder der verwandte der *causa sui* ganz auf dieselbe Weise
vertheidigen lässt, wenn man nur behauptet, es sei das Wesen
der Ursache, sich selbst zu verursachen. Die Ursache der
Ursache, könnte man sagen, ist von der Ursache nur im Ausdruck unterschieden; man kann die Ursache, welche selbst
Wirkung ist, und die Ursache, deren Wirkung sie ist, gar
nicht von einander trennen; beide sind eben schlechthin dasselbe. Aber gerade in dem liegt der Widerspruch, womit
Schopenhauer dem Widerspruche zu entgehen sucht. Eben
dieses, dass das Erkennen seinem Wesen nach Erkennen
des Erkennens ist und dass mithin ein in sich einfaches Erkennen nirgend angetroffen werden kann, eben dieses ist das
Problem. Schopenhauer leugnet in der angeführten Stelle
offenbar nicht mehr das Erkennen des Erkennens überhaupt,
sondern die weitere Verdoppelung des Begriffes, wenn wir
so sagen dürfen, nämlich dass das sich selbst erkennende Erkennen sich nun nochmals nach einem Objecte umsehen und
ein solches wiederum in sich selbst, in dem sich bereits erkennenden Erkennen finden könne. Aber wer den Begriff
der *causa sui* einmal verworfen hat, kann nicht hinterher
die Anwendung seiner Argumentation auf die *causa causae
sui* beschränken.

In dem folgenden Paragraphen stellt Schopenhauer einen durchaus richtigen, von uns im Vorigen bereits verwertheten Satz auf. Das Urtheil „Ich erkenne" sei ein analytisches, dagegen „Ich will" ein synthetisches und zwar *a posteriori*, nämlich durch innere Erfahrung (Wahrnehmung) gegeben. Das Ich ist allerdings seinem Begriffe nach zunächst das erkennende Subject und erst durch die innere Erfahrung wird es auch als empfindendes, wollendes und fühlendes bestimmt. Dass es sich als erkennendes Subject erfasst, ist die in aller Wahrnehmung enthaltene Bedingung für die Möglichkeit des Wahrnehmens überhaupt; dass es sich als empfindendes, fühlendes, wollendes erfasst, ist das Resultat einer Wahrnehmung (worin auch jene Bedingung erst wirklich wird) und nur auf empirischen Wege ist es zu gewinnen. Zwar dass sich das erkennende Subject nicht bloss als erkennendes erfasse, ist aus der Grundthatsache des Bewusstseins zu folgern, aber dass es sich gerade als so und nicht anders empfindendes, ja auch nur als empfindendes etc. überhaupt findet, ist nicht als nothwendig einzusehen. Es wäre ein anderes, etwa ein göttliches Bewusstsein denkbar, das sich anders verhielte. Aus diesem richtigen Satze folgt indessen keineswegs, dass das Erkennen nicht selbst im Erkannten enthalten sei. Denn ist auch das „Ich erkenne" ein analytisches Urtheil, so muss doch der Begriff des erkennenden Ichs aus der Wahrnehmung genommen sein, damit dieses Urtheil einen Sinn habe, durch den es sich von andern unterscheidet.

Schopenhauer argumentirt im Grunde genommen folgendermassen: Ein sich selbst Bedingendes ist unmöglich; ein sich selbst zum Objecte habendes Erkennen aber wäre ein sich selbst Bedingendes, mithin ist es unmöglich. Nun wissen wir aber andererseits thatsächlich von unserem Erkennen; folglich kann dieses Wissen, dieses Erkennen des Erkennens, nicht unter den sich widersprechenden Begriff

des sich selbst Bedingenden fallen. — Offenbar ist dieses eine
sich selbst vernichtende Gedankenreihe.

———————

Der Begriff des sich selbst Bedingenden drückt die
Schwierigkeit, welche uns beschäftigt, noch nicht völlig allgemein aus. Dieses geschieht durch den Begriff des Sich-auf-
sich-selbst-Beziehenden oder des zu sich selbst in Relation Stehenden, — den Begriff eines A, das nicht an sich, sondern nur als Glied eines realen Zusammenhanges, und zwar
eines solchen, dessen anderes Glied wieder es selbst ist,
existiren kann. Wir sehen einstweilen ganz vom Bewusstsein
ab, um diesen allgemeinen Begriff zu analysiren.

Zunächst ist zu bemerken, dass derselbe zweideutig ist.
Entweder nämlich soll sich A auf sich selbst als Sich-auf-
sich-selbst-Beziehendes beziehen, soll also das Object
der Beziehung an sich schon das Sich-auf-sich-selbst-Bezie-
hende sein, oder A soll sich auf sich selbst, wie es abgesehen von der Beziehung auf sich selbst ist, beziehen, im Object an sich soll also die Beziehung selbst noch
nicht enthalten sein. (Die entsprechende Unterscheidung im
Begriffe des sich selbst Bedingenden ist die, dass die
Function des Bedingens entweder selbst zu dem Bedingten
gehört oder nicht, und im Begriffe der *causa sui*, dass das
Verursachen entweder selbst die Wirkung ist oder nicht).

In der ersten Bedeutung widerspricht sich der Begriff A;
die Forderung, eine Beziehung solcher Art zu denken, ist
unerfüllbar. Denn was erst durch die Verknüpfung von
Subject und Object (der Glieder der Beziehung) oder in der
Einheit von Subject und Object da sein soll, kann nicht
schon im Object als solchem liegen. Das Glied der Beziehung
kann, mit anderen Worten, nicht die Beziehung selbst sein.
Dieses kommt auch zum Vorschein dadurch, dass es nothwendig werden würde, eine unendliche Reihe zu denken.
Denn ist das Object der Beziehung an sich schon das sich

auf sich selbst Beziehende, so muss es selbst wieder als
Verknüpfung von Subject und Object gedacht werden, und
von diesem Objecte gilt wieder dasselbe, und so fort in infinitum. In der zweiten Bedeutung aber ist A denkbar, wie
die weitere Analyse darthun wird. Dieselbe entspricht auch
dem Begriffe der Beziehung zwischen zwei Verschiedenen, d. i. dem Begriffe der Wechselbeziehung. Zwei
Dinge, M und N, stehen nämlich in Beziehung zu einander,
wenn jedes das, was es ist, nicht an sich, sondern nur in
seinem Zusammenhange, seiner realen Verknüpfung mit dem
andern ist, wenn also M wirklich M nur durch das Dasein
von N, und N wirklich N nur durch das Dasein von M ist.
(M und N seien z. B. zwei Atome, die einander anziehen;
anziehendes Atom ist jedes nur dadurch, dass das andere
als das angezogene existirt.) Nun entsteht der Begriff der
Selbstbeziehung aus demjenigen der Wechselbeziehung, indem
an die Stelle der verschiedenen Glieder M und N zwei gleiche
treten, oder vielmehr indem ein und dasselbe Ding zweimal
gesetzt wird. Dieses zweimal gesetzte Glied ist aber nicht
A, wenn unter A wie oben das Sich-auf-sich-selbst-Be-
ziehende verstanden wird, denn A ist das Ganze, entspricht
also weder dem M noch dem N, sondern dem Zusammen
von M und N, welches wir P nennen wollen. Mithin müssen
in A zwei identische Glieder a enthalten sein, welche an
sich ebensowenig A selbst sind, wie M und N jedes an sich
schon P ist. D. h. A bezieht sich auf sich selbst nicht
als auf das sich auf sich selbst Beziehende, sondern als auf
das, was in ihm übrig bleibt, wenn von dem Prädicate, dass
es sich auf sich selbst bezieht, abstrahirt wird.

Der Begriff A enthält drei Momente:

1) dasjenige, von welchem die Beziehung ausgeht, oder
das die Beziehung Vollziehende, wie es an sich, d. h.
abgesehen von seiner Thätigkeit des Beziehens ist,
— das blosse Was, welches die Function des Be-

ziehens ausübt. Wir nennen es auch das abstracte
Subject der Beziehung = *a*. (Diesem Momente
entspricht im Begriffe des sich selbst Bedingenden
das, was bedingt);

2) dasjenige, auf welches die Beziehung hingeht, oder
das durch die Beziehung Gesetzte, wie es an sich
ist, — das blosse Was, an welchem die Function
der Beziehung ausgeübt wird. Wir nennen es auch
das abstracte Object der Beziehung = *a*. (Im
Begriffe des sich selbst Bedingenden das, was bedingt
wird);

3) die Form der Beziehung, welche von der einen Seite
betrachtet Thätigkeit, von der andern Leiden ist. (Im
Begriffe des sich selbst Bedingenden die Form der
Bedingung, welche von der einen Seite betrachtet
Bedingen, von der andern Bedingt-werden ist).

Die beiden ersten Momente sind schlechthin gleich; es
ist das eine, aber zweimal gesetzte *a*, denn sonst wäre das
Ganze nicht sich selbst Bedingendes. Das dritte Moment
ist das Prädicat, mit welchem synthetisch bestimmt die
beiden ersten zu dem Ganzen, dem Sich-auf-sich-selbst-Beziehenden, werden. Bezeichnen wir nun die beiden ersten
Momente als Subject und Object, so ist das dritte das
Subject-sein und Object-sein. Denn das abstracte Subject
wird concretes dadurch, dass es die Beziehung wirklich vollzieht, und das abstracte Object wird concretes dadurch, dass
die Beziehung an ihm wirklich vollzogen wird. Also ist nicht
nur das abstracte Subject identisch mit dem abstracten
Objecte (beide sind das blosse Was, welches in Beziehung
steht), sondern auch das concrete Subject und das concrete
Object, oder das Subject als solches und das Object als
solches sind identisch, denn beide sind das Ganze, das sich
auf sich selbst beziehende A. (Nach der zuerst betrachteten,
sich widersprechenden Bedeutung des Begriffes würde das
abstracte Object gleich dem concreten Subjecte sein.)

Keines dieser Momente kann für sich existiren, sie existiren nur in ihrer Verbindung zum Ganzen. Von der Form ist dieses sofort klar. Aber auch vom Subjecte und Objecte ist es leicht einzusehen. Denn da denselben kein anderes Prädicat zukommt als das, Subject und Object zu sein, so bleibt, wenn von diesem Prädicate abstrahirt wird, nichts übrig als ein reines prädicatloses Was, ein solches aber ist undenkbar. Man könnte dagegen einwenden, dass wir es doch in der That denken, indem wir es für undenkbar erklären. Dieses ist aber ein Missverständniss. Wir denken nicht das prädicatlose Was als solches, sondern wir denken den Begriff A und fassen dabei als dessen Moment das Glied a in's Auge, mit dem Bewusstsein, dass dasselbe nur so, wie wir es in der That denken, nämlich als Moment, als Glied der Beziehung oder als Endpunkt der Abstraction, gedacht werden kann.*)

Man kann sich dieses Verhätniss anschaulich machen durch dasjenige des mathematischen Punktes zur Linie. Der Punkt ist ein Räumliches, desgleichen die Linie. Der Punkt ist aber nicht an sich denkbar, er existirt bloss als Element der Linie und hat also diese zur Voraussetzung. Man kann mithin die Linie als ein sich selbst zur Voraussetzung habendes oder sich selbst bedingendes oder sich auf sich

---

*) In allem Denken ist ein unmittelbares Verhältniss des Bewusstseins zu demjenigen, worüber gedacht wird, vorhanden, und zwar enthält dieses unmittelbare Bewusstsein mehr, als das Denken. So können wir auch den allgemeinen Begriff des Sich-auf-sich-Beziehenden nur denken, indem wir eine besondere Art desselben vorstellen. In dieser Weise haben wir oben stillschweigend die Vorstellung vom sich erkennenden Erkennen festgehalten, und wir werden uns sogleich noch auf eine andere, anschaulichere, beziehen. Ein analoges Verhältniss, wie zwischen Vorstellung und Denken, besteht nun zwischen dem Denken des Begriffes des Sich-auf-sich-Beziehenden und dem Denken des blossen Was, als Momentes jenes Begriffes. Damit dieses Moment gedacht werden kann, muss gleichzeitig der ganze Begriff gedacht werden, der seinerseits eine bestimmtere Vorstellung zur Bedingung hat.

selbst beziehendes Räumliches bezeichnen. Der Punkt ist das
abstracte Subject und das abstracte Object dieser Beziehung,
die Ausdehnung als solche ist die Beziehung, die Linie das
Ganze: der sich ausdehnende Punkt. (Der anderen, sich widersprechenden Bedeutung des Begriffs des Sich-auf-sich-selbst-
Beziehenden würde es entsprechen, wenn die Linie zum Elemente nicht den Punkt, sondern sich selbst hätte).

Wie sich der Punkt zur Linie, so verhält sich die Linie
zur Fläche und die Fläche zum Körper. Es ist, wie sich
bald herausstellen wird, nothwendig, zu untersuchen, ob eine
gleiche Steigerung bezüglich des allgemeinen Begriffes des
Sich-auf-sich-selbst-Beziehenden gedacht werden kann. Behufs dieser Untersuchung wollen wir zunächst eine bequeme
Bezeichnungsweise einführen, welche wir der Analogie mit den
mathematischen Verhältnissen entnehmen.

Das Urtheil, dass das Verhältniss, auf welches unsere
Aufmerksamkeit gerichtet ist, in der Anschauung des Raumes
dreimal wiederkehrt, ist einerlei mit dem, dass der Raum
drei Dimensionen hat. Wir könnten dem entsprechend sagen,
dass A, das Sich-auf-sich-Beziehende, soweit wir es bis jetzt
untersucht haben, eine Dimension habe, dass aber eine weitere Untersuchung möglicherweise deren mehrere entdecken
könne. Es giebt aber noch eine geeignetere Ausdrucksweise,
welche sich nicht so sehr an die Anschauung des Raumes
bindet und die Vierheit der Gebilde Punkt, Linie, Fläche,
Körper ausdrückt. Es sei nämlich eine Linie = L, so ist
die Maaszahl der quadratischen Fläche, die diese Linie zur
Seite hat, L^2 und die des entsprechenden kubischen Körpers L^3. Dieses Verhältniss führt zur Bezeichnung der Linie
als der ersten, der Fläche als der zweiten und des Körpers
als der dritten Potenz des Räumlichen. Da nun die Arith-
metik auch eine nullte Potenz kennt, so kann man den Punkt
unter dem Namen der nullten Potenz in das Bezeichnungs-
system einreihen. Uebertragen wir dasselbe auf den Begriff

des Sich-auf-sich-Beziehenden, so haben wir bisher eine nullte und eine erste Potenz desselben gefunden. Das abstracte Subject-Object der Beziehung, das prädicatlose Was, ist die nullte Potenz, das concrete Subject-Object oder das Sich-auf-sich-Beziehende als solches die erste.

Ob es nothwendig ist, den Begriff des Sich-auf-sich-Beziehenden so zu steigern, dass er eine Mehrheit von Potenzen in sich schliesst, können wir hier nicht direct entscheiden. Es hängt dieses von dem Ursprunge des Begriffes der Beziehung d. i. von der ursprünglichen Anschauung derselben ab, welcher wir hier nicht nachforschen können. Hypothetisch aber können wir den Begriff beliebig vieler Potenzen des Sich-auf-sich-Beziehenden aufstellen und wir können bis zur dritten Potenz diese Steigerung wirklich ausführen, da uns die räumlichen Verhältnisse die nöthige Anschauung an die Hand geben. Wenn sich dann hernach findet (wie es in der That der Fall sein wird), dass derjenige Begriff, um desswillen wir in diese Betrachtung eingetreten sind, der Begriff nämlich des sich selbst erkennenden Erkennens, demjenigen des Sich-auf-sich-Beziehenden i n m e h r e r e n P o t e n z e n untergeordnet zu werden verlangt, so wird dadurch die Hypothese zum Satze.

In der That hindert uns nichts an dieser hypothetischen Ausbildung unseres Begriffes. Die erste Potenz (welche nothwendig angenommen werden muss), kann sich zu einer zweiten verhalten, wie die nullte zu ihr, und ganz allgemein kann jede Potenz als das abstracte Subject-Object einer höheren gesetzt werden. Nur in einer Hinsicht müssen wir das über die erste Potenz Gesagte modificiren. Nämlich das abstracte Subject-Object der ersten Potenz ist das schlechthin prädicatlose Was, welches an sich nichts ist und nur als Moment der ersten Potenz existirt. Von den höheren Potenzen werden wir, wenn sie selbst wieder als abstractes Subject-Object gedacht werden sollen, gleichfalls sagen müssen, dass sie

nicht an sich, sondern nur als Moment der nächst höheren
Potenz existiren können, aber wir dürfen sie doch nicht als
schlechthin prädicatloses Was bezeichnen, denn sie sind an
sich etwas, nämlich wirklich Sich-auf-sich-Beziehendes, und
unterscheiden sich eben dadurch von der nullten Potenz als
dem prädicatlosen Was. Alle Potenzen also, welche zwischen
der niedrigsten (der nullten) und der höchsten, die angenommen wird, liegen, sind einerseits an sich etwas, nämlich bereits Sich-auf-sich-Beziehendes, können aber andererseits
nicht schlechthin an sich gedacht werden, da sie wesentlich
Momente der nächst höheren Potenz sind. Hierzu findet
sich die vollständige Analogie in den räumlichen Verhältnissen. Denn die mittleren Potenzen, d. i. die Linie und die
Fläche, unterscheiden sich von der nullten, dem Punkte,
dadurch, dass sie an sich bereits ein wirklich Räumliches
(Ausgedehntes) sind, während der Punkt an sich ein Un-
räumliches (nicht Ausgedehntes) ist, — haben aber mit dem
Punkte gemein, noch kein Räumliches im vollen Sinne des
Wortes zu sein und darum nur als Momente einer höheren
Potenz (die Linie als Moment der Fläche, die Fläche als
Moment des Körpers) gedacht werden zu können.

Durch diese Steigerung des Begriffes des Sich-auf-sich-
Beziehenden erhält derselbe eine Bedeutung, die wir zuerst
ausgeschlossen zu haben scheinen. Gehen wir nämlich bis
zur zweiten Potenz, so haben wir bereits ein Sich-auf-sich-
Beziehendes der Art, dass das Object schon an sich ein Sich-
auf-sich-Beziehendes ist. A^2, wie wir den durch einmalige
Steigerung aus A entstandenen Begriff nennen, bezieht sich
auf sich als ein Sich-auf-sich-Beziehendes. Allein dadurch wird das oben verworfene Verhältniss keineswegs
wieder eingeführt. Denn jetzt ist die Beziehung, welche schon
im Objecte an sich liegt, nicht einerlei mit derjenigen,
deren Object sie ist, sondern verhält sich zu derselben wie
die niedrigere Potenz zur höheren.

Ist denn nun in der That dieser Begriff des Sich‐auf‐sich‐Beziehenden frei von Widerspruch? Wir können nicht erwarten, dass dieses ohne Weiteres werde zugegeben werden. Denn wenn es eine verbreitete Philosophen‐Schule giebt, welche im Begriffe der Beziehung überhaupt einen Widerspruch erblickt (wir haben dieser Ansicht bereits mehrfach gedenken müssen, gelegentlich der synthetischen Verhältnisse, oder, was dasselbe ist, der realen Beziehungen, welche wir als Thatsachen des Bewusstseins vorgefunden haben) wie viel grössere Bedenken wird erst der Begriff des Sich‐auf‐sich‐Beziehenden erregen müssen. Wir müssen darum noch einen Augenblick bei demselben verweilen.

Die Versuche, im Begriffe einer Beziehung P zwischen zwei verschiedenen Gliedern M und N einen Widerspruch nachzuweisen, kommen im wesentlichen auf folgendes Raisonnement heraus: „M ist nach diesem Begriffe das, was es ist, nur durch seinen Zusammenhang mit N, denken wir es also an sich, so denken wir nicht mehr M, d. h. wir denken M und denken es nicht, M widerspricht sich. Kurz es ist unmöglich, dass zu M etwas (N) hinzukommen müsse, damit es M sei." — Gegen den Begriff einer Beziehung A, die darin besteht, dass ein einziges Glied a sich auf sich selbst bezieht, wird man diesem Raisonnement entsprechend Folgendes einwenden: „Es ist widersinnig, dass ein Begriff a über sich selbt hinausweisen soll auf einen zweiten Begriff, dessen es zu seiner Ergänzung bedarf, und dass nun vollends dieser zweite Begriff doch wieder kein anderer als a selbst sein soll, — dass man also aus a hinausgehend in a hineingehen soll." — Eine Anwendung dieser allgemeinen Gedankenbewegung sind die Versuche, die man fast so lange als die Philosophie besteht, gemacht hat, Widersdrüche in den Begriffen des Raumes und der Bewegung nachzuweisen.

Wir müssen an einer späteren Stelle auf die Kritik dieser Schlüsse zurückkommen. Hier möge es darum genügen, den

Fehler derselben kurz zu bezeichnen. Derselbe liegt darin,
dass mit den Gliedern der Beziehung, im ersten Falle M und
N, im andere a, so operirt wird, als seien dieselben überhaupt etwas an sich, d. h. ausserhalb der Beziehung, deren
Glieder sie sind, Denkbares, dass also dasjenige, in
welchem der Widerspruch liegen soll, ein bloss
Fingirtes, gar nicht Bestehendes ist. Der Widerspruch soll nämlich liegen in den Gliedern M, N, a, indem
gesagt wird, dass dieselben nicht das seien, was sie sind.
Aber diese Glieder sind an sich gar nichts, das Denken verliert jeglichen Inhalt, wenn es das Ganze der Beziehung
auflöst, um die Glieder an sich zu behalten. Das Ganze der
Beziehung, wenn man will: die Thätigkeit, die Bewegung,
ist das Reale, welches gedacht wird; das Thätige, das Ge-
thane, das sich Bewegende sind ohne die Form der Thätigkeit, der Bewegung ebensowenig denkbar, wie diese Form
ohne den Inhalt des Thätigen, Gethanen, sich Bewegenden.
Es ist ein Widerspruch, die Glieder, die nichts anders als
eben Glieder sind, als nicht-Glieder zu denken, und dieser
selbstverschuldete Widerspruch im Denken wird irrthümlich
zu einem Widerspruche in der Sache gemacht. Es ist überhaupt, wie im Laufe unserer Untersuchung deutlicher werden
wird, eine Bedingung für allen Inhalt des Denkens, dass derselbe kein schlechthin Einfaches sei, dass also das Denken
an ihm noch etwas unterscheiden könne, jedoch so, dass das
Unterschiedene nicht an sich gedacht werden kann, sondern
nur als Unterschiedenes, d. i. als Moment des Zusammenhanges. Wird nun ein solches Moment gegen seinen
Begriff als etwas an sich Denkbares gesetzt, so ist natürlich ein Widerspruch in dasselbe hineingetragen, denn da es
gegen seinen Begriff bestimmt ist, dieser aber zugleich festgehalten wird, so ist es nicht mehr das, was es ist.

Es möge, um das Gesagte deutlicher zu machen, an den
Widerspruch erinnert werden, den die Hegel'sche Logik im

Begriffe des Seins nachweisen will. Der allgemeinste und mithin leerste aller Begriffe ist derjenige des Seienden. Gleichwohl ist derselbe kein schlechthin Einfaches, denn in ihm wird die Verknüpfung eines Subjectes mit einem Prädicate überhaupt gedacht. Versucht man nun in der Abstraction noch über diesen Begriff hinauszugehen, also die Verknüpfung eines Subjectes überhaupt mit einem Prädicate überhaupt aufzulösen, so kann man meinen, in der That zwei noch allgemeinere Begriffe zu bekommen, nämlich auf der einen Seite den des reinen Was, als des prädicatlosen Subjectes, auf der andern den des reinen Seins, als des subjectlosen Prädicates. In beiden Begriffen ist dann leicht ein Widerspruch nachzuweisen, denn das Was i s t als Begriffsinhalt überhaupt und doch darf das Sein nicht von ihm ausgesagt werden, weil ja von diesem Prädicate abstrahirt ist, und das Sein ist völlig ununterscheidbar vom nicht-Sein, wenn nichts da ist, von dem es ausgesagt wird. Der Widerspruch fällt aber nicht dem Begriffe des Seienden, sondern dem Denker zur Last, denn er hat gegen den Begriff des Seienden gefehlt, indem er ihn aufzulösen versucht; er hat den Begriff des Was verkehrt, indem er es an sich denken wollte, da es eben die einzige Bedeutung des Was ist, Träger des Prädicates Sein zu sein, und er hat den Begriff des Seins verkehrt, da es eben die einzige Bedeutung des Seins ist, Prädicat des Was zu sein.

———————

Die Frage ist nun: Kann der Begriff des sich selbst erkennenden Erkennens dem Begriffe des Sich-auf-sich-selbst-Beziehenden in dem eben entwickelten Sinne untergeordnet werden?

Damit dieses möglich sei, muss das Erkennen als Object (das Erkennen, insofern es erkannt wird) verschieden sein von dem g a n z e n Erkennen, es darf sich zu diesem nur verhalten, wie der Punkt zur Linie, wie die niedere Potenz zur

höheren. Denn würde das Erkennen erkannt, so wie es als
sich erkennendes ist, so fiele es unter den Begriff des Sich-
auf-sich-Beziehenden in der sich widersprechenden Bedeutung
desselben. Da dieses der einzige Weg ist, dem Widerspruche
zu entgehen, so müssen wir so lange, als nicht das Gegentheil hervortritt, annehmen, dass es sich so verhält. Die
Gelegenheit aber, dass das Gegentheil, wenn es existirt, her-
vortrete, muss die Betrachtung geben, zu der wir uns jetzt
zu wenden haben, die Betrachtung nämlich, wie viel Potenzen
im allgemeinen Begriffe des Sich-auf-sich-Beziehenden gedacht
werden müssen, damit ihm der Begriff des Bewusstseins
untergeordnet werden könne.

Folgende vier Sätze sollen uns das Resultat der Analyse
des Begriffes des Sich-auf-sich-Beziehenden gegenwärtig
halten:

1) das abstracte Subject und das abstracte Object der
   Beziehung (die Glieder derselben abgesehen von der
   sie verknüpfenden Beziehung) sind dasselbe;

2) das concrete Subject und das concrete Object der
   Beziehung (die Glieder derselben in ihrer Function
   als Glieder) sind dasselbe, nämlich das Ganze der
   Beziehung;

3) das abstracte Subject-Object verhält sich zu dem
   concreten oder zu der Beziehung, dessen Subject-
   Object es ist, wie die niedere Potenz zur höheren,
   die höhere Potenz hat die niedere zum Subject-
   Objecte;

4) das abstracte Subject-Object kann an sich nicht gedacht
   werden; dasselbe bezüglich der 1. Potenz, d. i. dasselbe als nullte Potenz, bietet an sich dem Denken
   überhaupt keinen Inhalt, und bezüglich der höheren
   Potenzen nur Momente eines Inhaltes.

Das erkannte Erkennen (das Object an sich) kann nun
nicht die nullte Potenz sein und also das ganze Erkennen

nicht die erste. Denn die nullte Potenz ist an sich gar
nichts mehr, sie ist nur noch uneigentlich Erkennen, wie der
Punkt nur noch uneigentlich ein Räumliches ist; sie kann
mithin auch nicht den Inhalt des sich selbst erkennenden
Erkennens bilden.

Mithin sind das erkannte Erkennen (das Object an sich)
und das erkennende (das Subject an sich) mindestens die
erste Potenz, und das ganze, sich erkennende Erkennen ist
mindestens die zweite. Die nullte Potenz ist dann in der
ersten als das blosse Was des Erkennens, d. i. als das Subject und das Object desselben nach Abzug der Prädicate
Erkennen und Erkannt-werden, enthalten. Da das Erkennen
nicht bloss sich selbst erkennt, sondern auch Anderes, nämlich die Zustände des Empfindens, des Fühlens und des
Wollens und durch den ersteren die Aussenwelt, und da man,
wenn man von aller Bestimmtheit dieser Objecte absieht,
gleichfalls als Moment ein blosses Was des Objectes entdeckt, welches von dem blossen Was des Erkennens selbst
ununterscheidbar ist, so kann man sagen, die nullte Potenz
falle zugleich in das Erkennen und die Objecte desselben im
engeren Sinne, man kann sie also bildlich als Berührungspunkt des Erkennens mit seinen Objecten oder als die blosse
Stelle für ein Object im engeren Sinne bezeichnen.

Es genügt aber nicht, das Erkennen als zweite Potenz
zu setzen. Der Satz, um desswillen wir ein Erkennen des
Erkennens behaupten mussten, der Satz:

> dass das Bewusstsein seine Objecte auf
> sich als Subject bezieht, indem es die-
> selben von sich unterscheidet und zugleich
> mit sich in der Identität des Ich verknüpft,

macht die Annahme einer dritten Potenz nothwendig. Die
erste Potenz nämlich ist zwar das Object der zweiten, aber
sie ist in der zweiten nicht als Object gesetzt. Die dritte
Potenz aber hat zum Objecte die zweite, und daher ist in

ihr die erste als Object gesetzt (d. h. gesetzt mit der Bestimmung, Object zu sein), denn die zweite Potenz ist nichts
Anderes, als die durch das Prädicat Object-sein synthetisch
bestimmte erste (s. Satz 3). Auch ist in der dritten Potenz
die erste nicht als Object überhaupt, sondern als ihr
Object gesetzt, denn sie ist gesetzt als Object der zweiten,
und diese ist das abstracte Subject-Object der dritten.

Allein auch die Annahme der dritten Potenz scheint den
Begriff des Sich-auf-sich-Beziehenden noch nicht so zu
gestalten, dass ihm der Begriff des Bewusstseins untergeordnet werden könnte. Und was die dritte Potenz nicht
leisten kann, kann auch die vierte, fünfte, sechste nicht;
kurz, der Versuch, das Bewusstsein auf dem eingeschlagenen
Wege zu begreifen, scheint zu einer endlosen Reihe von
Setzungen zu führen. Das Bewusstsein nimmt nämlich zu
dem allgemeinen Begriffe des Sich-auf-sich-Beziehenden eine
ganz eigenthümliche Stellung ein. Während bei allen übrigen
Begriffen, die jenem allgemeinen untergeordnet sind, die reale
Beziehung und das Reflectiren über dieselbe, d. h. die
Erkenntniss der Zusammengehörigkeit von Subject und Object
der Beziehung, zwei verschiedene Dinge sind (es ist dem
Sich-auf-sich-Beziehenden gleichgültig, ob es als solches von
Jemandem erkannt werde oder nicht), fällt bezüglich des
Begriffes des Bewusstseins Beides zusammen: das Wissen
von dem Sich-auf-sich-Beziehenden ist diese Thätigkeit des
Beziehens selbst; die Erkenntniss der Zusammengehörigkeit
von Subject und Object der Beziehung kommt hier nicht
einem fremden Beobachter, sondern dem in Beziehung
stehenden Subjecte selbst zu, und eben diese Erkenntniss ist
die ihm eigenthümliche Art der Beziehung. So, wie wir nun
oben erkannten, dass nicht nur die erste Potenz der Beziehung,
welche von dem Sich-auf-sich-Beziehenden in drei Potenzen
selbst als Object gesetzt ist, sondern auch die zweite Potenz,
mit welcher dieses nicht der Fall ist, Object ist, — so wie wir

also in unserem Denken über den Begriff der Beziehung in drei Potenzen nicht nur die erste, sondern auch die zweite Potenz als Object setzten (während sie von dem Sich-auf-sich-Beziehenden nicht als solches gesetzt ist): so setzt nun die eigenthümliche Art von Beziehung, mit der wir es beim Bewusstsein zu thun haben, jedes Object, welches sie hat, auch als Object, weil sie eben zugleich Sich-auf-sich-Beziehendes und Erkennen dieser Beziehung ist. Und da der Begriff der Beziehung verlangt, dass ein Object, um als solches gesetzt zu sein, in einer Potenz vorkomme, die selbst Objest ist, ohne als solches gesetzt zu sein (die erste Potenz ist als Object nur gesetzt, wenn es eine zweite giebt, die Object ist, ohne als solches gesetzt zu sein), so scheint eine neue Setzung angenommen werden zu müssen, damit die bloss Object seiende Potenz zu einer als Object gesetzten werde, wodurch man jedoch dem Ziele um nichts näher kommt, da nun ein neues Object, welches nicht als solches gesetzt ist, auftritt.

Folgen wir, um dieses anschaulicher zu machen, der beschriebenen Dialectik durch einige Glieder der unendlichen Reihe!

Das Bewusstsein kann seinen Inhalt nur so als Object setzen, dass es sich selbst als Subject setzt. Indem es sich nun in Beziehung auf jenes Object als Subject setzt, hat es auch sich selbst zum Objecte. Dieses Object ist die erste Potenz (die nullte fällt, wie Seite 77 gezeigt, mit dem Objecte im engeren Sinne, welches nicht Bewusstsein ist, zusammen). Von diesem neuen Objecte aber muss derselbe Satz gelten, dass das Bewusstsein es nicht anders setzen kann denn als Object, d. i. in Beziehung auf sich als Subject; mit dem entsprechenden Subjecte aber verknüpft oder, was dasselbe ist, als Object gesetzt, geht die erste Potenz in die zweite über, die zweite Potenz des Bewusstseins also ist Object, so dass das Bewusstsein nicht nur Bewusstsein des Bewusstseins

oder Selbstbewusstsein, sondern auch Bewusstsein vom
Selbstbewusstsein ist. Und auch damit findet dieser Ge-
dankenprocess seinen Abschluss nicht. Dieselbe Dialektik
bemächtigt sich des complicirteren Begriffs vom Bewusstsein,
um ihm ein neues Glied hinzuzufügen, und ist sie damit zu
Ende, so wendet sie sich in derselben Weise gegen ihr letztes
Erzeugniss, und so fort ohne Ende. Wie oft auch dem
Objecte ein Subject gegenüber gestellt wird, stets wird
dadurch die Beziehung von Object und Subject, also die
höhere Potenz, selbst Object und verlangt eine neue Setzung
des Subjectes. Das Bewusstsein will sein Object mit sich,
als dem Ganzen, identificiren, aber dadurch, dass es dies
thut, wird es ein anderes, und die Identificirung muss von
neuem beginnen. Es entsteht, wie Herbart sagt (Werke,
Bd. III, S. 37), eine Setzung der Setzung der Setzung u.
s. f., welche einer Reihe von Menschen gleicht, deren jeder
den andern ansieht; die Setzung, durch welche eine Setzung
gesetzt wird, kann nie mit dieser gesetzten Setzung identisch
werden.

Der einfachste Ausdruck für diese Dialektik ist folgender.

Das Bewusstsein hat sich selbst zum Objecte. Sich
zum Objecte haben ist aber, wenn vom Bewusstsein die
Rede ist, mit Sich als Object setzen einerlei, weil die
Reflexion, die wir, über das Bewusstsein denkend, über das
Verhältniss von Object und Subject anstellen, von dem
Bewusstsein, über welches wir denken, selbst angestellt wird,
das Bewusstsein also von seinem Objecte weiss, dass es
Object ist. Demnach ist das Prädicat Object-sein eine inhaltliche oder analytische Bestimmung dessen, was Object ist;
das Object-sein ist also selbst dasjenige, was objectivirt
wird. Ist nun zum Objecte haben und als Object setzen
bezüglich des Bewusstseins einerlei, so muss nicht bloss
das Object-sein, sondern auch das Object-sein des Object-
seins inhaltliche oder analytische Bestimmung dessen sein,

was Object ist. Dieses Object aber, in welchem schon zweimal das Prädicat Object-sein vorkommt, wird wiederum als solches gesetzt, d. h. es wird objectivirt, und auch diese Objectivität wird zur analytischen Bestimmung des Objectes gemacht, und so fort ohne Ende. — Bezüglich des allgemeinen Begriffes des Sich-auf-sich-Beziehenden hingegen liegt gar keine Veranlassung zu dieser Dialektik vor. Denn hier ist Sich zum Objecte haben und Sich als Object setzen keinesweges einerlei. Nehmen wir zwei Potenzen an (eine nullte und eine erste), so ist das Object die nullte Potenz, diese aber ist nicht als Object gesetzt, denn die nullte Potenz als Object gesetzt wäre die erste, diese aber ist nicht Object, wenn es keine zweite Potenz giebt. Nehmen wir drei Potenzen an (eine nullte, eine erste und eine zweite), so ist das Object die erste Potenz; diese ist die durch das Prädicat Object-sein synthetisch bestimmte nullte; dass die erste Potenz Object sei, heisst also, dass die nullte als Object gesetzt sei, aber die erste ist Object, ohne als solches gesetzt zu sein. Und so findet sich, wie viel Potenzen wir auch annehmen mögen, immer ein Object, welches nicht als solches gesetzt ist.

Das Resultat dieser Erwägung ist demnach kurz dieses: Der Begriff des Bewusstseins oder des sich selbst erkennenden Erkennens kann demjenigen des Sich-auf-sich-Beziehenden nicht untergeordnet werden, weil dieser allgemeine Begriff verlangt, dass das Object in seiner höchsten Potenz (z. B. wenn drei Potenzen anzunehmen sind, in der zweiten) nicht als solches gesetzt sei, während der Begriff des Bewusstseins im Gegentheil verlangt, dass auch dieses Object als solches gesetzt sei. Wäre der Begriff des Bewusstseins demjenigen des Sich-auf-sich-Beziehenden untergeordnet, so müsste auch der Begriff „Object des Bewusstseins" dem Begriffe „Object des Sich-auf-sich-Beziehenden", und der Begriff „als solches gewusstes Object des Bewusstseins" dem

6

Begriffe „als solches gesetztes Object des Sich-auf-sich-Beziehenden" untergeordnet sein; dieses ist aber nicht möglich,
weil das Object im höchsten Sinne des Wortes (nämlich als
die Potenz, welche um eins niedriger ist, als das Ganze)
bezüglich des Bewusstseins als solches gesetzt ist, bezüglich des Sich-auf-sich-Beziehenden aber nicht. Daher schlägt
der Versuch, den Begriff des Bewusstseins demjenigen des
Sich-auf-sich-Beziehenden unterzuordnen, nothwendig in den
von vornherein aussichtslosen um, ihn aus demselben zu
deduciren, oder ihn zu construiren durch Steigerung.

Dieses Resultat kann aber nicht richtig sein. Der Begriff
des Bewusstseins muss, um widerspruchslos gedacht werden
zu können, dem oben entwickelten Begriffe des Sich-auf-sich-
Beziehenden untergeordnet werden, denn es ist Sich-auf-sich-
Beziehendes, und jene Entwickelung ist der einzige Weg,
diesen Begriff widerspruchslos zu denken.

Der Fehler kann nur in den Prämissen stecken. Wir
werden dieselben also nochmals scharf ins Auge fassen. Es
sind die Sätze:

1) das Object des Bewusstseins wird auch in seiner
   höchsten Potenz als Object gewusst;
2) das Object des Sich-auf-sich-Beziehenden wird in
   seiner höchsten Potenz nicht als Object gesetzt.

Einer derselben muss falsch sein.

Um es kurz zu sagen: die Ausdrücke „als Object wissen"
und „als Object setzen" sind zweideutig, und ein Widerspruch liegt nur vor, wenn dieselben in den beiden Sätzen
in verschiedenem Sinne genommen werden. Nehmen wir
diese Ausdrücke in der Bedeutung, nach welcher der erste
Satz richtig ist, so wird der zweite unrichtig, und umgekehrt.
Wir wollen nun nachweisen, dass in gewissem Sinne auch
das Object des Sich-auf-sich-Beziehenden in seiner höchsten
Potenz als Object gesetzt ist und dass eben dieser Sinn auch
dem ersten Satze Genüge thut.

Da wir oben (S. 77) gesehen haben, dass der Begriff des Sich-auf-sich-Beziehenden mindestens in vier Potenzen (der nullten, ersten, zweiten, dritten) gedacht werden muss, damit ihm derjenige des Bewusstseins untergeordnet werden könne, so wollen wir der Einfachheit halber diesen so bestimmten Begriff unserer Betrachtung zu Grunde legen, und da ebendaselbst ausgemacht wurde, dass die nullte Potenz nicht das sei, was das Bewusstsein von sich als Object setze, so beschäftigen wir uns nur mit dem Verhältniss der ersten, zweiten und dritten Potenz. Wie früher bezeichnen wir dieselben mit A^1, A^2, A^3.

A^1 ist Object in A^2, A^2 in A^3, A^1 als Object (d. i. durch das Prädicat Object-sein synthetisch bestimmt) ist A^2, also ist A^1 in A^3 als Object gesetzt. So viel sahen wir schon früher. Nun aber wird behauptet, dass auch A^2 in A^3 als Object gesetzt sei.

Zunächst ist klar, dass A^2 nicht in demselben Sinne wie A^1 als Object in A^3 gesetzt sein kann, denn so könnte es nur in A^4 gesetzt sein. Anderenfalls fielen wir in die sich widersprechende Bedeutung des Begriffs des Sich-auf-sich-Beziehenden zurück. Wäre nämlich A^2 in A^3 als dieses Object gesetzt, so wäre es als A^3, also A^3 in sich selbst gesetzt (die niedrige Potenz durch das Prädicat Object-sein synthetisch bestimmt, geht in die höhere über), also hätte A^3 sich selbst als dieses sich zum Object habende zum Object, was eben jene sich widersprechende Bedeutung ist.

Zweitens ist klar, dass auch nicht das ihm analytische Prädicat Object-sein gemeint sein kann, wenn behauptet wird, A^2 sei in A^3 als Object gesetzt. Denn dann hätte es bei der zweiten Prämisse des Schlusses, den wir widerlegen wollen, sein Bewenden. Die Thatsachen des Bewusstseins verlangen, damit die Unterordnung unter den Begriff des Sich-auf-sich-Beziehenden möglich sei, dass A^2, welches analytisch das Prädicat Object-sein hat, (es ist ja A^1 als Object)

6*

sammt diesem ihm an sich zukommenden Prädicate als Object
gesetzt sei.

Was bleibt aber übrig, wenn die Objectivität von A^2,
um welche es sich handelt, weder die synthetisch noch die
analytisch ihm zukommende sein kann? Das analytische
Prädicat bedeutet das Verhältniss von A^1 zu A^2, das synthetische dasjenige von A^2 zu A^3. Es bleibt also übrig,
dass das Verhältniss von A^1 zu A^2 in demjenigen von
A^2 zu A^3 wiederkehre, so dass das synthetische Prädicat
insofern gesetzt ist, als das analytische in ihm enthalten ist. Und dieses ist in der That der Fall. In der
Beziehung von A^2 auf sich selbst, welche A^3 ist, kehrt
auch die Beziehung von A^1 auf sich, welche A^2 ist, wieder,
denn A^2 kann nicht auf sich bezogen werden, ohne dass auch
das in ihm enthaltene A^1 auf sich bezogen werde.

Wir rufen, um dieses anschaulicher zu machen, wieder
die Analogie der räumlichen Verhältnisse zu Hülfe. A^0 entspricht, wie wir gesehen haben, dem Punkte, A^1 der Linie,
A^2 der Fläche, A^3 dem Körper. Die Linie denken wir als
sich bewegenden Punkt, die Fläche als sich bewegende Linie,
den Körper als sich bewegende Fläche. Nun kann die Linie
nicht als sich bewegende die Fläche erzeugen, ohne dass sich
darin die, die Linie erzeugende Bewegung des Punktes wiederholt, und die Fläche kann nicht als sich bewegende den
Körper erzeugen, ohne dass sich die, die Fläche erzeugende
Bewegung der Linie wiederholt. Insbesondere das Analogon
von A^2, die Fläche, hat die Bewegung zum analytischen
Prädicate, denn sie ist die sich bewegende Linie, und zum
synthetischen Prädicate, denn sie existirt nur in der Bewegung, durch welche der Körper entsteht; und das analytische
Prädicat ist in dem synthetischen enthalten, denn die Bewegung der Fläche zum Körper ist zugleich eine Bewegung der
in der Fläche enthaltenen Linie zur Fläche.

Es folgt also nothwendig aus dem die Grundlage unserer

Betrachtung bildenden allgemeinen Begriffe, dass das Object auch in der höchsten Potenz als Object gesetzt sei, zwar nicht als Object in dem ganzen Sinne des Wortes, in welchem es wirklich solches ist, nämlich als Object in der höchsten Potenz, aber doch als Object überhaupt.

Die Anwendung hiervon auf den Begriff des Bewusstseins ergiebt sich leicht. Das Bewusstsein insofern, als es das ganze Object des Bewusstseins bildet, d. i. die zweite Potenz, ist schon an sich, d. h. abgesehen von der dritten Potenz, Object, und diese Art, Object zu sein, kehrt in derjenigen wieder, in welcher es Object für die dritte Potenz ist. Indem daher das analytische Prädicat Object-sein gewusst wird, wird auch zum Theil das synthetische gewusst. Die Reihe, welche uns zuerst unendlich zu sein schien, bricht also damit ab, dass das Object-sein des Object-seienden, statt als ein neues Prädicat des Object-seienden gefasst zu werden, mit dem alten, im Object-seienden bereits gesetzten, identificirt wird.

Das wahrnehmende Bewusstsein ist demnach Sich-auf-sich-Beziehendes in drei, oder, die nullte eingerechnet, in vier Potenzen. Ueberblicken wir die Momente, welche den Begriff des Bewusstseins constituiren, so haben wir zuerst die eigentlichen Wahrnehmungsobjecte: das Empfinden, Fühlen und Wollen. Zweitens dasjenige, was das Bewusstsein von sich selbst weiss, das, was vom Bewusstsein Object ist, abgesehen von dem Prädicate Object-sein. Dieses ist die erste Potenz des Bewusstseins, sie ist das Wahrnehmen, von welchem das Bewusstsein das Empfinden, Fühlen und Wollen unterscheidet, und mit welchem es diese Zustände in der Einheit des wahrnehmenden Subjectes, des Ich, verknüpft. Drittens diese erste Potenz synthetisch bestimmt durch die Prädicate Subject-sein und Object-sein, d. i. die zweite Potenz, das Ich als Einheit des wahrnehmenden Subjectes und des wahrgenommenen Objectes (welche an sich beide die erste Potenz, das wahrnehmende Bewusstsein in der einfach-

sten Bedeutung des Wortes sind). Dadurch, mit andern
Worten, dass die erste Potenz nicht nur auf die Wahrnehmungs-Objecte im engeren Sinne gerichtet ist, sondern
auf sich selbst, und sich selbst zugleich als wahrnehmendes
Subject sowie als wahrgenommenes Object und als in den
Zuständen, worauf die erste Potenz als auf ihr Object bezogen ist, d. i. in den Zuständen des Empfindens, Fühlens
und Wollens befindliches Subject setzt, ist es Ich. Zum Ich
gehört aber ferner, dass es selbst gewusst wird und als Subject und Object in Beziehung auf sich selbst gesetzt wird.
Dieses Wissen vom Ich, welches wir als viertes Moment zu
unterscheiden haben, ist die dritte Potenz des Bewusstseins.
Es ist das Ich selbst, synthetisch durch die Prädicate Subject-sein und Object-sein bestimmt (denn die zweite Potenz ist
das abstracte Subject-Object der dritten). Dieses Wissen
selbst wird aber nicht gewusst; indem von ihm das Ich
als Subject und Object gesetzt wird, wird das Ich nicht für
das Bewusstsein synthetisch bestimmt; die Prädicate Subject-
sein und Object-sein, durch welche das Ich in Beziehung auf
sich selbst gesetzt wird, sind dieselben, welche schon im Ich
als solchen liegen, sie werden bloss wiederholt. In einer mehr
bildlichen Wendung kann man sich so ausdrücken: dadurch
dass das Bewusstsein die zweite Potenz als die durch das
Prädicat Object-sein synthetisch bestimmte erste zum Objecte
hat, ist es im Besitze des Begriffes Object-sein, und vermittelst dieses Begriffes kann es nun die zweite Potenz selbst
als Object setzen; oder: das Bewusstsein entnimmt seinem
Objecte, der zweiten Potenz, das Prädicat Object-sein und
fügt es derselben in einem andern Sinne zu, es giebt nämlich
der inhaltlichen oder analytischen Bestimmung Object-sein
zugleich die Bedeutung der Relations- oder der synthetischen
Bestimmung, und dieses ist möglich, weil in der der zweiten
Potenz wirklich zukommenden synthetischen Bestimmung
Object-sein die analytische wieder enthalten ist, weil also
in der That die analytische Bestimmung zweimal vorkommt.

Es ist eine alte Frage: Weiss ich bloss von meinem Wissen oder auch von meinem Wissen des Wissens und von meinem Wissen dieses Wissens von meinem Wissen u. s. f.? Darauf werden wir nunmehr antworten: Das Ich ist das wahrnehmende Subject, welches als solches sich selbst weiss. Dieses Wissen des Wissens (Wahrnehmens) wird selbst gewusst, aber nicht das Ich selbst ist es, welchem dieses Wissen eignet, sondern die wissende Seele, der das Ich angehört. Dieses Wissen vom Wissen des Wissens (Wahrnehmens) wird selbst nicht unmittelbar gewusst, seine Existenz kann nur erschlossen werden, wie wir es gethan haben. — Man könnte aus unserer Entwickelung folgern wollen, dass das Wissen in der höchsten Potenz, welches selbst nicht gewusst wird, gleichfalls dem Ich eigne. Denn die dritte Potenz hat zum abstracten Subject-Object die zweite, und diese soll ja eben das Ich sein. Aber erstens besagt der Ausdruck, dem Ich eigne ein Wissen, mehr, als das Ich sei das abstracte Subject desselben, denn indem das Ich dieses Wissen hat, und eben dadurch, ist es mehr als Ich, ist es wissende Seele; dem Ich eigne ein Wissen, heisst, es sei eine Function des Ich als Ich, fliesse aus dem selbstständigen, in sich vollendeten Ich. Zweitens ist das Ich nicht einerlei mit der zweiten Potenz des Bewusstseins, sondern es ist die in der Weise auf sich als Subject-Object bezogene zweite Potenz, dass dieselbe dadurch nicht synthetisch bestimmt und zur dritten Potenz gemacht wird. Wie paradox es auch erscheinen mag: unser Wissen ist zwar ein dem Ich eigenes Wissen, für unser Wissen ist zwar selbstverständlich das Ich das Subject, aber dieses unser Wissen nebst dem wissenden Ich besteht nur dadurch, dass es selbst gewusst wird, und zwar nicht von sich selbst, sondern von der Seele, welche das Ich in sich schliesst und welche als wissende soviel mehr als Ich ist, wie der Körper mehr ist als die Fläche.

Rückblick.

Wir schliessen unsere Untersuchung des wahrnehmenden Bewusstseins mit der Zusammenstellung der Hauptpunkte, auf denen die Bildung des Begriffes von demselben beruht.

Die Wahrnehmung ist die niedrigste Stufe des Bewusstseins und besteht als solche in einem blossen Haben der Gegenstände desselben. Denn das Bewusstsein kann weder damit beginnen, ausser ihm befindliche Gegenstände in sich überzuführen oder einen ihm eigenen Inhalt in einen Gegenstand zu verwandeln, noch damit, sich in einer Weise auf seine Gegenstände zu beziehen, die das Haben derselben zur Voraussetzung hat. Solcher Weisen giebt es zwei, die Vorstellung, welche sich auf nicht mehr im Bewusstsein gegenwärtige, also nicht mehr von ihm gehabte Gegenstände bezieht, und das Denken, welches ein Wissen über die Gegenstände, sei es solche der Wahrnehmung, sei es solche der Vorstellung, erzeugt. Im Gegensatze zur Vorstellung nennen wir die Wahrnehmung directe und im Gegensatze zum Denken unmittelbare Erkenntniss (s. o. S. 10, 31).

In dem Vergegenständlichen des Inhaltes liegt zweierlei. Erstens unterscheidet sich das wahrnehmende Ich von seinem Inhalte und zweitens bezieht es denselben auf sich als seinen Zustand. Das wahrnehmende Ich, welches sich, insofern es Ich ist, als wahrnehmendes weiss, bestimmt sich wahrnehmend durch weitere Prädicate; es weiss sich in noch anderen Zuständen, als denen der Wahrnehmung und nur, indem es sich so weiss, hat es diese Zustände, so wie auch den der Wahrnehmung, wirklich und ist wirklich Ich.

Die wahrgenommenen Gegenstände haben wir in drei Klassen eingetheilt: Empfindungen, Gefühle und Willensthätigkeiten. Die Empfindungen haben das Eigenthümliche, dass ihre Vergegenständlichung gleichsam eine Ausscheidung ihres Inhalts, des Empfundenen, aus dem subjec-

tiven Zustande, die Setzung eines Nicht-Ich, eines Du, wie
Schleiermacher sagt, oder einer Aussenwelt ist. Insofern
die Wahrnehmung die Zustände des Ich (mit Ausnahme des
Zustandes der Wahrnehmung selbst) betrifft, haben wir sie die
innere, insofern sie das Nicht-Ich betrifft, die äussere
Wahrnehmung genannt, uns jedoch ausdrücklich dagegen ver-
wahrt, damit zwei selbstständige Arten der Wahrnehmung
unterscheiden zu wollen.

Das Wahrnehmen selbst wird nicht in der Weise wahrgenommen, wie das Empfinden, Fühlen und Wollen. Mit
dem Bewusstsein vom Wahrnehmen oder dem Selbstbewusstsein hat es eine besondere Bewandtniss. Es ist in allem
Wahrnehmen vorhanden und eignet also dem wahrnehmenden Ich als solchem; sich selbst als wahrnehmendes Ich zu
wissen, liegt im Begriff des wahrnehmenden Ich.

Gehört es zum Wesen des wahrnehmenden Bewusstseins,
sich selbst zum Gegenstande zu haben, so muss es dem Begriffe des Sich-auf-sich-Beziehenden untergeordnet werden.

Dem Widerspruche, der in diesem allgemeinen Begriffe
zu liegen scheint, entgingen wir dadurch, dass wir das
Object der Beziehung an sich dem Subjecte an sich gleich
setzten, beide aber von dem ganzen Sich-auf-sich-Beziehenden als der Einheit von Subject und Object unterschieden.
Sodann zeigte sich die Möglichkeit, diesen Begriff in der
Weise zu steigern, wie man den Begriff des Räumlichen stei-
gert, wenn man von der Linie zur Fläche und von dieser
zum Körper fortgeht. Um den Begriff des Bewusstseins diesem allgemeinen Begriffe unterordnen zu können, mussten
wir diese Steigerung soweit fortsetzen, wie es der Analogie
mit den räumlichen Verhältnissen entspricht, d. h. wir mussten
eine nullte, eine erste, eine zweite und eine dritte Potenz der
Beziehung annehmen.

Diese Erkenntniss des Bewusstseins als eines Sich-auf-
sich-Beziehenden in drei resp. vier Potenzen setzte uns

schliesslich in den Stand, den Begriff des Ich von einem
vielfach, namentlich von Herbart, ihm zugeschriebenen Widerspruch zu befreien, dem Widerspruch nämlich, der in der
Nöthigung zu Tage treten soll, das Ich als eine endlose
Reihe von Setzungen zu denken.

Das Ich, fanden wir, ist das Bewusstsein als wahrnehmendes Subject, welches die Zustände, welche es wahrnimmt,
als die seinigen setzt und von seinem Wahrnehmen unterscheidet, und welches (was darin schon liegt) sich selbst als
wahrnehmendes Subject weiss.   Zweitens wird das Ich in
der Bedeutung des sich selbst wissenden wahrnehmenden
Subjectes auf sich selbst als Subject-Object bezogen.

Dieses letzte Wissen aber, diese Gleichsetzung, durch
welche das Ich erst Ich ist, ist selbst kein Object des unmittelbaren Bewusstseins, auf seine Existenz kann nur geschlossen
werden, und diese erschlossene Erkenntniss muss stets der
Anschaulichkeit entbehren, wie wenn Jemandem, der bloss
den Punkt, die Linie und die Fläche kännte, mitgetheilt
würde, es gäbe noch ein viertes Gebilde, welches sich zur Fläche
verhalte, wie diese zur Linie und wie die Linie zum Punkte,
ohne dass ihm zugleich die körperliche Ausdehnung gezeigt
werden könnte.

Zweiter Abschnitt.

Das Vorstellen.

Erstes Kapitel.

Der allgemeine Begriff des Bewusstseins und seine Besonderung.

Die dem wahrnehmenden Bewusstsein eigenthümlichen und die ihm mit den andern Arten des Bewusstseins gemeinsamen Bestimmungen. — Unterschied des wahrnehmenden und des nicht-wahrnehmenden Bewusstseins nach Form und Inhalt. — Das erste Denken als synthetische Selbstbestimmung des Ich durch gleichzeitiges wirkliches Wahrnehmen. — Das Vorstellen als synthetische Selbstbestimmung durch einen reproducirten früheren Wahrnehmungszustand.

Die Wahrnehmung ist eine Art des Bewusstseins. Nachdem ihr Begriff festgestellt ist, ergiebt sich die weitere Aufgabe, in gleicher Weise die übrigen Arten in der Reihenfolge, in welcher sie einander voraussetzen, zu untersuchen, den allgemeinen Begriff des Bewusstseins zu induciren und in deductiver Betrachtung vom Allgemeinen aus das Besondere zu überblicken. Diese drei Seiten der Aufgabe (die Analyse, die Induction und die Deduction) können nicht völlig gesondert behandelt werden. Nur wenn wir fortwährend den allgemeinen Begriff des Bewusstseins im Auge behalten und ihn immer schärfer hervortreten sehen, können wir hoffen, die Arten, auf welche sich Analyse und Induction beziehen, richtig zu unterscheiden, das der Analyse Bedürftige zu entdecken und die Induction auf das Wesentliche zu richten. So wird es denn unsere nächste Sorge sein, in dem

Besondern, welches wir kennen, dem wahrnehmenden Bewusstsein, eine Hindeutung auf das Allgemeine, welches wir suchen, das Bewusstsein überhaupt, zu finden.

Die einfache Bemerkung, dass alle Arten oder Stufen des Bewusstseins doch dieses gemeinsam haben, Bewusstsein zu sein, dass sie mithin, wenn das Bewusstsein überhaupt Gegenstand einer wissenschaftlichen Untersuchung sein kann, in einer angebbaren Grundbestimmung übereinkommen und in der Weise, in welcher diese sich geltend macht, den Grund ihres Unterschiedes haben müssen, findet man noch heute selten berücksichtigt, obwohl seit langer Zeit die Frage nach der Aufgabe und Leistungsfähigkeit des Erkenntnissvermögens in ihrer fundamentalen Bedeutung für die Philosophie erkannt ist. In der Mehrzahl der hierher gehörigen Untersuchungen spricht sich die Anschauung aus, als sei das Bewusstsein ein nicht weiter analysirbares Merkmal der Wahrnehmung, der Vorstellung und des Denkens. Allerdings lässt sich, was Bewusstsein sei, in letzter Instanz ebensowenig expliciren, wie was der Raum sei oder die blaue Farbe oder der Ton c. Alles Denken über das Bewusstsein setzt eine anschauliche Kenntniss desselben voraus und kann dieselbe nie entbehrlich machen. Aber das Bewusstsein ist, wie unsere Analyse der Wahrnehmung dargethan hat, kein schlechthin Einfaches. Es lassen sich bestimmte Verhältnisse in demselben aufzeigen, welche die Bedingung der Möglichkeit für das nicht mehr Analysirbare, sondern bloss Anschaubare bilden und daher in allen verschiedenen Gestalten des Bewusstseins wiederkehren müssen. Es wäre durchaus verkehrt, diese Grundverhältnisse als ein an sich Bewusstloses zu fassen und das eigentliche Bewusstsein in das nicht weiter Zerlegbare, welches sich in demselben darstellt, zu setzen. Zwar können die Grundverhältnisse so allgemein gedacht werden, dass der Begriff des Bewusstseins selbst darüber verschwindet (unsere Analyse des allgemeinen Begriffes des Sich-auf-sich-

Beziehenden im vorigen Kapitel ist ein Beispiel dafür), aber so hören sie eben auf, Grundverhältnisse des Bewusstseins zu sein. Als Grundverhältnisse werden sie nur gedacht, wenn in ihnen die Beziehung auf die nicht mehr analysirbare Seite des Bewusstseins mitgedacht wird, und diese ist ihrerseits gar nicht möglich ohne jene Grundverhältnisse (wie auch unsere Untersuchung über die Unterordnung des Begriffes des Bewusstseins unter den allgemeinen Begriff des Sich-auf-sich-Beziehenden gezeigt hat). Nicht minder verkehrt wäre es, zwischen dem Bewusstsein sammt seinen Grundverhältnissen einerseits und den Erkenntnissweisen der Wahrnehmung, der Vorstellung und des Denkens andererseits ein solches äusserliches Verhältniss anzunehmen, wie es etwa zwischen einer Beleuchtung und den verschiedenen Gegenständen, über welche sich dieselbe ausbreitet, existirt. Diese Erkenntnissweisen sind vielmehr gar nicht anders zu denken, denn als Besonderungen des Bewusstseins; es bleibt gar nichts übrig, wenn vom Bewusstsein in ihnen abstrahirt wird.

Die Bestimmungen, welche unsere Untersuchung für das wahrnehmende Bewusstsein festgestellt hat, kommen theils diesem ausschliesslich, theils jeder Art des Bewusstseins zu. Ohne nun noch andere Arten des Bewusstseins untersucht zu haben, können wir in Betreff wenigstens einiger jener Bestimmungen unterscheiden, ob sie dem allgemeinen Begriffe des Bewusstseins oder nur dem besonderen der Wahrnehmung angehören. Diejenigen nämlich sind dem Begriffe des Bewusstseins wesentlich, von welchen wir nicht abstrahiren können, ohne den Boden der Erfahrung, durch welche wir überhaupt vom Bewusstsein wissen, zu verlassen, ohne also den anschaulichen Inhalt dieses Begriffes zu verlieren.

Ohne Zweifel liegt uns nun ein solches, dem allgemeinen Begriffe des Bewusstseins angehöriges Prädicat vor in dem Satze, der gleichsam den Mittelpunkt unserer bisherigen Untersuchung bildete, dem Satze: dass das wahrnehmende

Bewusstsein seinen Inhalt (das, was gewusst wird) als Gegenstand setzt, und dass umgekehrt der Gegenstand desselben stets sein Inhalt, d. i. dass er in ihm anwesend ist. Denn wie wenig derselbe auch auf den ersten Blick für die höheren Thätigkeiten des Bewusstseins zuzutreffen scheint, da wir ja thatsächlich im Allgemeinen die Dinge, über die wir denken, nicht als Gegenstände gegenwärtig haben, so ist doch gewiss, dass, wenn wir von ihm abstrahiren, wir den Begriff nicht nur des Wahrnehmungs-Inhaltes, sondern auch des Bewusstseins-Inhaltes überhaupt und mithin auch den des Bewusstseins überhaupt verlieren, — dass also das wahrnehmende Bewusstsein mit einem höheren, welches jenem Satze nicht angemessen wäre, nichts gemeinsam hätte.

An der Thätigkeit des Vergegenständlichens (Objectivirens) hat nun die Analyse des wahrnehmenden Bewusstseins zwei Seiten entdeckt. Das wahrnehmende Bewusstsein setzt seinen Inhalt als Gegenstand, indem es erstens denselben von ·dem auf ihn gerichteten Wahrnehmen selbst unterscheidet, also das Object sich als dem Subjecte gegenüberstellt, und zweitens dasselbe gleich dem Wahrnehmen als Zustand des wahrnehmenden Subjectes, des Ich, setzt. Wir haben darum das wahrnehmende Bewusstsein synthetische Selbstbestimmung des Ich genannt.

Die beiden Seiten des Objectivirens sind untrennbar. Der Gegensatz zwischen dem Gegenstande und dem Wissen von ihm (dem Wahrnehmen) kann im Bewusstsein nicht anders als zugleich mit der Einheit beider gesetzt werden. Eine Einheit ist nun allerdings schon durch das dem Ich analytisch zukommende Prädicat, sein 'Erkennen zu erkennen, gesetzt, indem das Bewusstsein den Gegenstand nicht als Gegenstand überhaupt, sondern als den seinigen setzt. Aber diese Einheit hat eine andere Einheit zur Voraussetzung, eine reale Verknüpfung nämlich des Ichs mit seinem Gegenstande im Bewusstsein. Denn indem das wahrnehmende Ich seinen

Gegenstand von sich, insofern es wahrnehmendes ist, unterscheidet, setzt es ihn als etwas ebenso Reales, wie es selbst ist, es setzt ihn nicht bloss als ein im Bewusstsein Enhaltenes oder von demselben Producirtes, sondern als ein ebenso Wirkliches, wie das Wissen selbst. Und dieses kann nur dadurch geschehen, dass zwischen dem wahrnehmenden Ich und seinem Gegenstande eine reale Verknüpfung gesetzt wird; den Gegenstand als real, als wirklichen Gegenstand setzen, heisst aber nichts anders, als ihn in einer nicht durch das blosse Wahrnehmen bewirkten, sondern selbst das Wahrnehmen bedingenden Gemeinschaft mit dem Ich wahrnehmen. Eine solche Gemeinschaft ist aber eine synthetische Bestimmung des Ich.

Dem entsprechend ist gezeigt worden, dass die Wahrnehmung auch äusserer Gegenstände (die sinnliche Wahrnehmung), wenn man nur den ganzen Bewusstseinsact in's Auge fasst, sich als synthetische Selbstbestimmung des Ich zu erkennen giebt. Denn dieser ganze Bewusstseinsact ist die Wahrnehmung des Empfindens und in dieser die Ausscheidung und Verselbstständigung des Empfundenen, die Wahrnehmung des Empfindens aber ist synthetische Selbstbestimmung des Ich.

Ist es demnach eine allen Arten des Bewusstseins gemeinsame Bestimmung, dass der Inhalt als Object gesetzt wird, so müssen sich in allen auch diese beiden Seiten des Objectivirens finden. Es ist also ein Grundgesetz des Bewusstseins, synthetische Selbstbestimmung des Ich zu sein.

Nun beruht auf diesem Satze die ganze Erörterung über das wahrnehmende Ich oder das Selbstbewusstsein im Wahrnehmen. Alles daselbst Ausgemachte ist also auf die übrigen Arten des Bewusstseins zu übertragen. Nicht bloss das wahrnehmende Bewusstsein, sondern das Bewusstsein überhaupt ist ein Sich-auf-sich-Beziehendes in drei (resp. vier) Potenzen, und nicht bloss das wahrnehmende Ich, sondern das

Ich überhaupt ist das sich selbst wissende und als solches von der Seele gewusste Subject.

Das der Wahrnehmung gegenüber den übrigen Bewusstseinsarten Eigenthümliche scheint demnach allein in ihren Gegenständen begründet zu sein. Das wahrnehmende Ich bestimmt sich synthetisch durch die Zustände des Empfindens, Fühlens und Wollens, das vorstellende und denkende Ich durch andere. Dies scheint aber unserem ursprünglichen Begriffe der Wahrnehmung, der dieselbe als eine besondere Form des Bewusstseins auffasste, wenig zu entsprechen. Die Wahrnehmung, machten wir aus, sei die unterste Stufe, der Anfang des Bewusstseins. Und zwar verstanden wir unter dem Anfange nicht etwa ein solches Bewusstsein, zu dessen Erklärung der Beobachter nicht auf ein früheres zurückzugehen braucht (wir haben ja ausdrücklich anerkannt, dass die Wahrnehmung der Ausbildung fähig sei, dass das Bewusstsein immer besser anfangen lerne), sondern ein solches, welches sich nicht selbst auf ein begrifflich früheres zurückbezieht, welches nicht in sich die Beziehung auf einen ausserhalb seiner selbst liegenden Anfang mitsetzt. Der Zusammenhang einer Bewusstseinsform mit früheren darf, wenn dieselbe Wahrnehmung sein soll, nur nicht jener innere sein, der vom Bewusstsein selbst gesetzt ist; jener äussere, demzufolge eine gewisse Bewusstseinsform nur auf Grund einer früheren Bewusstseinsform entstanden sein kann, ohne selbst davon zu wissen, widerspricht dem Begriff der Wahrnehmung in keiner Weise. Dieser Unterschied nun zwischen der Wahrnehmung als der untersten Stufe des Bewusstseins und den übrigen Arten desselben als höheren Stufen beruht offenbar im Bewusstsein als solchem, in der Art, wie sich das Bewusstsein zu seinen Gegenständen verhält, d. i. in der Bewusstseinsform.

Der Widerspruch ist indessen nur ein scheinbarer. Er ist beseitigt, sobald wir eine gegenseitige Bedingtheit zwischen

Inhalt und Form annehmen, so dass der Unterschied des Inhaltes der Bewusstseinsarten den Unterschied der Form zur Folge hat, und dass umgekehrt die Fähigkeit des Bewusstseins, in einer andern Form als derjenigen der Wahrnehmung zu erkennen, ihm auch einen andern Inhalt verschafft. Der Unterschied beruht nun in der F o r m insofern, als das wahrnehmende Bewusstsein schlechthin in sich beschlossen ist, nämlich einfach in der Vergegenständlichung seines Inhaltes besteht, während die höheren Arten sich selbst als höhere setzen und auf die niedrigeren beziehen, mithin ihren Inhalt nicht einfach vergegenständlichen, sondern denselben ausserdem mit einem begrifflich früheren Inhalte identisch setzen (denn ohne dieses wäre der Inhalt als ein schlechthin neuer gesetzt und das Bewusstsein von ihm wäre anfangendes). Im In h a l t e oder Gegenstande beruht der Unterschied insofern, als es die Beschaffenheit desselben ist, welche jene Zurückbeziehung der höheren Form auf die niedrigere nothwendig macht, d. h. welche die Objectivirung nur unter der Bedingung der Zurückbeziehung zulässt. Wie sollte auch das Bewusstsein dazu kommen, sich einem Inhalte gegenüber anders als einfach objectivirend zu verhalten, ihn anders als den Wahrnehmungsinhalt zu behandeln, wenn er nicht andere Ansprüche an dasselbe geltend machte, sich also als Inhalt vom Wahrnehmungsinhalte unterschiede?

Die beiden Bestimmungen, welche sich uns für das nichtwahrnehmende Bewusstsein ergeben haben, scheinen einander auszuschliessen. Wie das wahrnehmende soll es seinen Inhalt vergegenständlichen und im Unterschiede von demselben soll es seinen Inhalt auf früher Erkanntes zurückbeziehen. Nun ist aber das Vergegenständlichen der unmittelbare, gegenwärtige Besitz, während das Zurückbeziehen einen Mangel an gegenwärtigem Besitze, eine Abwesenheit und folglich Nicht-Gegenständlichkeit des Inhaltes zu bezeichnen scheint. Denn der Inhalt des wahrnehmenden Bewusstseins, auf welchen sich

das nicht wahrnehmende bezieht, ist eben durch diese Beziehung Inhalt auch des nicht wahrnehmenden Bewusstseins.
Er verhält sich aber zu demselben nicht als Gegenstand;
als solcher verhält er sich nur zu dem Bewusstsein, dem er
entnommen ist. Und doch haben wir es als ein Grundgesetz
des Bewusstseins erkannt, dass dasselbe stets seinen Inhalt
gegenständlich mache. Dieser scheinbare Widerspruch (denn
nur scheinbar kann er sein) wird bald unsere ganze Aufmerksamkeit in Anspruch nehmen. Für jetzt wollen wir die
Bestimmung, durch welche sich das nicht-wahrnehmende Bewusstsein vom wahrnehmenden der Form nach unterscheidet, nur benutzen, um daraus den Unterschied dem Inhalte nach abzuleiten. Dieses ist nun sehr einfach. Bezieht
sich das nicht-wahrnehmende Bewusstsein auf den Inhalt
einer niedrigeren Bewusstseinsstufe und zwar schliesslich des
wahrnehmenden Bewusstseins zurück, so bestimmt sich das
Ich synthetisch dadurch, dass es eine frühere synthetische
Selbstbestimmung von sich aussagt, d. h. das Ich bestimmt
sich im nicht-wahrnehmenden Bewusstsein synthetisch nicht
durch die Zustände des Empfindens, Fühlens und Wollens,
sondern durch den Zustand des Erkennens, und zwar eines
Erkennens, welches nicht das dem Ich analytisch eigene, d. i.
nicht das nicht-wahrnehmende selbst (das Sich-selbst-Be-
stimmen) ist, sondern eines früheren. Speciell in dem sich
direct auf die Wahrnehmung zurückbeziehenden Bewusstsein bestimmt sich das Ich synthetisch durch den Zustand
des Wahrnehmens. Der Widerspruch, der hervorzutreten
schien, als wir das nicht-wahrnehmende Bewusstsein vom
wahrnehmenden hinsichtlich der Form unterschieden, zeigt
sich nun auch bei der Unterscheidung hinsichtlich des Inhaltes. Denn kann sich, wie wir im vorigen Abschnitt gesehen haben, das wahrnehmende Ich nicht synthetisch durch
den Zustand des Wahrnehmens bestimmen, da ihm derselbe
eben analytisch eignet, so scheint dieses dem Ich überhaupt

unmöglich zu sein, weil der Fortschritt der Erkenntniss über die blosse Wahrnehmung hinaus eben dadurch zu Stande kommen soll, dass die Wahrnehmung selbst zum Inhalte einer synthetischen Selbstbestimmung des Ich wird, also das Ich, welches sich so bestimmt, doch das wahrnehmende sein muss. Wir werden, wie gesagt, dieses Problem später ausführlich behandeln. Es möge hier nur bemerkt werden, dass sich dasselbe für die beiden Arten des nicht-wahrnehmenden Bewusstseins, welche sich direct an die Wahrnehmung anschliessen und welche wir sogleich näher bestimmen werden, wesentlich verschieden gestaltet.

Das Wahrnehmen kann in zwiefacher Weise zum Inhalte der synthetischen Selbstbestimmung des Ich werden und es giebt demnach zwei Richtungen, in welchen das Bewusstsein von seinem Anfange, der Wahrnehmung, aus fortschreitet. Die Wahrnehmung selbst ist unmittelbare und directe Erkenntniss, die eine Art des Fortschrittes führt zur mittelbaren und directen, die andere zur unmittelbaren und indirecten Erkenntniss.

Unmittelbare Erkenntniss nämlich haben wir die Wahrnehmung darum genannt, weil die Thätigkeit des Wahrnehmens keiner andern zugleich vom Bewusstsein ausgeübten Thätigkeit bedarf; directe Erkenntniss darum, weil sie sich auch nicht auf eine zeitlich frühere, nicht mehr wirkliche Thätigkeit zurückbezieht. — Die Wahrnehmung bezieht sich weder auf einen mit ihr im Bewusstsein gegenwärtigen, noch auf einen vor ihr im Bewusstsein gewesenen Anfang der Erkenntniss zurück, denn sie ist selbst dieser Anfang; um des erstern willen heisst sie unmittelbar, um des letztern willen direct (vergl. o. S. 31). Unmittelbarkeit und Directheit bedeuten also nur verschiedene Seiten des Begriffes Anfang der Erkenntniss.

Mittelbar werden wir demnach diejenige Erkenntniss nennen, welche nur dadurch möglich ist, dass das Bewusst-

sein gleichzeitig eine niedrigere Erkenntnissfunction (hier
die Wahrnehmung, da nur von den direct sich an die Wahrnehmung anschliessenden Erkenntnissweisen die Rede ist)
wirklich ausübt; indirect diejenige, welche sich auf eine
zeitlich frühere, nicht mehr wirkliche Wahrnehmung zurückbezieht.

Die Entwickelung des Bewusstseins kann demnach zunächst in zwei verschiedenen Richtungen stattfinden. Von
der unmittelbaren und directen Erkenntniss führt die eine
zur mittelbaren und directen, die andere zur unmittelbaren
und indirecten. Beide Entwickelungsrichtungen sind, wie wir
sehen werden, wirklich.

Die mittelbare und directe Erkenntniss ist eine
über das Wahrnehmen hinausgehende, aber während des
Wahrnehmens und auf Grund desselben stattfindende Thätigkeit des Bewusstseins; sie ist synthetische Selbstbestimmung des Ich durch gleichzeitiges wirkliches
Wahrnehmen. Wie das Ich sich auf diese Weise synthetisch bestimmen kann, da ihm doch das gleichzeitige wirkliche Wahrnehmen analytisch eignet, — diese Frage ist
eine besondere Gestalt der allgemeinen Frage, wie das Vergegenständlichen eines Bewusstseinsinhaltes und das Zurückbeziehen desselben auf einen begrifflich früheren vereinbar
sind. Hiermit verlassen wir für's erste diese Erkenntniss-
art, um uns zunächst eingehender mit der unmittelbaren
und indirecten Erkenntniss zu beschäftigen. Nur dieses möge
noch bemerkt werden, dass wir uns später genöthigt sehen
werden, sie zum Denken zu rechnen.

Die unmittelbare und indirecte Erkenntniss ist eine
insofern in sich beschlossene und darum der Wahrnehmung
gleiche Bewusstseinsform, als sie keine gleichzeitige andere
Erkenntnissfunction zur Voraussetzung hat. Aber sie ist nur
dadurch möglich, dass eine andere Erkenntnissfunction, nämlich Wahrnehmung, ihr vorausgegangen ist, und diese ihre

Beziehung auf frühere Wahrnehmung ist selbst eine bewusste. Das so erkennende Ich bestimmt sich also synthetisch als wahrgenommen habend, und zwar in bestimmter Weise wahrgenommen habend. Alle synthetische Selbsbestimmung des Ich muss aber zum Inhalte einen wirklichen, durch sie dem Ich zukommenden Zustand haben. Dieser Zustand muss der der Wahrnehmung sein, wie oben gezeigt; er muss aber auch nicht der der Wahrnehmung sein, wie sich jetzt ergeben hat; denn wenn sich das Ich als wahrnehmend bestimmt, bestimmt es sich nicht als wahrgenommen habend. Wie diese beiden Forderungen zu vereinigen sind — dies ist die zweite besondere Gestalt der allgemeinen Frage, wie das Vergegenständlichen eines Bewusstseinsinhaltes und das Zurückbeziehen desselben auf einen begrifflich (hier auch zeitlich) früheren vereinbar sind. Nur so viel ist sogleich klar, dass sich das Ich, um sich synthetisch als wahrgenommen habend bestimmen zu können, in den Zustand der Wahrnehmung zurückversetzen, denselben in sich reproduciren muss in einer Weise, die doch vom wirklichen Wahrnehmen verschieden ist. Wir wollen diesen Zustand als bloss subjectiven Wahrnehmungszustand bezeichnen.

Wir nennen die unmittelbare und indirecte Erkenntniss Vorstellung. Das Grundgesetz der Vorstellung ist nach dem Vorstehenden dieses:

Das Ich bestimmt sich, insofern es vorstellt, als wahrgenommen habend, und zwar als wahrgenommen habend einen bestimmten Zustand seiner selbst (nämlich Empfindung, Gefühl und Wille), d. h. es versetzt sich in den auf die Zustände des Empfindens, Fühlens, Wollens gerichteten Wahrnehmungszustand, ohne dieselben jedoch wirklich wahrzunehmen und, was dasselbe ist, zu haben.

―――――――

Zweites Kapitel.

Empirische Betrachtung des Vorstellens.

Die Vorstellung in Beziehung auf die Gegenstände der äusseren und der inneren Wahrnehmung. — Uebergang der Vorstellung in die entsprechende Wahrnehmung. — Die Vorstellung keine abgeschwächte Wahrnehmung. — Unmöglichkeit der Verwechselung von Vorstellung und Wahrnehmung für das vorstellende Bewusstsein. — Das einheitliche Ich bei gleichzeitigem Vorstellen und Wahrnehmen.

Zur empirischen Betrachtung des Vorstellens übergehend finden wir zunächst die Resultate der dèductiven bestätigt. Auch das vorstellende Bewusstsein vergegenständlicht seinen Inhalt, und dieses Vergegenständlichen hat die beiden Seiten des Unterscheidens des Gegenstandes von dem auf ihn gerichteten Erkennen und die Verknüpfung desselben mit diesem Erkennen in der Identität des Ich. Der Gegenstand ist ein bestimmter Wahrnehmungszustand, derselbe ist wirklicher Zustand des vorstellenden Ichs und wird zugleich von dem Zustande des Vorstellens unterschieden, ganz wie dies in der Wahrnehmung bezüglich der Zustände des Empfindens, Fühlens und Wollens stattfindet. Durch Reproduction dieses Wahrnehmungszustandes oder durch Versetzung in diesen Wahrnehmungszustand bezieht sich die Vorstellung auf die Wahrnehmung zurück, indem an die Stelle der wirklichen Wahrnehmungsobjecte, die dem wirklichen Wahrnehmen seine Bestimmtheit geben, die Bilder dieser Objecte treten. Was das Bild eigentlich sei, untersuchen wir hier noch nicht, diese Frage ist einerlei mit der, wie das Ich sich in einen bestimmten Wahrnehmungszustand versetzen kann, ohne wirklich wahrzunehmen, und diese ist die auf die Vorstellung besonders bezogene allgemeine Frage, wie das Vergegenständlichen zugleich ein Zurückbeziehen auf früheren Bewusstseinsinhalt sein kann.

Sowohl die Gegenstände der äusseren als auch die der inneren Wahrnehmung lassen sich dem vorstellenden Bewusstsein durch Bilder repräsentiren. Ein Lustgefühl z. B. oder eine Zornesregung, die wir ohne sinnliche Vermittelung in uns angetroffen, vergegenwärtigen wir uns in der Vorstellung eben so gut, wie ein Ding, das wir gesehen, oder einen Laut, den wir gehört haben. In Beziehung auf die äusseren Gegenstände kann der Unterschied zwischen Wahrnehmung und Vorstellung einfach dahin angegeben werden, dass die Empfindung, auf welcher jene beruht, in dieser fehlt. Insofern wir die Dinge der Aussenwelt vorstellen, empfinden wir ihre sinnlichen Qualitäten nicht (wir stellen aber, wie wir sogleich sehen werden, zugleich diese Empfindung vor). Stellen wir z. B. noch so lebhaft das Coeur-Ass vor, so fehlt doch, so lange wir in der That bloss vorstellen, die Empfindung des Weissen und Rothen. Stellt sich aber diese Empfindung, wenn auch in der abgeschwächtesten Weise, ein, so stellen wir das Rothe und das Weisse nicht mehr bloss vor, sondern nehmen es wahr: der psychische Vorgang der Wahrnehmung ist durch den psychischen Vorgang der Vorstellung hervorgerufen. Dass dergleichen vorkommt, lehrt die Erfahrung. Die Psychologie nebst der Physiologie nimmt eine Erregung der betreffenden Sinnesnerven durch die lebhafte Vorstellung an, wodurch eine Rückwirkung auf die Seele entsteht ähnlich derjenigen, die durch Erregung der Sinnesnerven von aussen her herbeigeführt wird. Die Nothwendigkeit jedoch einer solchen Betheiligung der leiblichen Organe kann nicht nachgewiesen werden; es ist nicht undenkbar, dass eine Empfindung bei völliger Ruhe der entsprechenden Nerven entstehe. Vielleicht führt jede einigermassen lebhafte Vorstellung solche Wirkungen herbei und vermischt sich auf diese Weise mit der Wahrnehmung ihres Gegenstandes. Für eine solche Wahrnehmung ist dann freilich der Gegenstand nicht in dem Sinne anwesend, welchen man die-

sem Ausdrucke beizulegen pflegt, wenn man die Gegenstände
als ein ausserhalb des Bewusstseins wirklich Vorhandenes
betrachtet.

Da die Vorstellung die entsprechende Wahrnehmung, wenn
auch nur sehr abgeschwächt, hervorrufen kann, so folgt, dass in
gewissem Sinne eine Vorstellung überhaupt zugleich mit der
ihr zu Grunde liegenden Wahrnehmung existiren kann. Die
Erfahrung bestätigt dieses auch in anderen Zusammenhängen.
So haben wir bereits gelegentlich der Betrachtung über die
Ausbildung des Wahrnehmens (s. o. S. 41) die Bemerkung
gemacht, dass die Wahrnehmung eines Gegenstandes durch
frühere Kenntniss desselben gefördert werde. Diese Einwirkung der früheren Kenntniss ist aber nichts anderes als eine
Ergänzung des Wahrnehmungsobjectes durch sein Vorstellungsbild, die dann zu einer Ergänzung des Wahrnehmungsobjectes
in sich selbst wird. Dieses Verhältniss ist jedoch nur dann
denkbar, wenn das Vorstellungsbild bestimmter und kräftiger
ist als das Wahrnehmungsobject. Wenn aber das Umgekehrte
stattfindet, so kann das Vorstellungsbild sich dem Wahrnehmungsobjecte gegenüber nicht behaupten, die Zurückbeziehung des Bildes auf Realität wird durch die Gegenwart des
Realen verhindert. Es ist offenbar unmöglich, dass das Ich
sich in den Wahrnehmungszustand versetze, wie es bei der
Vorstellung der Fall ist, wenn es sich wirklich in demselben
befindet. Der begriffliche Unterschied zwischen Wahrnehmung und Vorstellung wird also durch die thatsächlich vor-
kommende Vermischung beider nicht beeinträchtigt.

Für den Unterschied der inneren Wahrnehmung und der
entsprechenden Vorstellung fehlt das Merkmal der Anwesenheit und Abwesenheit der Empfindung, da die Objecte der
inneren Wahrnehmung (zu denen die Empfindung selbst gehört) dem Bewusstsein nicht durch Empfindung gegeben werden. Doch giebt sich hier die Directheit oder Indirectheit
des Verhältnisses zwischen Bewusstsein und Wahrnehmungs-

object nicht minder bestimmt zu erkennen. In der inneren
Wahrnehmung nämlich wird der Gegenstand als ein Zustand
des Ich gesetzt, der ebenso real ist wie der Zustand des
Wahrnehmens selbst; in der auf denselben Gegenstand bezüglichen Vorstellung aber wird nicht dieser Gegenstand selbst
als Zustand des vorstellenden Ich gesetzt, sondern der Ge-
winn an Erkenntniss, der dem Ich durch die Wahrnehmung
zugeflossen ist.

Wie die äussere Wahrnehmung nur durch eine gleichzeitige innere möglich ist, so hat auch die Vorstellung äusserer Wahrnehmungsobjecte diejenige innerer zur Voraussetzung. Das Empfundene kann nur wahrgenommen werden,
indem zugleich die Empfindung wahrgenommen wird, und
ebenso verhält es sich mit dem Vorstellen beider. Vorstellend
versetzen wir uns in den Wahrnehmungszustand, der Zustand
der äusseren Wahrnehmung aber ist zugleich Zustand der
Empfindung und dieser zugleich Zustand der inneren Wahrnehmung; indem wir uns also in den Zustand der äusseren
Wahrnehmung versetzen, versetzen wir uns auch in den der
inneren, nämlich den auf die Empfindung, welche der betreffenden äusseren Wahrnehmung zu Grunde liegt, gerichteten.
Diese Folgerung aus dem Begriffe der Wahrnehmung wird
durch die Beobachtung bestätigt.

Aus diesem Zusammenhange der Vorstellung äusserer
Gegenstände mit derjenigen innerer folgt, dass auch die Vorstellung innerer Gegenstände die entsprechende Wahrnehmung
hervorrufen kann, denn findet dieses bezüglich des Empfundenen statt, so auch bezüglich der Empfindung. Nichts steht
der Annahme entgegen, dass ein Gleiches mit den übrigen
Gegenständen der inneren Wahrnehmung der Fall ist. Doch
wird sich in den wenigsten Fällen mit Sicherheit entscheiden
lassen, dass ein innerlich verursachter Gefühls- oder Willens-
zustand wirklich auf diesem Wege entstanden sei. Da nämlich die Gegenstände der inneren Wahrnehmung in dieser

ihre volle Wirklichkeit haben, nicht bloss vom wahrnehmenden Ich als ebenso wirklich wie es selbst gesetzt werden,
sondern auch (wie später näher gezeigt werden wird) es in
der That sind (vergl. o. S. 47), so kann die Erzeugung einer
inneren Wahrnehmung im Anschlusse an die entsprechende
Vorstellung auf zwiefache Weise betrachtet werden, nämlich
erstens so, als ob der Wahrnehmungszustand das eigentlich
Erzeugte wäre und durch ihn mittelbar der Zustand, welcher
den Gegenstand der betreffenden inneren Wahrnehmung bildet,
oder zweitens so, als ob dieser andere Zustand das eigentlich
Erzeugte wäre und durch ihn mittelbar auch der auf ihn
bezogene Wahrnehmungszustand. Wenn z. B. ein Gourmand
sich den Zustand der Lüsternheit vorstellt, in welchem er
eine leckere Speise betrachtet hat, und dabei wieder in denselben Zustand wirklich hineingeräth, so kann dies so betrachtet werden, als ob die Vorstellung der Lüsternheit die
Wahrnehmung derselben direct hervorriefe, also so, wie die
lebhafte Vorstellung eines Tones die Wahrnehmung desselben
erregt. Es ist aber sehr wahrscheinlich, dass nicht die Vorstellung der Lüsternheit, sondern die damit verbundene Vorstellung der Speise die Ursache ist, und dass nicht die Wahrnehmung der Lüsternheit die primäre und die Lüsternheit
selbst die secundäre, sondern dass umgekehrt die Lüsternheit
selbst die primäre und die Wahrnehmung derselben die secundäre Wirkung ist.

Es hat, wie man leicht denken kann, nicht an Solchen
gefehlt, welche die Vorstellung für eine abgeschwächte Wahrnehmung erklären. Neuerdings hat E. v. Hartmann diese
Ansicht gegen die hier vertretene Auffassung vom Bewusstsein geltend gemacht (Phil. Monatsh. Bd. III, S. 63). Es
liegt aber auf der Hand, dass dabei die bewusste Beziehung
des Vorstellungsbildes als Bildes auf ein reales Dasein übersehen wird. Dieselbe ist etwas der Vorstellung Eigenthüm-
liches und kann sich in der Wahrnehmung niemals entwickeln,

weder durch Abschwächung noch auf sonst einem Wege, denn in der Wahrnehmung als dem Anfange des Erkenntnissprocesses kann unmöglich die Zurückbeziehung auf ein Früheres liegen. v. Hartmann müsste also diese Beziehung, damit aber auch die Thatsache, dass wir uns einer Wahrnehmung erinnern und im Bewusstsein die Gegenwart mit der Vergangenheit verknüpfen können, dass wir denken an Vergangenes und Zukünftiges sowie an Abwesendes, in Abrede stellen. Die Nothwendigkeit unserer Auffassung tritt besonders klar bezüglich der Innenwelt hervor. Wie will man z. B. erklären, dass wir uns den Zahnschmerz vorstellen können, ohne ihn zu haben, und zwar gerade die Schmerzhaftigkeit und sogar deren Grad, wenn diese Vorstellung nichts ist als eine abgeschwächte Wahrnehmung? Das Einzige, was für jene Ansicht sich geltend machen lässt, ist die von uns eingeräumte Thatsache, dass mit der lebhaften Vorstellung eine abgeschwächte Wahrnehmung verbunden sein kann, allein es ist nicht zu leugnen, dass die Vorstellung die Ursache dieser Wahrnehmung ist und dass mithin selbst diese Thatsache nur auf Grund einer Artverschiedenheit von Vorstellung und Wahrnehmung möglich ist.

Da es das Wesen der Vorstellung ist, sich selbst auf die ihr zu Grunde liegende Wahrnehmung zurück zu beziehen, mithin sich der Existenz nach von derselben zu unterscheiden, so kann der Vorstellende als solcher unmöglich seine Vorstellung mit einer Wahrnehmung verwechseln. Das vorstellende Ich weiss sich analytisch als vorstellendes, d. i. als sich durch einen subjectiven Wahrnehmungszustand synthetisch bestimmendes, wie das wahrnehmende Ich sich analytisch als wahrnehmendes, d. i. als sich durch einen der Zustände Empfindung, Gefühl, Wille synthetisch bestimmendes weiss. Dagegen könnte man nun glauben, die Erfahrung in's Feld führen zu müssen, welche von lebhaften Träumen und Visionen, in denen die Seele ohne Zweifel in einer

Täuschung über ihr eigenes Thun befangen ist, berichtet.
Die Erfahrung kann indessen eine Tautologie nicht umstossen.
Im äussersten Falle macht sie die Behauptung nothwendig,
dass solche Träume und Visionen nicht auf Vorstellungen,
sondern wirklich auf Wahrnehmungen beruhen. Man darf
nur nicht vergessen, dass der Unterschied zwischen Wahrnehmungen wirklich vorhandener Gegenstände und solcher,
die von der Seele gleichsam erdichtet sind, für die gegenwärtige Untersuchung ohne Bedeutung ist. Wahrnehmung
heisst uns eben jede Erkenntniss, die nicht die Zurückbeziehung auf frühere in sich schliesst, bezüglich der äusseren
Gegenstände auf Empfindung beruht und bezüglich der inneren
reale Zustände des Ich erfasst. Jedoch wird von den in
Rede stehenden Zuständen schwerlich erwiesen werden
können, dass sie nicht auf Vorstellungen beruhen. Unsere
Erklärung stützt sich auf die Unterscheidung des Bewusstseins, insofern es vorstellt, oder, nach einem früheren Ausdrucke, des der Vorstellung a d j e c t i v i s c h e n
Bewusstseins von dem Bewusstsein, welches sich mit den
Vorstellungen und den psychischen Wirkungen derselben
beschäftigt. Das erstere kann sich nicht täuschen, wohl
aber das letztere. Wir stellen im Traume nicht bloss vor,
sondern wir lassen auch den Inhalt des Vorstellens auf
uns wirken, Gefühle, Bestrebungen, Affecte in uns hervorrufen, und zugleich denken wir über die Vorstellungs-Objecte
und diese ihre psychischen Wirkungen, denn wir träumen
stets von uns als denkenden Wesen. Für dieses Denken
spielen die Vorstellungs-Objecte dieselbe Rolle, wie es die
entsprechenden Wahrnehmungs-Objecte thun würden, und in
ihm ist also die Täuschung zu suchen. Verwandtes können
wir sogar beobachten. Wir können uns z. B. bei der Lec-
türe einer Dichtung ganz in die vorgestellten Personen,
Situationen und Verhältnisse hineinleben, ohne dass auch
nur einen Augenblick unsere Vorstellung der Begebenheiten

aufhörte, dieselben als Bilder auf ein Reales zu beziehen. Schon die Wahrnehmung des Buches, in welchem wir lesen, würde die Täuschung, zu gleicher Zeit jene Begebenheiten wahrzunehmen, für das vorstellende Bewusstsein unmöglich machen. Unsere Gefühle und Affecte aber und unsere den ganzen Vorgang begleitenden Gedanken verlaufen so, als wenn wir statt vorzustellen wirklich wahrnähmen. —

Die Functionen des Wahrnehmens und des Vorstellens kommen gleichzeitig im Bewusstsein vor und zwar bezüglich ganz verschiedener Gegenstände. Es ist aber ein und dasselbe, keiner Theilung und keiner Vervielfältigung fähige Ich, welches sich wahrnehmend und vorstellend synthetisch bestimmt. Z. B. ich befinde mich in meinem Zimmer, sehe die darin befindlichen Gegenstände, höre das Geräusch eines vorbeifahrenden Wagens, fühle Zahnschmerz und stelle mir zugleich eine Baumgruppe nebst dem Gefühle des Wohlbehagens, das mir ihr Schatten Tags vorher bereitet hat, vor. Alle diese verschiedenen Erkenntniss-Functionen sind synthetische Selbstbestimmungen des Ich. Das e i n e Ich bestimmt sich als empfindend mit dem Gesichtssinn und dem Gehörsinn, und indem es sich so bestimmt, unterscheidet es den Inhalt dieser Empfindungen, nämlich die Gegenstände des Zimmers und das von der Strasse hereindringende Geräusch, als ein Nicht-ich von sich als dem wahrnehmenden und empfindenden Ich; es bestimmt sich ferner durch den Zustand des Zahnschmerzes und denjenigen des Wahrgenommen-habens, d. h. es versetzt sich in den Zustand des bestimmten Wahrnehmens, welches die Empfindungen des Grünen u. s. w. und das Gefühl des Wohlbehagens zum Inhalte hat. Das Wahrnehmen und das Vorstellen sind also in derselben Weise in der Einheit des Ich verbunden, wie dies verschiedene Wahrnehmungen sind.

Die Fragen, welche sonst in den psychologischen Werken bei der Lehre von den Vorstellungen erörtert zu werden

pflegen (z. B. die nach den Gesetzen, nach welchen die von
der Wahrnehmung zurückgelassenen Spuren im vorstellenden
Bewusstsein auftauchen, wieder aus demselben verschwinden
und von neuem hervortreten, die Frage nach den Gesetzen
der Association und Reproduction der Vorstellungen), liegen
ausserhalb des Zweckes unserer Untersuchung. Bevor wir
aber dem weiteren Laufe des Erkenntniss-Processes, den an
die Vorstellung sich anschliessenden Gebilden, sowie der
zweiten von der Wahrnehmung ausgehenden Richtung des
fortschreitenden Bewusstseins unsere Aufmerksamkeit zu-
wenden, haben wir unsere Kräfte an dem bereits mehrfach
berührten Probleme, welches das eigentliche Wesen der Vorstellung und ihre Möglichkeit betrifft, zu versuchen.

Drittes Kapitel.

Die Möglichkeit des Vorstellens.

Identität und Unterschied des Vorstellungsbildes und des Wahrnehmungsobjectes. — Versuch, das letztere als Inhalt, das erstere als Form des
Gegebenen zu fassen. — Das Vorstellungsbild als die dem Inhalte und
der Form des Gegebenen gemeinsame Sphäre. — Unmöglichkeit eines
Vorstellens höheren Grades.

Dem Probleme der Vorstellung begegneten wir bereits
ganz im Anfange unserer Untersuchung (S. 9). Auf der einen
Seite mussten wir behaupten, es sei eine und dieselbe Thätigkeit, welche ein Wissen von den Objecten erziele und
welche die Objecte behufs dieser Bearbeitung erfasst halte.
Die logische Thätigkeit habe ein Object nur dadurch, dass
in ihr das Erfassthalten des Objectes, das unmittelbare Verhältniss zu demselben, ohne Unterbrechung enthalten sei.
Auf der andern Seite konnten wir uns der Erfahrung nicht

verschliessen, dass die Dinge, über welche wir denken, keineswegs immer in unserem Bewusstsein anwesend sind, eine solche Anwesenheit vielmehr etwas Zufälliges ist. Statt mit den Dingen selbst beschäftigt sich das Denken mit ihren Bildern. Die Bilder sind nicht die Dinge selbst, und doch ist es eine Erkenntniss der Dinge, zu welcher wir die Bilder verwerthen.

In bestimmterer Form hat sich uns diese Schwierigkeit in der vorigen Betrachtung entwickelt. Es kann keine Erkenntniss geben, so fanden wir, welche nicht ihren Inhalt objectivirt und somit zu ihm in demselben directen Verhältnisse steht, wie die Wahrnehmung zu dem ihrigen. Soll es aber eine Erkenntniss geben, welche nicht Wahrnehmung, d. i. nicht blosser Anfang, ist, so muss dieselbe zu ihrem Inhalte noch ein anderes Verhältniss haben. Der Inhalt darf nämlich nicht rein an sich im Bewusstsein sein können, sondern muss eine Beziehung auf früheren Wahrnehmungsinhalt in sich schliessen. Nun wird durch diese Beziehung der frühere Wahrnehmungsinhalt auch Inhalt der höheren Bewusstseinsstufe, aber dieses Bewusstsein bezieht sich nicht direct auf ihn, er ist also nicht in demselben anwesend, demselben nicht gegenständlich, wie doch aller Inhalt sein soll.

Wie es ein Widerspruch zu sein scheint, dass das Bewusstsein sich noch anders als objectivirend auf seinen Inhalt beziehen soll, so auch von Seiten des Inhaltes, dass er sich anders denn als Object zum Bewusstsein verhalten soll. Der Inhalt ist Object für das wahrnehmende Bewusstsein; zum vorstellenden Bewusstsein muss er sich, wenn dasselbe vom wahrnehmenden verschieden sein soll, anders verhalten; jenes Verhalten aber ist ihm wesentlich, und so wird er in seinem Verhältnisse zum vorstellenden Bewusstsein sich selbst untreu. Betrachten wir in dieser Hinsicht die Objecte der äusseren und die der inneren Wahrnehmung gesondert. Die Objecte der äusseren Wahrnehmung sind ihrem Begriffe

nach empfundene, dem vorstellenden Bewusstsein aber
werden sie nicht empfindlich, auch ihre Bilder nicht, obwohl
dieselben gerade das Empfundene abbilden. Wenn eine Rose
aufhört, in uns die Empfindung des Rothen zu erregen, so
hat sie aufgehört, roth zu sein; in der Vorstellung aber haben wir eine rothe Rose, ohne das Roth zu empfinden. Desgleichen haben wir in unserem vorstellenden Bewusstsein
Töne, die nicht tönen, Gerüche, die nicht riechen, Geschmäcke,
die nicht schmecken. Jeder Versuch, aus den Objecten der
äusseren Wahrnehmung ihr Vorstellungsbild zu gewinnen durch
Beseitigung der Empfindung, scheint unmöglich, denn wie
kann die Empfindung schwinden, das Empfundene aber, welches doch vorgestellt wird, bleiben? — Die Objecte der inneren Wahrnehmung sind ihrem Begriffe nach reale Zustände
des Ich, das vorstellende Bewusstsein aber setzt ausdrücklich
sein Ich, insofern es diese Zustände vorstellt und nicht
wahrnimmt, frei von ihnen. Was können wir denn aber
noch in einer Empfindung erblicken, die wir nicht mehr haben, was in einem Schmerze, der nicht mehr wehe thut, in
einer Lust, die nicht mehr angenehm ist, in einer Begierde,
die nicht mehr treibt? Um ein bestimmtes Beispiel zu wählen, was bleibt in dem Schmerze, den uns das Ausreissen
eines Zahnes verursacht, noch für das Bewusstsein übrig,
wenn der Schmerz selbst für es nicht mehr da ist? Und
doch stellen wir diesen Schmerz vor, ohne ihn zu fühlen,
und gerade die Schmerzhaftigkeit selbst, ja sogar der Grad
derselben, nicht eine andere, etwa mit dieser verbundene
Qualität ist es, die wir vorstellen.

So scheint es von Seiten der Objecte ebenso wie von
Seiten des Bewusstseins unmöglich, dass sich an die Wahrnehmung ein Erkenntnissprocess anschliesse, und, da Wahrnehmung und Anfang der Erkenntniss gleichbedeutend sind,
dass es überhaupt einen Erkenntnissprocess, eine andere Erkenntniss als Wahrnehmung gebe.

In der That, Wahrnehmung und Object oder Gegebenes sind Wechselbegriffe: der Inhalt des Wahrnehmens ist das Gegebene und das Erkennen des Gegebenen ist Wahrnehmen. Gäbe es also eine andere Erkenntnissweise, so müsste dieselbe ein Nicht-Gegebenes zum Inhalte haben. Das Nicht-Gegebene kann nun nicht im Gegebenen enthalten sein, denn Alles, was im Gegebenen steckt, ist bereits Gegenstand der Wahrnehmung; Gegenstand der Wahrnehmung zu sein und weiter nichts, ist der Begriff des Gegebenen, und es hat daher keinen Sinn, für einen Theil des Gegebenen oder eine Seite desselben eine höhere Erkenntnissweise zu fordern. Das Nicht-Gegebene müsste also als ein Jenseits zum Gegebenen gedacht werden. Allein wie soll das Erkennen den Uebergang vom Diesseits zum Jenseits finden? Angenommen, das Diesseits trüge die Spuren eines Jenseits, woran sollen die Spuren als solche erkannt werden, und was führt von den Spuren zur Sache? Und wenn wir in den Spuren selbst wieder Spuren fänden und so fort, wir kämen damit der Sache nicht näher. Keine Brücke verbindet den letzten Punkt des Diesseits mit dem ersten des Jenseits, nur ein Sprung könnte hinüberführen. Ein solcher aber ist gegen die Voraussetzung, denn vom fortschreitenden Erkennen ist die Rede, welches sich selbst auf den Anfang der Erkenntniss zurückbezieht. Mit der Erkenntniss des Jenseits durch einen Sprung würde das Erkennen einen neuen Anfang machen; es wäre wieder Wahrnehmung.

Selbstverständlich kann es nicht bei diesem Raisonnement sein Bewenden haben. Nothwendig muss in ihm ein Fehler liegen, ein solcher jedoch, der zunächst nicht wohl zu vermeiden ist. Die Einsicht in das Wesen der Vorstellung, welche vor dem Fehler geschützt haben würde, wird kaum anders als auf Anlass der Nachforschung nach dem Fehler zu gewinnen sein. Das betreffende Raisonnement musste darum zum Ausgangspunkte der Untersuchung dienen.

Welchen Weg aber haben wir nun weiter einzuschlagen, oder vielmehr, wo zeigt sich überhaupt ein Weg, mit dem wir einen Versuch machen könnten?

Auf seinen kürzesten Ausdruck gebracht, lautet der Widerspruch, der uns zu lösen vorliegt, so:

1) der Inhalt der Wahrnehmung und der Inhalt der Vorstellung, oder das Wahrgenommene und das Vorgestellte, sind identisch, denn die Vorstellung wäre selbst Anfang der Erkenntniss, mithin Wahrnehmung, wenn sie, statt sich auf den Wahrnehmungs-Inhalt zu beziehen, einen neuen Inhalt ergriffe;

2) das Wahrgenommene und das Vorgestellte sind nicht identisch, denn das Wahrgenommene kann seinem Begriffe nach nur wahrgenommen und nicht vorgestellt werden, — hätte die Vorstellung denselben Inhalt wie die Wahrnehmung, so wäre sie in nichts mehr von dieser zu unterscheiden.

Vereinbar sind diese beiden Sätze nur unter der Bedingung, dass das Wahrgenommene und das Vorgestellte als theils identisch, theils verschieden, oder in einer Hinsicht identisch, in einer andern verschieden gedacht werden dürfen. Nun kennen wir bis jetzt bloss das Wahrgenommene oder Gegebene. Dieser Begriff muss uns also die Möglichkeit einer zwiefachen Auffassung bieten, derart, dass die eine Auffassung die andere zum Theil deckt, zum Theil nicht, ersteres um der Identität, letzteres um der Verschiedenheit zwischen dem Wahrgenommenen und dem Vorgestellten willen. Wir wissen nun schon aus dem ersten Abschnitte unserer Untersuchung, dass der Begriff des Gegebenen oder, was dasselbe ist, des Objectes, in der That eine Unterscheidung in sich zulässt. Derselbe enthält diese zwei Momente:

1) dasjenige, welches gegeben ist, oder das, was Object ist, — was in der durch das Prädicat Gegeben-sein oder Object-sein ausgedrückten Beziehung zum Be-

wusstsein steht, abgesehen von dieser Beziehung, —
der bestimmte Inhalt des Gegebenen;

2) das Gegeben-sein oder das Object-sein, abgesehen
von dem bestimmten Inhalte des Gegebenen, — die
Beziehung zwischen dem Objecte und dem Bewusstsein, — die Form des Gegebenen.

Wäre es nun erlaubt, das erste Moment mit dem Wahrgenommenen zu identificiren und das zweite für das Vorgestellte in Anspruch zu nehmen, so wäre, scheint es, der
Widerspruch gelöst. Die Wahrnehmung bezöge sich auf die
Dinge, welche in der Form der Gegenständlichkeit erfasst
werden (d. i. die Empfindung, das Gefühl und den Willen),
die Vorstellung auf diese Form, also auf die Art, wie die
Dinge mit dem Bewusstsein verknüpft sind, d. i. auf das
wahrnehmende Bewusstsein selbst, abgesehen von allen besonderen Gegenständen desselben. Allein eine nähere Betrachtung zeigt, dass Eine Bedingung in der vorliegenden Unterscheidung nicht erfüllt ist. Nämlich die so unterschiedenen
beiden Begriffe des Gegebenen decken sich in keiner Weise,
sie haben gleichsam nur einen Berührungspunkt, nämlich in
dem blossen, an sich bestimmungslosen Was des Subjectes
für das Prädicat Gegeben-sein, gleichsam in der blossen
Stelle für den Inhalt des Gegebenen, die in dem einen
Momente durch diesen Inhalt, in dem andern durch die Beziehung zum Bewusstsein ergänzt wird. Diese Unterscheidung
würde also die Identität des Vorgestellten mit dem Wahrgenommenen völlig aufheben. Ist das Wahrgenommene der
Inhalt des Gegebenen ohne die Form, das Vorgestellte die
Form ohne den Inhalt, so haben beide nichts Positives mehr
gemeinsam. Wäre also eine Erkenntniss der blossen Form
möglich, so könnte dieselbe doch nicht aus der Wahrnehmung
abgeleitet werden, sie müsste unmittelbar ergriffen, d. i. selbst
wahrgenommen werden.

Zweitens zeigt sich — und darin liegt zugleich der Ge-

danke, der uns weiter führt — dass weder das Wahrgenommene mit dem ersten Momente, noch das Vorgestellte mit
dem zweiten des Gegebenen identificirt werden kann. Denn
wahrgenommen wird nicht der Inhalt des Gegebenen mit
Ausschluss der Form, sondern das wahrnehmende Bewusstsein selbst (die Form) gehört zum Theil zum Wahrgenommenen (wenn wir der Kürze halber allen Inhalt des wahrnehmenden Bewusstseins, also auch den mit dem Ich als
solchem gesetzten, d. i. den des Selbstbewusstseins, Wahrgenommenes nennen), — das Wahrnehmungs-Ich ist wissendes
zugleich und gewusstes; und vorgestellt wird nicht das
leere, wahrnehmende Bewusstsein, sondern, wie wir im vorigen
Kapitel gesehen haben, das mit dem Bilde des Wahrnehmungs-Objectes im engeren Sinne erfüllte.

Die obige Unterscheidung verstösst demnach gegen das
Grundgesetz des Bewusstseins, wonach dasselbe sich selbst,
die Form, zum Theil zum Inhalte (Gegenstande) hat, d. h. Ich
ist und sich als solches auf einen Gegenstand im engeren
Sinne bezieht. Sie macht die falsche Voraussetzung, dass
Inhalt und Form des Gegebenen sich gegenseitig völlig ausschliessen, dass nichts von der Form selbst zum Inhalte
gehören und der Inhalt sich nicht selbst Form sein kann.
Form und Inhalt sind aber nur scheinbar einander schlechthin entgegengesetzt. Ist es wahr, dass das wahrnehmende
Bewusstsein sich selbst als Subject setzt (Ich ist) und auf
sein Object bezieht, so wird das Subject selbst zum Objecte,
und das, was wahrgenommen wird, ist nun nicht jener der
Form der Beziehung auf's Bewusstsein entgegengesetzte
Inhalt, sondern der diese Form zum Theil selbst in sich
schliessende Inhalt.

Wären Inhalt und Form des Gegebenen schlechthin
identisch, wäre die Form selbst ganz Inhalt und der Inhalt
selbst ganz Form, so hätte sich unsere Lage in keiner Weise
gebessert; der Begriff des Gegebenen würde ebensowenig

unserem Zwecke dienen, als wenn Inhalt und Form einander
schlechthin ausschliessen, denn in dem einen Falle gäbe es
keine Identität, in dem anderen keinen Unterschied zwischen
dem Wahrgenommenen und dem Vorgestellten. So verhält
es sich aber auch nicht den entwickelten Grundgesetzen
zufolge. Weder gehört die Form ganz zum Inhalte, noch
der Inhalt ganz zur Form. Es sind demnach im Begriffe
des Gegebenen (in seiner reichsten Bedeutung, nach welcher
er das Bewusstsein, für welches das Gegebene Gegebenes
ist, mit einschliesst) folgende drei Momente zu unterscheiden:

1) der Inhalt, insofern er bloss Inhalt ist, also nichts
   von der Form enthält. Darunter ist zu verstehen das
   Wahrnehmungs-Object im engeren Sinne, d. i. die
   Zustände, durch welche sich das wahrnehmende Ich
   synthetisch bestimmt, abgesehen davon, dass sie Zustände des Ich sind. Wir wollen dieses Moment
   durch den Buchstaben O bezeichnen;

2) der Inhalt, insofern er selbst nach der anderen Seite
   als Form erscheint, oder, was dasselbe ist, die Form,
   insofern sie selbst nach der anderen Seite als Inhalt
   erscheint, — die der Form und dem Inhalte gemein-
   schaftliche Sphäre. Darunter ist zu verstehen das
   wahrnehmende Bewusstsein, insofern es sich selbst
   Inhalt ist, d. i. das Bewusstsein in der zweiten Potenz, das Ich. Wir wollen dieses Moment durch den
   Buchstaben S bezeichnen;

3) die Form, insofern sie bloss Form ist, also nicht
   zugleich zum Inhalte gehört. Darunter ist zu verstehen das wahrnehmende Bewusstsein insoweit, als
   es nicht selbst Inhalt des Bewusstseins ist, d. i. die
   dritte Potenz des Bewusstseins.

Das letzte dieser Momente kann ebensowenig zu dem
gehören, was vorgestellt wird, wie es zu dem gehört, was

wahrgenommen wird. Es ist aber der Vorstellung und der
Wahrnehmung gemeinsam, denn es ist die höchste Potenz
des Bewusstseins überhaupt, welche Bedingung für das vorstellende, wie für das wahrnehmende Ich ist und ihrem
Begriffe nach nicht selbst Inhalt des Bewusstseins sein kann.

Es bleiben uns demnach die mit O und mit S bezeichneten Momente hinsichtlich ihres Verhältnisses zum Vorgestellten zu untersuchen. Sie zusammen machen das aus, was
gegeben ist (wozu auch zum Theil die Form des Gegeben-
seins selbst gehört), und dieses ist es, was dem Wahrgenommenen und dem Vorgestellten theils gemeinsam, theils
nicht gemeinsam sein muss.

Das Wahrgenommene im engeren Sinne ist O; der gesammte Inhalt des wahrnehmenden Bewusstseins ist die Einheit
von O und S, d. i. das in der bestimmten Wahrnehmung begriffene Ich. Nun bezieht sich die Vorstellung auf ein früheres, nicht mehr anwesendes Wahrnehmungs-Object
im engeren Sinne, mithin kann O nicht zum Vorgestellten
gehören, nicht im vorstellenden Bewusstsein anwesend sein,
denn O ist eben dasjenige, welches nach der Definition der
Vorstellung nicht in ihr anwesend sein soll. Es scheint mithin nur übrig zu bleiben, dass S das Vorgestellte sei. Gegenstand der Vorstellung wäre demnach das ohne Object wahrnehmende Ich; das vorstellende Ich würde sich synthetisch
durch einen objectslosen Wahrnehmungs-Zustand bestimmen.

Allein das ist unmöglich. Denn die Vorstellung kann
sich nicht auf ein Wahrnehmungs-Object im engeren Sinne
zurückbeziehen, wenn von diesem nichts in ihr anwesend ist,
da sie sonst einen abwesenden, also nicht gegenständlichen
Inhalt haben würde; mit anderen Worten: das vorstellende
Ich würde sich nicht, wie doch der Fall sein soll, in einen
bestimmten, sondern in den allgemeinen Wahrnehmungs-Zustand versetzen, wenn es denselben nicht auf ein bestimmtes
Wahrnehmungs-Object bezöge. Das Bild des Wahrnehmungs-

Objectes, welches in der Vorstellung mit dem reproducirten
Wahrnehmungs-Zustande enthalten sein und diesem seine
Bestimmtheit geben soll, muss etwas in dem wirklichen
Wahrnehmungs-Objecte O Vorhandenes sein und kann mit-
hin nicht im Bewusstsein zurück bleiben, wenn das ganze O
daraus verschwindet.

Dem Fehler wäre abgeholfen, wenn statt des reinen
Wahrnehmungs-Ich das durch seine Objecte bestimmte in die
Vorstellung überginge. Das Element S ist zu wenig, um die
Identität des Vorgestellten und des Wahrgenommenen her-
vorzubringen, fügen wir aber das Element O hinzu (die
Wahrnehmungs-Objecte im engeren Sinne), so haben wir zu
viel, nämlich S + O, d. i. die Wahrnehmungs-Objecte sammt
dem wahrnehmenden Ich, also die ganze Wahrnehmung
selbst. Demnach wäre zu versuchen, ob sich nicht ein.
Mittleres zwischen S und S + O finden liesse; mit andern
Worten, ob sich nicht O derart theilen lässt, dass nur der
eine Theil in Verbindung mit S als das Vorstellungs-Object
angesehen werden kann. Dieser Theil von O wäre dann das,
was wir früher das Vorstellungsbild genannt haben. Nicht
mehr die reine Ichheit bildete den Inhalt des Prädicates,
mit welchem sich das vorstellende Ich bestimmt, sondern
der Zustand des Ich, welchen es in der Wahrnehmung hat,
und zwar nicht in der Wahrnehmung überhaupt, sondern der
auf bestimmte Objecte gerichteten.

Handelte es sich um eine Theilung des S, statt um eine
solche des O, so wären wir am Ziele. Denn S, d. i. das
wahrnehmende Ich, ist zwar die strengste Einheit, aber doch
kein schlechthin Einfaches, während O jedem Versuche,
unterscheidend in es einzudringen, zu widerstehen scheint.
Denn das Ich ist das sich selbst als solches erkennende,
wahrnehmende Subject, es ist also erstens wahrnehmendes
Subject im engeren Sinne, d. h. auf O bezogenes Wissen,
und zweitens sich selbst erkennendes Subject.

Sollte sich indessen die Duplicität (wenn wir uns der Kürze halber so ausdrücken dürfen) nicht etwa aus dem Ich in das Wahrnehmungs-Object (O) in irgend einer Weise übertragen? Object und Bewusstsein (Subject) sind Beziehungs-Begriffe; sollte nun nicht das Object dadurch, dass es auf ein in sich Zwiefaches bezogen wird, selbst als ein in sich Zwiefaches gesetzt werden? Sollte nicht im Object ein Verhältniss, analog demjenigen des Bewusstseins zum Selbstbewusstsein im Subject, existiren?

So muss es sich in der That verhalten. Denn das wahrnehmende Subject ist wahrnehmendes erst dadurch, dass es auch sich selbst erkennt, Ich ist, oder das Bewusstsein ist wirkliches Bewusstsein erst durch das Selbstbewusstsein, so wie die Linie nur in der Fläche existirt. Also ist auch das wahrgenommene Object solches erst dadurch, dass es nicht nur mit dem Bewusstsein, sondern auch mit dem Selbstbewusstsein verknüpft ist. Mit andern Worten: das Selbstbewusstsein ist nicht Wissen vom Bewusstsein überhaupt, sondern von dem auf ein bestimmtes Object O gerichteten und darin seine eigene Bestimmtheit habenden Bewusstsein; und erst dadurch, dass das durch das Object O bestimmte Bewusstsein Inhalt des Selbstbewusstseins ist, ist dasselbe wirklich Bewusstsein und ist O Object. O steht also erstens in Beziehung zu dem wahrnehmenden Bewusstsein im engeren Sinne und zweitens in Gemeinschaft mit diesem zu dem Selbstbewusstsein.

Insofern O auf das wahrnehmende Bewusstsein überhaupt bezogen wird, wird es als ein ebenso realer Zustand des wahrnehmenden Subjectes gesetzt wie das Wahrnehmen selbst. Insofern es aber auf das Selbstbewusstsein bezogen wird, wird es als eine blosse Bestimmtheit des Bewusstseins gesetzt, denn der Inhalt des Selbstbewusstseins ist das durch das Object O bestimmte Bewusstsein. Durch das Selbstbewusstsein ist O bloss idealiter oder als Bild gesetzt.

In O sind also zwei Momente zu unterscheiden, die allerdings in Wirklichkeit ebenso untrennbar sind, wie Bewusstsein und Selbstbewusstsein: das Moment der Realität und das Moment der Idealität oder Bildlichkeit. Als Reales wird O nur dadurch gesetzt, dass es zugleich als Bild gesetzt wird, und als Bild wird es in der Wahrnehmung nur dadurch gesetzt, dass es zugleich als Reales gesetzt wird. Ein Widerspruch ist in dieser Einheit von Realität und Bildlichkeit nicht vorhanden. Denn das Bild ist zwar nur im Wissen vorhanden, dieses gilt aber auch vom Realen, auch die Zustände des Empfindens, Fühlens, Wollens existiren nur als bewusste. Das Bewusstsein ist Bedingung für die Existenz des Empfindens, Fühlens und Wollens, und das Selbstbewusstsein ist Bedingung des Bewusstseins und des durch dieses Bedingten, aber auch umgekehrt sind die Zustände des Empfindens, Fühlens, Wollens Bedingung für das Bewusstsein, dessen Gegenstände sie sind, und dieses Bewusstsein nebst dem Bilde ist Bedingung des Selbstbewusstseins. Will man allen Erkenntniss-Inhalt, der nur als dieser Inhalt bestehen kann, subjectiv nennen, so ist zwar aller concrete Erkenntniss-Inhalt subjectiv (nur ein in ihm enthaltenes allgemeines Gesetz ist, wie wir später sehen werden, objectiv), aber darum nicht weniger wirklich.

Die Wahrnehmungs-Objecte im engeren Sinne sind synthetische Bestimmungen des Ich. Zum Inhalte des wahrnehmenden Bewusstseins gehört aber auch eine analytische Bestimmung des Ich, nämlich das Wahrnehmen selbst, oder die Ichheit. Die synthetischen Bestimmungen sind, wie wir gesehen haben, nur möglich durch die analytische, denn das Ich kann sich nur dann synthetisch bestimmen, wenn es sich als Ich weiss; und die analytische Bestimmung ist nur möglich durch die synthetischen, denn diese analytische Bestimmung ist das Wahrnehmen, und das Wahrnehmen setzt ein Object, d. i. ein synthetisch bestimmtes Ich voraus. Was

wir nun das Bild genannt haben, ist synthetische Bestimmung des Ich überhaupt, aber analytische des gerade in
dieser, das Object O betreffenden Wahrnehmung begriffenen
Ich. Das Ich bestimmt sich z. B. synthetisch durch den
Zustand des Zahnschmerzes, und indem es dieses thut, weiss
es dieses sein Wahrnehmen, und zwar nicht als Wahrnehmen
überhaupt, sondern als dieses bestimmte, auf den Zahnschmerz
gerichtete Wahrnehmen, es bestimmt sich also analytisch
durch seinen Zustand des Wahrnehmens, dessen Object eine
synthetische Bestimmung ist, und mit diesem Zustande
durch das Bild des wahrgenommenen Gegenstandes, des Zahnschmerzes. Das reale und das ideale Element setzen also
einander voraus wie die synthetische und die analytische Bestimmung des Ich.

Bezeichnen wir das Moment der Realität in O mit α,
und dasjenige der Idealität oder Bildlichkeit mit β, setzen
wir also O $= \alpha + \beta$ (wobei selbstverständlich nicht an eine
wirkliche quantitative Zusammensetzung gedacht werden darf),
so können wir den gesammten Inhalt des wahrnehmenden
Bewusstseins mit S $+$ O $=$ S $+ (\alpha + \beta)$ bezeichnen. Davon
geht nach der vorstehenden Erörterung in den Inhalt des
vorstellenden Bewusstseins über S $+ \beta$, der durch das Bild
eines bestimmten wahrgenommenen Gegenstandes O bestimmte
Wahrnehmungs-Zustand des Ich.

S $+ \beta$ ist analytische Bestimmung des das bestimmte
Object O wahrnehmenden Ich, aber synthetische Bestimmung des Ich überhaupt, und angenommen, das in einer
anderen Erkenntnissthätigkeit, als der auf O gerichteten Wahrnehmung, begriffene Ich könnte sich durch S $+ \beta$ bestimmen, so
wäre ihm diese Bestimmung synthetisch, denn analytisch ist sie
nur für das O wahrnehmende Ich. Es ist mithin insoweit völlig
denkbar, dass das Ich aufhöre, O wahrzunehmen und sich
statt dessen synthetisch als S $+ \beta$ bestimme. Dies entspricht
nun durchaus dem Begriffe der Vorstellung, welchen wir im

ersten Kapitel dieses Abschnittes entwickelt haben. Denn danach bestimmt sich das vorstellende Ich synthetisch durch einen bestimmten Wahrnehmungs-Zustand, ohne wirklich wahrzunehmen. Das vorstellende Bewusstsein ist also ganz analog dem wahrnehmenden zu denken, mit dem einzigen Unterschiede, dass an die Stelle der Zustände des Empfindens, Fühlens, Wollens ein bestimmter Wahrnehmungs-Zustand tritt.

Nur noch Eine Schwierigkeit ist übrig. Sind nämlich, wie behauptet, in dem Wahrnehmungs-Objecte O die Momente der Realität und der Idealität oder Bildlichkeit (α und β) ebenso unzertrennlich, wie im Bewusstsein das Bewusstsein im engeren Sinne und das Selbstbewusstsein, so scheint es unmöglich, dass das Moment der Idealität (β) allein in die Vorstellung übergehe, das der Realität (α) aber verschwinde. Es scheint mit andern Worten unmöglich, dass das Ich sich durch einen Wahrnehmungs-Zustand bestimme, ohne wirklich wahrzunehmen.

Aus der Untrennbarkeit der Momente α und β im wahrnehmenden Bewusstsein folgt unzweifelhaft, dass die Vorstellung nicht dadurch aus der Wahrnehmung entsteht, dass das Moment α verschwindet. Findet weiter nichts statt, als dass α aus dem Bewusstsein verschwindet, so verschwindet das Bewusstsein selbst. Aber nach unserer bisherigen Untersuchung ist die Vorstellung etwas Anderes, als die eines ihrer Momente beraubte Wahrnehmung. Die Vorstellung hat ganz die analogen Momente, wie die Wahrnehmung. Fällt also eines der Wahrnehmungs-Momente fort, so muss ein Ersatz eintreten. Dies geschieht nach dem Obigen so, dass an die Stelle des Wahrnehmungs-Objectes O der durch das Bild β bestimmte Wahrnehmungs-Zustand S tritt, welcher ebenso wie O als Einheit eines realen und eines idealen Momentes gedacht werden muss, und dass an die dadurch leer gewordene Stelle, welche das Wissen vom Wahrnehmen ein-

nahm, das Wissen vom Vorstellen (nämlich dem Erkennen des
subjectiven Wahrnehmungs-Zustandes $S + \beta$) tritt. Wie wir den
ganzen Wahrnehmungsgegenstand (einschliesslich des wahrnehmenden Ichs) mit $S + O$ bezeichnet haben, so können wir
den ganzen Vorstellungsgegenstand mit $S^1 + O^1$ bezeichnen, wo
dann S^1 das vorstellende Ich und $O^1 = S + \beta$ ist.

Dass die Momente α und β nicht bloss für das wahrnehmende, sondern auch für das vorstellende Bewusstsein
untrennbar seien, liegt gar kein Grund zu behaupten vor.
β ist eine Bestimmtheit des Ich, die demselben in der auf O
gerichteten Wahrnehmung analytisch zukommt, dem Ich überhaupt aber synthetisch ist. Dass nun das Ich, O wahrzunehmen aufhörend, die ihm nicht mehr analytische Bestimmung als eine synthetische setzt, ist völlig denkbar, wenn
man nur (was nie bezweifelt ist) annimmt, dass die Wahrnehmung von O nicht spurlos an der Seele vorübergegangen
ist. Wie freilich die Spuren in der bewusstlosen Region der
Seele und ihr Hervortreten als Bilder im Bewusstsein zu
denken sind, müssen wir völlig unerklärt lassen, dürfen es
aber auch, ohne der Absicht unserer Untersuchung etwas zu
vergeben.

Blicken wir nun zurück auf die verschiedenen Wendungen, in welchen wir zu Anfang dieses Kapitels den
scheinbaren Widerspruch im Begriffe der Vorstellung dar-
stellten, so bewährt sich einer jeden gegenüber die oben ge-
fundene Lösung.

Das Object des Erkennens, hiess es zuerst, müsse stets
im Erkennen anwesend sein, die Erfahrung aber zeige, dass
wir im Allgemeinen über die Dinge denken, ohne sie im
Bewusstsein anwesend zu haben; statt ihrer selbst seien bloss
ihre Bilder da. Darauf ist nun zu erwidern, dass die Dinge
in der Bedeutung von Wahrnehmungs-Objecten nicht im
eigentlichen Sinne Objecte des Vorstellens und des sich an
die Vorstellung anschliessenden Denkens sind, dass aber

etwas von ihnen im Objecte der Vorstellung vorhanden und mit diesem im vorstellenden Bewusstsein anwesend ist. Das Object der Vorstellung ist nämlich ein bestimmter Wahrnehmungs-Zustand des Ich, und dazu gehört das im Wahrnehmungs-Objecte wirklich vorhandene Moment, welches wir das Bild genannt haben.

Zweitens schien durch Zurückbeziehung des Vorstellungs-Inhaltes auf den Wahrnehmungs-Inhalt dieser letztere selbst Vorstellungs-Inhalt zu werden, und zwar in derselben Hinsicht, in welcher er zugleich als ein nicht in der Vorstellung Vorhandenes gesetzt wird. Nunmehr wissen wir aber, dass durch diese Zurückbeziehung dem Vorstellungs-Inhalte, wie er eben angegeben ist, nichts Neues hinzugefügt wird. Das Vorstellungsbild auf ein Wahrnehmungs-Object zurückbeziehen, heisst nichts anderes, als das Bild als Bild setzen, d. i. als blosse Bestimmtheit des reproducirten Wahrnehmungs-Zustandes, der, um wirkliche Wahrnehmung zu sein, ein reales Object haben müsste, statt dessen aber als synthetische Bestimmung des vorstellenden Ich gesetzt wird.

Wenn drittens nichts von den Wahrnehmungsobjecten übrig zu bleiben schien, nachdem die Empfindung, das Gefühl und der Wille als reale Zustände des Ich verschwunden, so wissen wir nunmehr, dass für die Wahrnehmung allerdings nichts mehr übrig bleibt, wohl aber für die Vorstellung, nämlich das Bild des Wahrnehmungsobjectes, welches in diesem selbst wirklich vorhanden ist.

Die letzte Fassung des Widerspruches endlich, dass das Wahrgenommene und das Vorgestellte identisch seien und auch nicht, wird durch den Nachweis widerlegt, dass sie ein Moment, das Bild, gemeinsam haben und dass dieses Moment auf verschiedene Weise ergänzt wird, in der Wahrnehmung nämlich durch seine Einheit mit dem realen Momente, in der Vorstellung dadurch, dass es als Bild gesetzt wird.

Die vorstehende Auffassung der Vorstellung veranlasst die Frage, ob sich die Vorstellung in derselben Weise zu einer höheren Bewusstseinsstufe verhalte, wie sich die Wahrnehmung zu ihr verhält. Diese höhere Bewusstseinsstufe, die als Vorstellung zweiten Grades bezeichnet werden könnte, müsste darin bestehen, dass das Ich sich in den Zustand des Vorstellens ersten Grades versetzte und statt des Gegenstandes dieses Vorstellens ersten Grades, d. i. statt des durch ein Bild bestimmten Wahrnehmungszustandes, dessen Bild besässe. Ohne Zweifel müssen wir annehmen, dass wie im Wahrnehmungsobjecte, so auch im Vorstellungsobjecte $(S + \beta)$ zwei Momente zu unterscheiden sind, α^1 u. β^1, deren eines als Bild zu bezeichnen ist, und dass insofern der Gedanke einer Vorstellung zweiten Grades gerechtfertigt erscheint. Die Betrachtung, welche uns die Unterscheidung dieser Momente bezüglich des Wahrnehmungsobjectes an die Hand gegeben hat, lässt sich unverändert bezüglich des Vorstellungsobjectes wiederholen; sie beruht ja bloss auf der Erklärung des wahrnehmenden Bewusstseins als synthetischer Selbstbestimmung des Ich, diese Erklärung aber gilt auch für die Vorstellung, ja für alles Bewusstsein. Insofern müsste also die begriffliche Möglichkeit sogar eines sich ins Unendliche steigernden Vorstellens behauptet werden, — die Möglichkeit, sich zu versetzen in einen Zustand des Versetzens in einen Zustand des Versetzens u. s. w.

Indessen es genügt nicht für ein Bewusstseinsobject, dass es das Moment, welches wir das Bild genannt haben, enthält, um in einer höheren Bewusstseinsstufe indirect erkannt zu werden. Es ist auch erforderlich, dass das andere Moment α^1, welches dem Bilde β^1 als das Reale zu Grunde liegt, selbst kein Bildliches mehr ist, weil wir sonst zu dem Begriffe eines Objectes geführt würden, welches nicht nur das Bild, sondern auch das Bild des Bildes in sich schlösse, und weil, damit es denkbar wäre, dass sich das Vorstellen in der angegebenen

Weise ins Unendliche steigere, das Wahrnehmungsobject eine sich ins Unendliche steigernde Bildlichkeit in sich schliessen müsste.

Die Vorstellung zweiten Grades nämlich würde darin bestehen, dass das Ich sich in den Zustand der Vorstellung ersten Grades versetzte. Mit diesen Zustand wäre, wie aus der vorigen Betrachtung hervorgeht, das Bild des bestimmten Objectes, worauf er als realer Zustand (als wirkliche Vorstellung ersten Grades) gerichet war, gesetzt, d. i. das Bild eines bestimmten Wahrnehmungs zu s t a n d e s. Dieser Wahrnehmungszustand ist seinerseits ein bestimmter nur dadurch, dass mit ihm das Bild des Wahrnehmungs o b j e c t e s, worauf er als realer Zustand gerichtet war, gesetzt ist, und nur in dieser Bestimmtheit kann er directes Object der Vorstellung ersten Grades und indirectes der Vorstellung zweiten Grades sein. Mithin muss, damit die Vorstellung zweiten Grades ein Object habe, entweder dieses Bild des Wahrnehmungsgegenstandes, welches schon in der Vorstellung ersten Grades enthalten ist, auch in der Vorstellung zweiten Grades enthalten sein, oder es muss dieselbe dadurch bestimmen, dass sich von ihm in derselben Weise ein Bild ablöst, wie es mit dem Wahrnehmungsobjecte bezüglich der Vorstellung ersten Grades geschieht. Das letztere ist nicht möglich, weil das Bild des Wahrnehmungsobjectes nicht wieder, wie das Wahrnehmungsobject selbst, zwei Momente in sich fasst, deren eines sich als Bild und deren anderes als dessen reale Grundlage verhält. Das erstere darf nicht sein, weil das vorstellende Ich, wenn es das Bild des Wahrnehmungsobjectes reproducirt, sich nicht mehr in einen Vorstellungszustand v e r s e t z t (in dem im vorigen Kapitel entwickelten Sinne), sondern sich wirklich in demselben befindet, sowie es sich nicht mehr in einen Wahrnehmungszustand versetzt, sondern wirklich wahrnimmt, wenn es statt des blossen Bildes das Wahrnehmungsobject selbst besitzt.

Der Versuch, in Beziehung auf eine Vorstellung vorzustellen, muss demnach daran scheitern, dass die Vorstellung, in Beziehung auf welche vorgestellt werden soll, selbst wirklich eintritt. Die Beobachtung bestätigt dies.

Man könnte einwenden, dass die Vorstellung zweiten Grades dadurch nicht aufgehoben werde, dass sie in diejenige ersten Grades übergehe; sie sei wie diese wirklich vorhanden, wenn sie auch deren gleichzeitige Anwesenheit im Bewusstsein bewirke. Eine solche Vorstellung zweiten Grades bestände darin, dass das im ersten Grade vorstellende Ich sich durch dieses sein Vorstellen synthetisch bestimmte. Das vorstellende Ich weiss sich aber analytisch (durch das Selbstbewusstsein) als vorstellendes und es kann sich durch das ihm analytisch zukommende Prädicat ebensowenig synthetisch bestimmen, wie das wahrnehmende Ich dieses kann.

Dritter Abschnitt.

Das Denken.

Erstes Kapitel.

Das Denken im Anschluss an Wahrnehmungen.

Begriff der mittelbaren und directen Erkenntniss. — Dieselbe als Bewusstsein zwischen Wahrnehmungsobjecten bestehender Zusammenhänge als solcher oder als Bewusstsein der Einheit des Ich in der Mehrheit seiner Wahrnehmungszustände. — Wirklichkeit derselben. — Einfluss derselben auf das Wahrnehmen und Vorstellen. — Steigerung derselben.

Der Wahrnehmung und der Vorstellung ist es gemein, unmittelbares Bewusstsein zu sein, d. h. keiner gleichzeitigen, begrifflich früheren Erkenntnissfunction zu bedürfen. Sie unterscheiden sich als directes und indirectes Bewusstsein; jene, die Wahrnehmung, bezieht sich überhaupt nicht auf eine begrifflich frühere Bewusstseinsform zurück, sie ist schlechthin Anfang der Erkenntniss; diese, die Vorstellung, setzt sich selbst als Fortsetzung einer begrifflich und zeitlich früheren Bewusstseinsform, nämlich der Wahrnehmung.

Wie schon im vorigen Abschnitte angedeutet wurde, ist noch eine zweite Richtung für die Entwickelung des Bewusstseins denkbar. Gelangt man vom Begriffe der Wahrnehmung zu dem der Vorstellung, indem man das Prädicat „unmittelbar" beibehält und das andere „direct" in sein Gegentheil verwandelt, so zu dem der zweiten sich an die Wahrnehmung anschliessenden Bewusstseinsart, indem man umgekehrt das Prädicat „direct" beibehält und das andere „unmittelbar" in

9

sein Gegentheil verwandelt. Diese Bewusstseinsart hat mit der Wahrnehmung gemeinsam, sich nicht auf eine zeitlich frühere zurückzubeziehen. Wie die Vorstellung bezieht sie sich auf eine begrifflich frühere, nämlich die Wahrnehmung zurück, setzt aber deren gleichzeitige Wirklichkeit voraus, während die Vorstellung die gewesene Wirklichkeit verlangt. Wir wollen das mittelbare Bewusstsein überhaupt Denken nennen, das mittelbare und directe bestimmter Denken im Anschlusse an die Wahrnehmung oder Denken in Wahrnehmungselementen (zum Unterschiede von Denken im Anschlusse an die Vorstellung oder in Vorstellungselementen).

Noch eine vierte Combination der in Rede stehenden Prädicate ist möglich; dieselbe führt zu dem Begriffe des mittelbaren und indirecten Bewusstseins. Die aus der Combination der Gegensätze „unmittelbares und mittelbares Bewusstsein" einerseits, „directes und indirectes" andererseits entstehenden Begriffe von Bewusstseinsarten lassen sich demnach in folgendem Schema darstellen:

1) Unmittelbares Bewusstsein
    a. directes: die Wahrnehmung,
    b. indirectes: die Vorstellung.
2) Mittelbares Bewusstsein
    a. directes: das Denken in Wahrnehmungselementen,
    b. indirectes.

Die letzte Bewusstseinsart, die mittelbare und indirecte lassen wir vorläufig noch ausser Betracht. Der Zusammenhang der drei ersten wird besser durch folgendes Schema veranschaulicht:

Unmittelbares und directes Bewusstsein
(Wahrnehmung)

Unmittelbares und indirectes Bewusstsein (Vorstellung).	Mittelbares und directes Bewusstsein (Denken in Wahrnehmungs-Elementen).

Das Bewusstsein überhaupt ist synthetische Selbstbestimmung des Ich. Das wahrnehmende Ich bestimmt sich durch die Zustände des Empfindens, Fühlens und Wollens, das vorstellende durch den Zustand des Wahrgenommen-habens, das in Wahrnehmungselementen denkende durch den Zustand des wirklichen Wahrnehmens (vergl. o. S. 100, 101). Zur Betrachtung des Denkens in Wahrnehmungselementen übergehend, haben wir uns zunächst mit der Frage zu beschäftigen, wie es überhaupt möglich sei, dass sich das Ich durch sein Wahrnehmen synthetisch bestimme.

Wahrnehmend bestimmt sich das Ich synthetisch durch die Zustände des Empfindens, Fühlens, Wollens. Der Zustand des Wahrnehmens selbst ist analytische Bestimmung des wahrnehmenden Ich und als solche Inhalt des Selbstbewusstseins. Nun wird verlangt, dass das Ich sich ausserdem noch synthetisch als wahrnehmendes bestimme; ohne das Wahrnehmen einzustellen, ohne also seinen analytischen Zusammenhang mit diesem Prädicate aufzuheben, soll es dasselbe zugleich als synthetisches setzen.

Dieses ist nur auf eine Weise denkbar. Das Ich muss sich selbst als ein zwiefaches setzen und zwar so, dass es in der einen Setzung analytisch und in der andern synthetisch durch das Prädicat Wahrnehmen bestimmt ist, d. h. es muss zugleich wahrnehmen und in einer anderen Erkenntnissweise, die wir vorläufig mit X bezeichnen wollen, begriffen sein und sich als das in der Erkenntnissweise X begriffene synthetisch als wahrnehmendes bestimmen. Das bestimmte Wahrnehmen bildet zwar den Inhalt der analytischen Selbstbestimmung des wahrnehmenden Ich, aber es ist doch etwas dem Ich überhaupt Zufälliges, denn an seine Stelle kann unbeschadet der Ichheit ein anderes Wahrnehmen treten, es ist also ein dem Begriffe des Ich überhaupt synthetisches Prädicat. Wenn nun das Ich zugleich wahrnimmt und in der Erkenntnissweise X begriffen ist, so kann es sein Wahrnehmen als ein ihm, dem in der Erkenntnissweise X begriffenen, entbehrliches Prädicat erkennen, sich also durch das Prädicat Wahrnehmen synthetisch bestimmen.

Auf die Frage, was für eine Erkenntnissweise X sei, bietet sich als nächste Antwort dar, dass es eben die synthetische Selbstbestimmung durch das Prädicat Wahrnehmen, die neue Bewusstseinsart, von der die Rede ist (das Denken im Anschlusse an Wahrnehmungen) selbst sei. Denn so würde es dem Verhältnisse zwischen der analytischen und der synthetischen Selbstbestimmung in der Wahrnehmung entsprechen. In der Wahrnehmung werden nämlich die Zustände des Empfindens etc. dadurch als synthetische Bestimmungen des Ich erkannt, dass sie mit der als analytisch erkannten (nämlich Wahrnehmen) verglichen werden, und umgekehrt. Nimmt man also an, dass es sich in der mittelbaren Erkenntniss, welche in einer synthetischen Selbstbestimmung des Ich durch das Prädicat Wahrnehmen bestehen soll, analog verhalte, so muss sich das als synthetische Bestimmung gesetzte Wahrnehmen zu diesem Setzen, welches selbst als analytische Bestimmung gesetzt ist, verhalten, wie sich in der Wahrnehmung das Empfinden etc. zum Wahrnehmen selbst verhält. Das Wahrnehmen würde also zu einer synthetischen Bestimmung des Ich dadurch, dass das Ich nicht mehr bloss wahrnähme, und es nähme nicht mehr bloss wahr dadurch, dass es sich synthetisch als wahrnehmendes bestimmt.

Allein diese Analogie zwischen dem unmittelbaren (wahrnehmenden) und mittelbaren (denkenden) Bewusstsein kann nicht stattfinden. Denn das in Wahrnehmungs-Elementen denkende Ich kann sich nicht als bloss denkendes, oder insofern es bloss denkt, synthetisch durch das Prädicat Wahrnehmen bestimmen, da das denkende Ich nothwendig zugleich wahrnehmendes ist, ein bloss denkendes Ich also ein Widerspruch wäre. Also müsste es das denkende und zugleich wahrnehmende Ich (insofern es denkt und zugleich wahrnimmt) sein, welches synthetisch durch das Prädicat Wahrnehmen bestimmt wird. Insofern aber das Ich wahrnehmendes ist, insofern ihm also das Prädicat Wahrnehmen analytisch zukommt, kann es nicht synthetisch durch dasselbe bestimmt werden. — Offenbar wäre auch durch diese Annahme die früher als irrthümlich nachgewiesene Ansicht, dass das wahrnehmende Ich sein Wahrnehmen selbst im eigentlichen Sinne des Wortes wahrnehmen könne, zur Hinterthüre wieder eingeführt.

Die Erkenntnissweise X, mit der das Wahrnehmen verglichen werden muss, um als synthetische Bestimmung des Ich gesetzt werden zu können, oder die im Ich vorausgesetzt werden muss, damit dasselbe die synthetische Bestimmung „Wahrnehmen" tragen könne, kann also nicht dieses Vergleichen oder synthetische Bestimmen selbst sein (während in der Wahrnehmung allerdings die synthetische Bestimmung des Empfindens etc. verglichen wird mit diesem Vergleichen selbst, indem sie wahrgenommen wird als Zustand des wahrnehmenden Ich). X kann auch keine Vorstellung sein, denn wir reden vom mittelbaren und directen Erkennen. Es bleibt also nur übrig, dass X wiederum eine Wahrnehmung ist, aber eine andere als die, mit welcher sie verglichen werden soll. Die Wahrnehmung, auf welche sich ein Denken beziehen soll, darf also keine einfache sein, d. h. sie darf nicht auf ein in sich unterschiedsloses Object gerichtet sein, sondern muss als das Zusammensein mindestens zweier Wahrnehmungen angesehen werden können oder, was dasselbe ist, ein zusammengesetztes Object haben.

A und B seien zwei gleichzeitig wahrgenommene Objecte. Soll sich an diese unmittelbare Erkenntniss eine mittelbare, ein Denken anschliessen, so muss dasselbe darin bestehen, dass sich das Ich als das, eines jener Objecte — wir wählen B — wahrnehmende synthetisch durch das Wahrnehmen des andern, A, bestimmt. Das Wahrnehmen von A ist ein synthetisches Prädicat für das B wahrnehmende Ich, das Denken muss darin bestehen, das synthetische Prädicat auch als solches zu setzen.

Das Ich, welches die Thätigkeit des Selbstbestimmens durch das Prädicat „Wahrnehmen des A" ausführt, ist das denkende. Das Ich, welches die Bestimmung erhalten soll, ist das B wahrnehmende. Das bestimmende Ich und das bestimmte sollen aber dasselbe sein, das denkende Ich ist dasjenige, welches bestimmt und dasjenige, welches bestimmt wird. Das Ich, welches bestimmt wird, ist also zugleich denkendes und B wahrnehmendes; insofern das Ich denkt, soll es auch B wahrnehmendes sein und denkend sich als das denkende und B wahrnehmende durch das Wahrnehmen des A synthetisch bestimmen. Daraus scheint zu folgen, dass Wahrnehmen und Denken einerlei seien, mithin die Unmöglichkeit des Denkens in der angenommenen Bedeutung. Wir scheinen also auf die Annahme zurückgewiesen zu sein, dass die Erkenntnissweise X, mit der die Wahrnehmung von A verglichen werden muss, nicht eine zweite Wahrnehmung B, sondern das Vergleichen oder das Denken selbst sei.

Allein dieselbe Bemerkung, um deretwillen wir diese Annahme verwerfen mussten, hilft uns über die gegenwärtige Schwierigkeit hinweg. Ein bloss denkendes Ich, fanden wir, ist ein Widerspruch, das denkende Ich ist nothwendig, insofern es denkt (nämlich in Wahrnehmungs-Elementen), auch wahrnehmendes. Dieses nothwendige Wahrnehmen ist nun das von B, also bestimmt das denkende Ich sich als das zugleich denkende und B wahrnehmende synthetisch durch das Wahrnehmen von A.

Was geschieht nun mit B dadurch, dass es nicht bloss als Object der Wahrnehmung, sondern auch als Object des Denkens gesetzt wird? Es bleibt erstens so gesetzt, wie es als wahrgenommenes gesetzt ist, denn die Wahrnehmung wird durch das hinzukommende Denken nicht geändert. Es wird zweitens so gesetzt, dass mit ihm auch A gesetzt ist, denn das B wahrnehmende Ich wird synthetisch bestimmt durch das Wahrnehmen von A, also ist im Denken B nur insofern gesetzt, als auch A gesetzt ist. Es ist also Voraussetzung für die Möglickeit des Denkens, dass A und B im Zusammenhange stehen. Und zwar ist dieser Zusammenhang nicht bloss der ganz allgemeine, den sie durch ihr blosses Zusammensein im Bewusstsein haben, sondern er beruht auch in ihrer besonderen Beschaffenheit. Das Ich bestimmt sich nicht bloss, insofern es überhaupt ein Object wahrnimmt, synthetisch durch das Wahrnehmen wiederum eines Objectes überhaupt, sondern auch, insofern es das bestimmte Object B wahrnimmt, bestimmt es sich durch das Wahrnehmen des bestimmten Objectes A.

Wenn das Ich sich, als das B wahrnehmende, synthetisch durch das Wahrnehmen des A bestimmt, so bestimmt es sich zugleich auch umgekehrt als das A wahrnehmende durch das Wahrnehmen des B. Denn ist B im Denken so gesetzt, dass mit ihm zugleich auch A gesetzt ist, hat also die Setzung von B diejenige von A zur Bedingung, so ist A in diesem Denken ebenfalls so gesetzt, dass mit ihm zugleich auch B gesetzt ist, so hat also die Setzung von A diejenige von B zur Bedingung.

Bestimmt sich das Ich als das B wahrnehmende synthetisch durch das Wahrnehmen des A, und als das A wahrnehmende synthetisch durch das Wahrnehmen des B, so versetzt es sich dadurch zugleich in einen neuen Zustand und bestimmt sich also durch einen solchen synthetisch. Es setzt sich nämlich als die zusammenfassende Einheit des erkennenden Subjectes in der Mehrheit seiner Wahrnehmungs-Zustände. So gilt auch vom Denken, was sich uns bezüglich des Wahrnehmens und Vorstellens gezeigt hat: das denkende Ich ruft den Zustand, durch welchen es sich synthetisch bestimmt, erst hervor. Durch Zustände, die es so schon hat (das Wahrnehmen von A und B), bestimmt es sich nur insofern synthetisch, als es sich in einen neuen Zustand, in welchem jene als Momente enthalten sind, versetzt. In der neuen Bewusstseinsart tritt also nicht bloss ein neues analytisches Prädicat des Ich auf (das Denken), sondern auch ein neues synthetisches, nämlich das der Einheit in der Mehrheit der Wahrnehmungs-Zustände.

Der Zusammenhang von A und B ist auch in der blossen Wahrnehmung beider, d. h. in ihnen als Wahrnehmungs-Objecten, vorhanden. Er wird aber nicht als Zusammenhang wahrgenommen, die Erkenntniss des Zusammenhanges als solchen ist eben die That des Denkens. Das Denken in Wahrnehmungs-Elementen ist das Bewusstsein eines Zusammenhanges als solchen zwischen Wahrnehmungs-Elementen. Oder: Das Denken ist ein Geltend-machen der Einheit des Ich gegenüber der Mehrheit seiner gleichzeitigen Wahrnehmungs-Zustände, oder die Reflexion des Ich auf seine Einheit in der Mehrheit seiner gleichzeitigen Wahrnehmungs-Zustände.

Der Zusammenhang zwischen zwei Wahrnehmungs-Elementen A und B führt nicht nothwendig seine abstracte Erkenntniss herbei, sondern es ist ein bisher noch nicht ausgeübtes Vermögen der erkennenden Seele, von dem gegebenen (vorgefundenen) Zusammenhange zum Bewusstsein desselben als Zusammenhanges fortzuschreiten.

Einer Rechtfertigung dafür, dass wir die mittelbare und directe Erkenntniss Denken genannt haben, wird es nunmehr kaum noch bedürfen. Wir werden im folgenden Kapitel sehen, dass alles Denken eine Mehrheit von Erkenntniss-Zuständen voraussetzt und in der Unterordnung dieser Mehrheit unter die Einheit des Ich, also in dem Bewusstsein eines Zusammenhanges als solchen besteht. So findet sich auch das Denken dargestellt in fast sämmtlichen Lehrbüchern der Logik. Drobisch z. B. lehrt, jedes Denken sei im Allgemeinen ein Zusammenfassen eines Vielen und Mannigfaltigen in eine Einheit (Neue Darstellung der Logik, 3. Aufl., S. 5). Am bestimmtesten schliesst sich von den uns erinnerlichen Erklärungen diejenige Kiesewetter's an unsere Auffassung an. „Denken, heisst es in dessen Grundriss der allgemeinen Logik (1802, 1. Bd., S. 11), heisst überhaupt diejenige Handlung des Gemüths, wodurch Einheit des Bewusstseins in die Verknüpfung des Mannichfaltigen gebracht wird." Aehnlich definirt Kant das Urtheil. Dasselbe sei die Vorstellung der Einheit des Bewusstseins verschiedener Vorstellungen (Werke, Ros. Bd. I, S. 283), oder es sei die Art, gegebene Erkenntnisse zur objectiven Einheit der Apperception zu bringen (Bd. II, S. 738).

Bisher haben wir von der mittelbaren und directen Erkenntniss, dem Denken in Wahrnehmungs-Elementen, nur als einer möglichen Bewusstseinsart geredet. Dass sie auch eine wirkliche ist, bedarf, nachdem wir ihr Wesen erkannt haben, kaum noch eines Nachweises. Zunächst ist sicher, dass sich an die actuelle Wahrnehmung eine höhere Bewusstseinsform anschliesst. Das Bewusstsein beschränkt sich den Wahrnehmungs-Objecten gegenüber nicht darauf, sie einfach gegenständlich zu setzen. Die Beobachtung dieser höheren Bewusstseinsform wird nun zwar im Allgemeinen finden, dass dieselbe Vorstellungen und begriffliches Denken in sich fasst (wir erkennen z. B. einen Baum, den wir sehen, als eine Eiche, indem wir ihn mit dem Vorstellungsbilde der Eiche, welches unserem allgemeinen Begriffe der Eiche zu Grunde liegt, vergleichen), es ist aber leicht zu entdecken, dass nach Abzug dieses Vorstellens und begrifflichen Denkens noch eine ausgedehnte Erkenntnisssphäre übrig bleibt und zwar eine solche, die unserer obigen Erklärung entsprechend den Zusammenhang in der Mannichfaltigkeit, die Einheit in der Vielheit der Wahrnehmungs-Gegenstände zum Inhalte hat. Dahin gehört z. B. das Bewusstsein von einem Wahrnehmungs-

Objecte als der Einheit einer Mehrheit von Beschaffenheiten, die
Grössen-Vergleichung, das erste Zählen, das Bewusstsein der
Gleichheit und Verschiedenheit nebeneinander bestehender
Merkmale, kurz die ganze unterscheidende und verbindende
Thätigkeit, ohne welche Vorstellungen und Begriffe gar nicht
auf gegenwärtige Wahrnehmungs-Objecte bezogen werden
können.

Dass die höheren Erkenntnissweisen ausbildend auf
die Wahrnehmung zurückwirken, ist schon früher bemerkt.
Auch das Denken in Wahrnehmungs-Elementen ist in dieser
Hinsicht von Wichtigkeit. Indem es die Zusammenhänge,
welche in der Wahrnehmung selbst schon gesetzt sind,
als solche zum Bewusstsein bringt, bewirkt es eine schärfere
Auffassung der Bestimmtheiten der Dinge, in deren Verbindung und Trennung das Bewusstsein des Zusammenhanges
besteht. Durch diese Schärfung der Wahrnehmung wird dann
auf der andern Seite auch die Vorstellungsbildung vervoll-
kommt, die ihrerseits wieder die Wahrnehmung und das Denken
in Wahrnehmungs-Elementen fördert. Die Untersuchung des
Ineinandergreifens der bis jetzt von uns betrachteten drei
Erkenntnissweisen (welches besonders darum von Wichtigkeit
ist, weil vermuthlich das Seelenleben der meisten Thiere auf
diese Sphäre und das später zu betrachtende Verknüpfen von
Wahrnehmungen mit Vorstellungen beschränkt ist) müssen
wir der Psychologie überlassen.

———————

Bezüglich der Entwickelung des Bewusstseins, welche von
der Wahrnehmung zur Vorstellung führt, haben wir die Frage
aufgestellt, ob dieselbe sich in demselben Sinne fortsetzen
könne, ob also sich an die Vorstellung eine Vorstellung
höheren Grades anschliessen könne, so wie sich an die Wahrnehmung die einfache Vorstellung anschliesst. Analog müssen
wir jetzt bezüglich der Entwickelung des Bewusstseins, welche
von der Wahrnehmung zum Denken führt, fragen, ob dieselbe

sich in demselben Sinne fortsetzen könne, indem sich ein
höheres Denken so auf das Denken in Wahrnehmungs-Elementen beziehe, wie dieses auf die Wahrnehmung. Jene
Frage mussten wir verneinen, diese müssen wir bejahen, wie
folgende Betrachtung zeigt.

Das bisher untersuchte Denken ist die Erkenntniss eines
zwischen Wahrnehmungs-Elementen bestehenden Zusammenhanges als solchen. Das höhere Denken müsste demnach
die Erkenntniss eines zwischen Denk-Elementen bestehenden
Zusammenhanges als solchen sein, — also Erkenntniss eines
Zusammenhanges zwischen Zusammenhängen, oder genauer
(da nicht Zusammenhänge selbst im eigentlichen Sinne in
Zusammenhang stehen können, sondern nur Elemente) Erkenntniss eines Zusammenhanges, dessen Elemente als solche
bereits als in irgend welchem Zusammenhange stehend gedacht werden müssen. Das höhere Denken setzt demnach
mindestens drei Elemente voraus, denn damit A und C Elemente dieses Denkens sein können, müssen sie, insofern sie
dieses sind, noch in anderem Zusammenhange stehen, und
dazu ist mindestens ein drittes Element B erforderlich, so dass
A, insofern es mit B zusammenhängt, zusammenhängt mit C,
insofern dasselbe mit B zusammenhängt, — so dass, mit andern Worten, A und C durch B zusammenhängen.

Gegen die Möglichkeit eines solchen Denkens lässt
sich nichts einwenden, sobald zugestanden wird, dass es
zusammengesetzte Zusammenhänge in den Wahrnehmungs-
objecten giebt. Dies aber muss zugestanden werden, da es
sonst auch unter den Vorstellungen keine solche geben würde
und mithin auch das Denken in Vorstellungs-Elementen seine
eigenen Resultate nicht wieder verknüpfen könnte, was doch,
wie Jedermann weiss, wirklich geschieht. Auch die Wirklichkeit dieses höheren Denkens wird kaum Jemand in
Zweifel ziehen. Wir üben es aus, so oft wir uns eines Zu-
sammenhangs zwischen mehr als zwei Elementen bewusst

werden. Denn wir würden, wenn wir uns des Zusammen-
hangs von A und B, desjenigen von B und C und endlich
desjenigen von A und C gleichzeitig bewusst werden, ohne
das höhere Denken nur drei nebeneinanderstehende Zusammenhänge zwischen je zwei Elementen, aber keinen Zusammenhang zwischen den drei Elementen A, B und C erkennen.
Damit dieses der Fall ist, muss der Zusammenhang von A
und B im Zusammenhange mit demjenigen von B und C oder
von A und C erkannt werden.

Zweites Kapitel.

Das Denken im Anschlusse an Vorstellungen.

Begriff der mittelbaren und indirecten Erkenntniss. — Dieselbe als Bewusstsein von Zusammenhängen, die zwischen Vorstellungen oder zwischen Vorstellungen und Wahrnehmungen bestehen. — Unmöglichkeit
eines Vorstellens von Gedanken. — Einzel-Vorstellung, allgemeine Vorstellung, Begriff, Urtheil, Schluss. — Das allgemeine Bewusstsein vom
Ich. — Die Stufen des Bewusstseins.

Nachdem wir das unmittelbare und directe oder das
wahrnehmende, das unmittelbare und indirecte oder das vorstellende, und das mittelbare und directe oder das in Wahrnehmungs-Elementen denkende Bewusstsein untersucht haben,
bleibt uns noch der Begriff des mittelbaren und indirecten
Bewusstseins zu erwägen.

Als mittelbares setzt dasselbe ein begrifflich früheres
aber gleichzeitig vorhandenes, als indirectes ein begrifflich
früheres und nicht mehr wirkliches Bewusstsein voraus.
Mittelbar und Indirect sind also Gegensätze und das Bewusstsein kann mithin nicht in derselben Beziehung mittelbar und
indirect sein. Geht es dadurch aus einem begrifflich früheren
Bewusstsein hervor, dass dessen unmittelbares Verhältniss
zu seinen Objecten in ein mittelbares verwandelt wird, so

kann es nicht zugleich aus einem directen Bewusstsein hervorgehen durch Umwandelung desselben in indirectes.

Es ist aber auf zwiefache Weise denkbar, dass ein Bewusstsein oder eine Erkenntniss in einer Beziehung mittelbar, in einer anderen indirect ist. Nämlich sowohl die mittelbare Erkenntniss überhaupt, als auch die indirecte überhaupt haben eine begrifflich frühere Erkenntniss zur Voraussetzung und zwar so, dass sie an deren Charakter Theil nehmen. Ist die unmittelbare Erkenntniss, welche Voraussetzung der mittelbaren ist, direct, so ist es auch die mittelbare, ist sie indirect, so auch diese; und ist die directe Erkenntniss, welche Voraussetzung der indirecten ist, unmittelbar, so ist es auch die directe, ist sie mittelbare, so auch diese. Denn mittelbar ist jede Erkenntniss, die eine unmittelbare zur Voraussetzung hat, und indirect eine jede, die eine directe zur Voraussetzung hat, jede Erkenntniss hat aber alle diejenigen Erkenntnisse zur Voraussetzung, welche der zunächst von ihr vorausgesetzten zur Voraussetzung dienen. Mithin kann die mittelbare und indirecte Erkenntniss e n t w e d e r eine solche bedeuten, welche durch sich selbst mittelbar und durch die von ihr vorausgesetzte indirect ist, o d e r eine solche, welche durch sich selbst indirect und durch die von ihr vorausgesetzte mittelbar ist.

Wir erhalten, mit andern Worten, ganz verschiedene Begriffe von der mittelbaren und directen Erkenntniss, je nachdem wir sie entstanden denken aus der Vorstellung, und zwar dadurch, dass sich an diese in derselben Weise ein Denken anschliesst, wie sich ein solches an die Wahrnehmung anschliesst, oder aus dem Denken in Wahrnehmungs-Elementen, und zwar dadurch, dass sich an dieses in derselben Weise eine Vorstellung anschliesst, wie sich eine solche an die Wahrnehmung anschliesst.

Vom Anfange der Erkenntniss, der Wahrnehmung, gehen, wie wir gesehen haben, zwei Entwickelungs-Richtungen des

Bewusstseins aus; die eine führt zur Vorstellung, die andere
zum Denken in Wahrnehmungs-Elementen. Jede dieser Richtungen kann nun dem Vorstehenden zufolge zunächst als in
zwiefacher Weise sich fortsetzend gedacht werden: 1) An die
Vorstellung schliesst sich an a) eine Vorstellung höheren
Grades, b) ein Denken; 2) an das Denken in Wahrnehmungs-Elementen schliesst sich an a) ein höheres Denken,
b) eine Vorstellung. So wären vier Zweige der Entwickelung
zu unterscheiden. Jeder dieser Zweige muss, wenn alle möglichen Combinationen in Betracht gezogen werden sollen,
wiederum als sich nach dem Gegensatze von Vorstellen und
Denken theilend gedacht werden u. s. f. in's Unendliche.
Zur mittelbaren und indirecten Erkenntniss würde nun Alles
mit Ausnahme der Wahrnehmung, der einfachen Vorstellung
und alles Denkens, welches auf Grund der Wahrnehmung
ohne Einschiebung einer Vorstellung stattfindet, gehören.

Wir wissen aber bereits, dass ein Hauptzweig mit allen
seinen Fortsetzungen, den die blosse Combination als möglich
hinstellt, sachlich unmöglich ist. Es giebt kein Vorstellen in
Beziehung auf Vorstellungen. Zweitens ist nun leicht zu erkennen, dass es auch kein Vorstellen in Beziehung auf Gedanken giebt. Denn um Gedanken vorzustellen, müsste man
auch die Wahrnehmungen oder Vorstellungen, welche den
Stoff der Gedanken bilden, vorstellen. Vorstellungen von Vorstellungen sind aber unmöglich, und Vorstellungen von Wahrnehmungen würden, statt die auf diese Wahrnehmungen
bezüglichen Gedanken mit zu erfassen, vielmehr selbst an
die Stelle der Wahrnehmung treten und dieselbe für diese
Gedanken ersetzen. Denn das Denken in Wahrnehmungs-
Elementen würde eben dadurch, dass es vorgestellt wird,
aufhören, Denken in Wahrnehmungs-Elementen zu sein, es
würde, da die Wahrnehmungs-Elemente in Vorstellungs-Elemente verwandelt werden, zu einem Denken in Vorstellungs-
Elementen werden, ein solches aber kann nicht vorgestellt

werden, da sonst die Vorstellung selbst vorgestellt werden müsste.

Hiergegen scheint die Thatsache zu sprechen, dass wir uns unserer Gedanken erinnern können. Denn in der Erinnerung bezieht sich das Bewusstsein auf ein Vergangenes, das als Vergangenes gesetzt wird, eine solche Zurückbeziehung aber ist eben das Wesen der Vorstellung. Die Erinnerung ist allerdings nicht möglich ohne Vorstellung, obwohl die Vorstellung an sich noch nicht Erinnerung ist, sondern solche erst durch das Bewusstsein, dass wir das Vorgestellte wirklich einmal unter gewissen Umständen wahrgenommen haben, wird, welches Bewusstsein, weil auf einen gewissen Zusammenhang gerichtet, denkendes ist. Andererseits ist aber in der Erinnerung an Gedanken nichts anzutreffen, was für ein Abbild derselben gelten könnte in dem Sinne, wie in der Vorstellung eines Wahrnehmungs-Gegenstandes, z. B. einer Empfindung, deren Bild vorhanden ist. Uns scheint die Erinnerung an Gedanken daraus erklärt werden zu müssen, dass wir, indem wir dieselben von neuem denken, die Umstände vorstellen, von denen unser früheres Denken derselben begleitet war, und diese vorgestellten Umstände mit den gegenwärtigen Gedanken denkend in Zusammenhang bringen. Die grössere Geläufigkeit wiederholter Gedanken, sowie das geringere Interesse, welches wir an ihnen nehmen, wird dazu beitragen, die Vorstellung der früheren begleitenden Umstände zu erwecken und dieselbe mit den reproducirten Gedanken in Verbindung zu bringen.

Die beiden anfänglich unterschiedenen Hauptzweige der Entwickelung des Bewusstseins können mithin jeder nur auf eine Weise sich fortsetzen, nämlich durch Denken. Der Begriff der mittelbaren und indirecten Erkenntniss ist somit von der anfänglichen Zweideutigkeit befreit. Er kann nur bedeuten das einfache und zusammengesetzte Denken in Vorstellungs-Elementen, oder das Denken in Vorstellungs-Elementen und Begriffen.

––––––––

Das sich an die Vorstellung anschliessende Denken ist in derselben Weise zu erklären, wie das Denken in Wahrnehmungs-Elementen. Wie dieses aus der Wahrnehmung, so entsteht jenes aus der Vorstellung, indem sich das Ich, insofern es ein Element B erkennt, durch das Erkennen eines anderen Elementes A synthetisch bestimmt, und umgekehrt. Das Denken in Vorstellungs-Elementen ist demnach das Bewusstsein eines zwischen Vorstellungs-Elementen bestehenden Zusammenhanges als solchen, oder das Bewusstsein von der Einheit des Ich in der Mehrheit seiner Vorstellungen.

Es ist jedoch nicht nöthig anzunehmen, das alles sich an die Vorstellung anschliessende Denken in diesem Sinne ein Denken in Vorstellungselementen sei; denn es genügt dem Begriffe der mittelbaren und indirecten Erkenntniss, wenn eines der in Zusammenhang stehenden Elemente eine Vorstellung, das andere aber eine Wahrnehmung ist. In der That ist es eine ausgedehnte Thätigkeit des Denkens, Wahrnehmungsobjecte und Vorstellungsbilder auf einander zu beziehen. Auf ihr beruht das Wiedererkennen von Wahrnehmungsobjecten und das Vergleichen derselben mit früheren Wahrnehmungen.

Auch mit selbstgebildeten Elementen (Begriffen) bringt das Denken vielfach Wahrnehmungsobjecte in Verbindung. Ja, man kann wohl behaupten, dass von allen Gedanken, die gedacht werden, nur ein kleiner Theil sich rein, d. i. mit Ausschluss aller Wahrnehmungen, an Vorstellungen anschliesst.

Das Mannigfaltige des Erkenntnissprocesses, der sich an die Vorstellung anschliesst, pflegt man durch Anordnung der einzelnen Gebilde nach der Folge, in der sie sich entwickeln, zu einer Reihe übersichtlich zu machen. Als erstes Glied gilt die Einzel-Vorstellung oder Anschauung, welche aus der blossen Vorstellung dadurch entsteht, dass aus einem Vorstellungscomplexe eine in sich entweder wieder mannigfache oder einfache Einheit herausgehoben wird. Aus einer Anzahl Einzel-Vorstellungen wird eine allgemeine Vorstellung gewonnen, indem auf das ihnen Gemeinsame reflectirt und von dem sie Unterscheidenden abstrahirt wird. Von der allgemeinen Vorstellung unterscheidet sich sodann der Begriff dadurch, dass er die wesentlichen Merkmale der Dinge, auf welche er sich bezieht, zusammenfasst. Die Begriffe ferner werden verknüpft zu Urtheilen, die Urtheile zu Schlüssen.

Nur wenige Bemerkungen haben wir dieser Aufzählung hinzuzufügen, da hier nur der psychologische Gesichtspunkt maassgebend ist.

Die drei ersten Glieder der Reihe, die Einzel-Vorstellung oder Anschauung, die allgemeine Vorstellung und der Begriff, scheinen wesentlich anderer Natur zu sein als die beiden folgenden, das Urtheilen und Schliessen. Das Urtheilen und Schliessen sind offenbar Erkennen eines Zusammenhanges, wie wir es vom Denken im Allgemeinen ausgemacht haben; die Anschauung aber, die allgemeine Vorstellung und der Begriff scheinen bloss als Elemente, die im Denken zusammengefasst werden, betrachtet werden zu können. Verhielte sich dieses in der That so, so müssten entweder diese drei Gebilde sich als blosse Unterarten der Vorstellung nachweisen lassen oder wir wären gezwungen, neben der Wahrnehmung und der Vorstellung noch eine dritte Art des nicht-denkenden Bewusstseins anzunehmen. Allein eine nähere Betrachtung zeigt, dass die Anschauung, die allgemeine Vorstellung und der Begriff zwar dem Denken als Elemente dienen können und dem Urtheilen im engeren Sinne in der That als solche dienen, dass sie aber andererseits selbst Gedanken sind und nicht aufhören, Gedanken zu sein, wenn sie in einem höheren Denken als Elemente fungiren.

10

Wir müssen nämlich die Einzel-Vorstellung von der isolirten und die allgemeine von der unbestimmten unterscheiden.
Die Isolirtheit und die Unbestimmtheit sind Eigenschaften,
die mehr oder weniger jeder blossen Vorstellung zukommen,
denn jede Vorstellung bildet nur einen kleinen Theil der
Wahrnehmungswelt ab und kann von der entsprechenden
Wahrnehmung an Bestimmtheit übertroffen werden. Den Namen Einzel-Vorstellung legen wir hingegen einer Erkenntniss
nur dann bei, wenn die Einheit eines Vorgestellten, d. i. die
Zusammengehörigkeit des in ihr enthaltenen Mannigfaltigen,
oder, falls sie auf ein Einfaches geht, dessen Einfachheit und
die Abgränzung gegen Anderes hervorgehoben wird. Und
von der allgemeinen Vorstellung verlangen wir, dass sie
die Beziehung auf das Besondere einschliesse, d. i. dass sie
als allgemeine gewusst werde. In diesem Sinne sagt Trendelenburg von der allgemeinen Vorstellung (Logische Untersuchungen, 2. Aufl., II. S. 220), sie sei nicht nur die unbestimmte, aber in einigen Grundzügen markirte Zeichnung, so
dass im Ganzen die Umrisse daständen, aber im Einzelnen
ein freier Spielraum für die ergänzende Phantasie übrig bliebe;
sie lasse sich damit allerdings vergleichen, „aber das innere
Gemeinbild ist keine ruhende hingeheftete Zeichnung. Innerhalb der Grundstriche, die seine Gränzen bilden, ist es gleichsam elastisch, und die Bewegung, die ihm einwohnt, löst das
Räthsel." Die Einzelvorstellung also sowohl als auch die
allgemeine beziehen sich auf den Zusammenhang der Dinge
und nur insofern auf diese selbst, als sie das Zusammenhängende
sind; sie sind also Gedanken.*) Dass dasselbe vom Begriffe
gilt, folgt unmittelbar.

---

*) Das Wort Anschauung wird vielfach in einem anderen Sinne als
demjenigen der Einzelvorstellung genommen, nämlich im Sinne der unmittelbaren Erkenntniss im Gegensatze zur mittelbaren. Alsdann bildet
die Anschauung einen Gegensatz zum Gedanken, während sie im Sinne
von Einzel-Vorstellung selbst Gedanke ist.

Es giebt keine Darstellung der Logik, welche nicht die Einzelvorstellung und die allgemeine aus Wahrnehmungen und blossen Vorstellungen gebildet werden lässt. Gebildet, abgeleitet zu sein ist ihnen wesentlich, und dieser ihr Ursprung muss in ihnen selbst mitgedacht werden, wenn sie nicht sofort in die blosse Vorstellung zurückfallen sollen. Sie dürfen nicht, wenn das Denken mit ihnen weiter kommen soll, ihren Gegenstand wechseln, nicht an die Stelle des Zusammenhanges von Dingen Dinge selbst treten lassen, während sie aus blossen Denkacten zu Elementen höheren Denkens werden. Und so verhält es sich mit allen Gedanken, mit welchen gedacht wird; sie dürfen nicht zu blossen Elementen der Erkenntniss werden, sondern müssen Gedanken bleiben. —

Das Urtheilen ist bereits eine Function des Denkens in selbst gebildeten Elementen. Wir schliessen uns in dieser Hinsicht der Ansicht Beneke's an. „Am allgemeinsten, sagt Beneke (System der Logik, 1. Bd. S. 357), spricht sich das menschliche Denken in Urtheilen aus. Aber ein wie einfaches Urtheil wir auch nehmen mögen (z. B. diese Rose ist schön), so haben wir doch immer (was sich auch schon im Sprachausdruck kundgiebt) ein Zusammengesetztes. Es fragt sich also, was wir als die mehr elementarische Denkform anzusehn haben. Da zeigen sich denn, auch für das einfachste Urtheil, zwei wesentliche Grundbestandtheile: ein Subject, oder Dasjenige, worüber, und ein Prädicat, oder Dasjenige, wodurch geurtheilt wird. ... Zum Subjecte des Urtheils kann jede Vorstellung (dieses Wort nimmt B. im Sinne von Erkenntniss überhaupt) werden, von welcher Art sie auch sein möge. Dasselbe kann eine sinnliche Wahrnehmung sein (z. B. wenn bei dem vorher angeführten Urtheile die Rose, die ich als schön beurtheile, unmittelbar vor meinen Augen steht), aber auch eine Einbildungs- oder rein innerlich gebildete Vorstellung. ... Haben wir in allen bisher bezeichneten Fällen besondere Vorstellungen

10*

als Subjecte, so sind diese in anderen Fällen allgemeine Vorstellungen oder Begriffe, z. B. in dem Urtheile »Zorn ist ein Unlustaffect«. Gegen alle diese Verschiedenheiten ist das Subject des Urtheils indifferent. Es ist also auch nicht nöthig, dass dasselbe ein Product des Gedankens sei: wo es eine Wahrnehmung oder Einbildungsvorstellung ist, liegt es vor dem Denken, und braucht noch keine Einwirkung von diesem zu zeigen. ... Ganz anders verhält es sich mit dem Prädicate. Dieses ist bei jedem Urtheile ein allgemeines Vorstellen oder ein Begriff, und also ein Denkerzeugniss." Das Prädicat ist also die Erkenntniss eines Zusammenhanges als solchen, und das Urtheils besteht darin, dass ein Object, welches ein blosses Erkenntnisselement oder selbst ein Zusammenhang sein kann, als in dem Zusammenhange, welchen das Prädicat ausdrückt, stehend gedacht wird. In dem von Beneke gebrauchten Beispiel „diese Rose ist schön" bedeutet das Prädicat den Zusammenhang einer unbestimmten Anzahl von Objecten durch die gleiche Eigenschaft „schön", wobei von allen übrigen Bestimmtheiten dieser Objecte abstrahirt ist, und das Urtheil besagt, dass zu den Objecten, welche in diesem Zusammenhange stehen, auch diese Rose gehöre. Oder bei dem Urtheile „es regnet" wird unter die allgemeine Vorstellung des Regnens, welche, wie jede allgemeine Vorstellung, das Bewusstsein eines Zusammenhanges als solchen ist, nämlich des Zusammenhanges einer unbestimmten Anzahl von gewissen Naturereignissen durch ihre Aehnlichkeit, der gegenwärtige Regen subsumirt.

Der Schluss ist die abstracte Erkenntniss eines Zusammenhanges als eines solchen, der existiren (im vorstellenden Bewusstsein vorhanden sein) muss, weil andere Zusammenhänge gedacht und folglich auch vorgestellt werden. Werden z. B. die Urtheile „Alle Menschen sind sterblich" und „Cajus ist ein Mensch" gedacht und damit die in ihnen ausgedrückten Zusammenhänge im vorstellenden Bewusstsein hervorgerufen, so ist eben dadurch auch der Zusammenhang, welchen das Urtheil „Cajus ist sterblich" ausdrückt im vorstellenden Bewusstsein gesetzt, aber noch nicht als Zusammenhang erkannt. Wird er auch als Zusammenhang erkannt und zwar als ein durch die anderen Zusammenhänge vorhandener, also als ein Zusammenhang zwischen Zusammenhängen, so ist diese Erkenntniss ein Schluss.

Bezüglich des denkenden Bewusstseins findet sich eine Thatsache, welche der von uns entwickelten Auffassung zu widersprechen scheint und welcher wir darum eine eingehende Untersuchung zu widmen haben. Es ist dies die Thatsache, dass wir den allgemeinen Begriff des Ich denken können. Das denkende Bewusstsein ist nach dem von uns aufgestellten Grundsatze synthetische Bestimmung des Ich. Danach weiss sich das Ich als Ich, insofern es überhaupt denkt, es denkt aber überhaupt nur, insofern es etwas Besonderes denkt und dieses Besondere ist das Ich in Zuständen, welche nicht in ihm als solchem oder als dem Gegenstande des Selbstbewusstseins liegen. Wie kann also dieses Besondere der allgemeine Begriff des Ich sein? Wie kann sich das Ich synthetisch durch seine blosse Ichheit bestimmen? Im Begriffe des Ich ist ja eben von allen synthetischen Bestimmungen das Ich abstrahirt, wie kann also dieser Begriff noch eine synthetische Bestimmung des Ich sein?

Die Erklärung dieser Thatsache liegt in dem, was wir über die allgemeine Vorstellung in ihrem Unterschiede von der unbestimmten bemerkt haben. Der Begriff oder die allgemeine Vorstellung vom Ich hat nicht die reine Ichheit, wie sie im Selbstbewusstsein angetroffen wird, zum Inhalte, sie wäre sonst unbestimmte Vorstellung und zwar so unbestimmt, dass sie überhaupt aufhörte Vorstellung zu sein. Die allgemeine Vorstellung schliesst, wie wir gesehen haben, die Beziehung auf das Besondere in sich ein, sie ist Bewusstsein

eines Zusammenhanges als solchen. Ist demnach das Ich
Gegenstand einer allgemeinen Vorstellung, so wird in ihm
die Beziehung auf die Fülle der synthetischen Bestimmungen,
die es im Wahrnehmen, Vorstellen und Denken erhält, gedacht, d. h. es wird gedacht als der allgemeinste Zusammenhang aller Gegenstände des Bewusstseins als synthetischer
Bestimmungen des Ich. Nicht das reine Ich, sondern das
sich auf die Welt beziehende, das eine reiche Bethätigung
hinter sich und vor sich habende Ich ist der Gegenstand der
allgemeinen Vorstellung, und so ist diese Vorstellung in der
That synthetische Bestimmung des sie denkenden Ich. Vielleicht wendet man dagegen ein, dass wir doch thatsächlich
auch das reine Ich denken, dass wir dieses eben thun, indem wir von der allgemeinen Vorstellung des Ich behaupten,
dass sie nicht das reine Ich zum Inhalte habe. Denn indem
wir vom reinen Ich reden, müssen wir doch auch behaupten
es zu denken. Demselben Einwande sind wir bereits früher
bezüglich des Begriffes des reinen bestimmungslosen Was begegnet (s. o. S. 69). Wir beantworten ihn in derselben Weise
wie damals. Das reine Ich existirt nicht und kann nicht gedacht werden, denn es ist dem Ich wesentlich, auf irgend
eine Weise synthetisch bestimmt zu sein. Wenn wir gleichwohl vom reinen Ich reden, so heisst dieses, dass wir im
Begriffe des Ich das eine Moment, welches nicht an sich,
sondern nur als Moment existiren kann und welches, wenn
es für sich existiren könnte, als reines Ich zu bezeichnen wäre,
besonders ins Auge fassen. So sprechen wir auch vom mathematischen Punkte im Gegensatze zur Linie u. s. w., ohne ihn
darum ausserhalb seiner Beziehung zur Linie zu denken.

Ist, wie wir ausgemacht haben, alles Bewusstsein synthetische Selbstbestimmung des Ich, so scheint es einen allgemeineren Begriff als denjenigen des Ich nicht geben zu
können. In der That aber geht die Verallgemeinerung weit
über diesen Punkt hinaus. Die Möglichkeit dazu ist durch

die äussere Wahrnehmung gegeben, welche dem Ich ein Nicht-
ich als eine Vielheit von Dingen gegenüberstellt. Das Ich
erscheint auf diese Weise als ein Besonderes neben Beson-
derem und wird veranlasst, ein Allgemeines, es selbst und
die Vielheit der Dinge Umfassendes zu setzen, das blosse
Etwas.

Für die phänomenologische Betrachtung des Bewusstseins
ist der Punkt der Entwickelung, an welchem zuerst der Begriff des Ich auftritt, von der höchsten Wichtigkeit. In gewissem Sinne wird hier erst das erkennende Subject zum Ich,
insofern nämlich, als es sich seiner nun erst eigentlich objectiv bewusst wird und nun erst als Ich benennen kann.
Unsere Betrachtung hat nur auf einen Erfolg hinzuweisen,
der die Erklärung einer mehrfach von uns berührten Thatsache im Einklange mit unserer Theorie zu Ende bringt, der
Thatsache nämlich, dass wir wahrnehmend, vorstellend und
denkend uns dieses Wahrnehmens, Vorstellens und Denkens
synthetisch bewusst werden können, dass mit anderen Worten
das Wahrnehmen, Vorstellen und Denken nicht bloss Gegenstand des Selbstbewusstseins, sondern auch des Bewusstseins
ist. Bis zu einem gewissen Punkte ist uns diese Thatsache
bereits früher verständlich geworden. Wir werden uns nämlich jener Functionen synthetisch bewusst, wenn ihre Resultate als Elemente in das beziehende Denken eintreten. Es
scheint aber, dass es noch eine andere Weise gebe. Denn
wir können auf unsere Erkenntnissthätigkeit reflectiren, indem
wir bloss den Gedanken bilden: ich nehme augenblicklich
dieses nnd jenes wahr, oder stelle es vor oder denke es.
Aus dem über die allgemeine Vorstellung des Ich Bemerkten
geht aber hervor, dass diese Weise nur eine scheinbar andere
ist. Denn sie besteht in nichts anderem, als dass sich das
auf eine bestimmte Weise erkennende Ich unter die allgemeine
Vorstellung des Ich subsumirt.

Der Gegensatz zwischen Unmittelbarkeit und Mittelbarkeit der Erkenntniss ist offenbar von grösserer Bedeutung als derjenige von Directheit und Indirectheit. Dass es eine indirecte Erkenntniss, die 'Vorstellung, giebt, erscheint nur durch die umfassendere und eindringendere Thätigkeit, welche dadurch dem Denken ermöglicht wird, von Werth. Das Vermögen, abwesende Objecte vorzustellen, erklärt an sich noch nicht einmal die Erinnerung, denn zur Erinnerung reicht es nicht hin, ein Vorstellungsbild auf Realität überhaupt zu beziehen, sondern es gehört dazu das Bewusstsein, das Vorgestellte wirklich einmal.unter gewissen Umständen wahrgenommen zu haben, und dieses Bewusstsein ist, weil auf einen Zusammenhang gerichtet, denkendes. Wir haben daher mit Recht den Gegensatz der Unmittelbarkeit und der Mittelbarkeit zum Haupteintheilungsgruud des Begriffes des Bewusstseins gemacht. Wir sind aber weiter gegangen. Dadurch, dass wir das mittelbare Bewusstsein überhaupt als Denken bezeichnet haben, haben wir an die Stelle der Eintheilung in vier Arten, von welcher wir ausgingen, eine solche in drei Arten treten lassen, indem wir die dritte und vierte nach der ersten Eintheilung in eine zusammengezogen haben. Die Rechtfertigung dafür liegt darin, dass die Arten des Bewusstseins zugleich als Stufen desselben betrachtet werden müssen und dass der Fortschritt vom unmittelbaren und directen Bewusstsein zum mittelbaren und directen (vom Wahrnehmen zum Denken in Wahrnehmungselementen) begrifflich derselbe ist wie derjenige vom unmittelbaren und indirecten zum mittelbaren und indirecten (vom Vorstellen zum Denken in Vorstellungselementen) — dass es also nur zwei Arten des Fortschrittes giebt, nämlich denjenigen von der Wahrnehmung zur Vorstellung und denjenigen von der Wahrnehmung und Vorstellung zum Denken. Dazu kommt noch, dass es ein Denken giebt, welches zwar vollständig unter den Begriff der mittelbaren und indirecten Erkenntniss fällt, aber sich an die Wahr-

nehmung und die Vorstellung zugleich anschliesst, das Denken
nämlich, welches Wahrnehmungen mit Vorstellungen oder mit
Begriffen in Zusammenhang bringt.

Die Besonderung des Bewusstseins wird demnach am besten
durch folgendes Schema, in welchem die Richtung von links
nach rechts die eine und die von oben nach unten die andere
Art der fortschreitenden Entwickelung repräsentirt, dargestellt:

Wahrnehmung   Vorstellung
Denken.

Zweiter, logisch-ontologischer Theil.

Vierter Abschnitt.

Das Bewusstsein als Gesetzgeber für seine Form.

Erstes Kapitel.

Form und Inhalt der Erkenntniss.

Formale Bedeutung des fortschreitenden Bewusstseins. — Die productive Einbildungskraft. — Inwiefern den allgemeinen Begriffen Realität zukommt. — Die Eintheilung der Urtheile in analytische und synthetische. — Das Verhältniss von Grund und Folge.

Es giebt nach der vorstehenden Untersuchung zwei Arten des Fortschrittes in der Entwickelung des Bewusstseins. Die eine führt von der Wahrnehmung als directer Erkenntniss zur Vorstellung als indirecter, die andere von der Wahrnehmung und von der Vorstellung als unmittelbarer Erkenntniss zum Denken als mittelbarer. Sowohl die Vorstellung als auch das Denken beziehen sich als fortsetzendes Bewusstsein auf die Wahrnehmung als das anfangende zurück, sie entnehmen ihre Gegenstände der Wahrnehmung, die Vorstellung unmittelbar, das Denken zum Theil gleichfalls unmittelbar (nämlich das Denken in Wahrnehmungs-Elementen), zum Theil vermittelst der Vorstellung.

Das Bewusstsein kann aber, wie gleichfalls gezeigt, nur indem es zugleich einen neuen Anfang macht,

fortschreiten; und einen neuen Anfang kann es nur
dadurch machen, dass es einen neuen Gegenstand ergreift. Der
Unterschied zwischen dem anfangenden und dem fortsetzenden
Bewusstsein beruhe, fanden wir (S. 96 f.), sowohl in der
Form als auch im Inhalte oder Gegenstande; in der Form,
weil das fortsetzende Bewusstsein sich auf die Gegenstände
des anfangenden zurückbeziehe, im Inhalte, weil auch das
fortsetzende Bewusstsein synthetische Selbstbestimmung des
Ich sei, eine solche aber sich auf einen erst durch sie vorhandenen Zustand des Ich, also einen neuen Inhalt oder
Gegenstand, beziehe.

Das neue Gegenständliche, welches in jeder Art des
fortschreitenden Bewusstseins auftritt, ist ein zwiefaches. Es
ist erstens dieses fortschreitende Bewusstsein selbst oder
das ihm zugehörige Ich. Denn wenn das vorstellende und
das denkende Bewusstsein mit dem wahrnehmenden das
Grundgesetz, synthetische Bestimmung des Ich zu sein, gemeinsam haben, so muss es auch im Vorstellen und Denken
ebenso gut wie im Wahrnehmen ein Selbstbewusstsein geben:
das Ich kann sich synthetisch nur dann bestimmen, wenn
es sich analytisch weiss als das sich synthetisch Bestimmende. So sind das vorstellende und das denkende Bewusstsein die Quelle für diesen in der Wahrnehmung nicht
vorhandenen Erkenntniss-Inhalt, nämlich das Vorstellen und
Denken oder das vorstellende und denkende Ich. Unsere
Begriffe vom Vorstellen und Denken schöpfen nicht aus der
Wahrnehmung.

Das neue Selbstbewusstsein ist nur dadurch möglich,
dass ein neues Bewusstsein, eine neue synthetische Bestimmung des Ich, auftritt. Das neue Gegenständliche, welches
im fortschreitenden Bewusstsein auftritt, ist also zweitens
eine synthetische Bestimmung des Ich. Dieselbe besteht in
dem Zustande derjenigen Erkenntniss, auf welche sich das
fortschreitende Bewusstsein zurückbezieht, so dass der Zustand

des begrifflich früheren Erkennens für das fortschreitende
Bewusstsein das ist, was die Zustände des Empfindens, Fühlens und Wollens für das anfangende sind (s. o. S. 98). Das
vorstellende Ich bestimmt sich synthetisch durch den Zustand
des Wahrgenommen-habens, das denkende durch den Zustand
gleichzeitigen wirklichen Wahrnehmens oder Vorstellens, und
zwar so, dass es sich dadurch in einen neuen Zustand versetzt, denjenigen nämlich des Zusammenfassens der Mannigfaltigkeit seiner Wahrnehmungs- oder Vorstellungs-Zustände
unter seine Einheit (S. 135).

Aus dem wahrnehmenden Bewusstsein nimmt demnach
nicht seinen Inhalt das Wissen vom Wahrgenommen-haben
und von der Einheit des Ich in der Mannigfaltigkeit seiner
Erkenntniss-Zustände und das Wissen von diesem Wissen.
Im Uebrigen aber stammt alles Gegenständliche der Erkenntnisse aus der Wahrnehmung.

Zum Gegenstande einer Vorstellung oder eines Gedankens pflegt man weder den Inhalt des sie bedingenden
Selbstbewusstseins (das vorstellende oder denkende Ich) noch
das begrifflich frühere Erkennen als synthetische Bestimmung
des Ich zu rechnen. Nach diesem Sprachgebrauche gilt
also der allgemeine Satz, dass keine Vorstellung und kein
Gedanke dem Bewusstsein ein Gegenständliches zubringen,
sondern ihr Gegenständliches aus der Wahrnehmung und
aus anderem Vorstellen und Denken insofern, als dieselben
sich selbst in einer Hinsicht als anfangendes Erkennen verhalten, nehmen.

Wir haben diesem allgemeinen Satze noch einige besondere Bemerkungen hinzuzufügen — Bezüglich der Vorstellung über die productive Einbildungskraft, bezüglich
des Begriffs über die Frage, ob und inwiefern den allgemeinen Begriffen Realität zukomme, bezüglich des
Urtheils über die Eintheilung der Urtheile in analytische und synthetische, bezüglich endlich des Schlusses
über das Verhältniss von Grund und Folge.

In der Vorstellung wird das Bild auf früher Wahrgenommenes zurückbezogen. Dieselbe giebt aber keine Bürgschaft, dass das Bild wirklich einem existirenden Wahrnehmungsobjecte entspreche, vielmehr werden theils unwillkürlich, theils willkürlich bei der Reproduction der Wahrnehmungsobjecte auf Grund der von denselben in der bewusstlosen Seele hinterlassenen Spuren die mannigfachsten Veränderungen vorgenommen. Die Reproduction ist fast immer von einer Production begleitet. Diese Thätigkeit des Producirens, für welche man ein besonderes Vermögen, die productive Einbildungskraft oder die Phantasie, anzunehmen pflegt, scheint unserem Begriffe der Vorstellung, wonach dieselbe synthetische Selbstbestimmung des Ich durch den Zustand des Wahrgenommen-habens ist, und dem eben aufgestellten allgemeinen Satze über die Quelle des Erkenntnissinhaltes zu widersprechen. Denn nur das Reproducirte ist wirklich Wahrgenommenes, das Producirte aber ein Erdichtetes, ein neues Gegenständliches also, wie es scheint, welches die Vorstellung dem Bewusstsein zubringt. Die Vorstellungen z. B., welche die Geschichtsschreibung oder die Beschreibung ferner Länder oder die erzählende Dichtkunst in uns hervorrufen, bereichern unzweifelhaft unseren Bewusstseinsinhalt. Hiergegen ist zunächst zu bemerken, dass die Phantasie ihre Gebilde ausschliesslich aus reproducirten Elementen zusammensetzt, dass also das Neue, welches im Bewusstsein auftritt, bloss in der Combination bekannter Elemente besteht. Wir können uns z. B. keine Vorstellung von Qualitäten machen, zu deren Wahrnehmung ein uns fehlender Sinn erforderlich wäre, obwohl wir die Möglichkeit eines solchen Sinnes, z. B. eines durch die elektrischen Zustände der Körper afficirbaren zugeben müssen. Ein blind Geborener kann mit der lebhaftesten Phantasie kein Bild von Farben erzeugen, und die Phantasie des Sehenden kann keine neue Farbe erfinden, sie ist an die wirklich gesehenen gebunden. Zweitens ist leicht einzusehen,

dass auch die Formen der Combination, welche allerdings
ein Inhaltliches oder Gegenständliches im Bewusstsein sind,
nicht von der Phantasie erschaffen werden. Denn dieselben
betreffen den räumlichen, zeitlichen und ursachlichen Zusammenhang der aus der Wahrnehmung entnommenen Elemente, aber alle möglichen Gestalten dieser Zusammenhänge
sind in der Wahrnehmung enthalten. Das wahrgenommene
Räumliche z. B. schliesst alle geometrischen Figuren ein. Aus
der Wahrnehmung oder Vorstellung des Raumes gewinnen wir
durch Denken die geometrischen Figuren, denn die Vorstellung
derselben ist die Erkenntniss eines Zusammenhanges als solchen, der in der Wahrnehmung oder Vorstellung des Raumes
vorhanden aber als solcher nicht gesetzt ist. Producirt also
unsere Phansasie z. B. eine blaue zehneckige Fläche, so ist in
dieser Figur des Zehneckes ebensowenig wie in der blauen Farbe
ein Gegenständliches enthalten, was nicht schon in der Wahrnehmung wäre. Das Neue, was in der producirten Vorstellung
auftritt, liegt mithin nur in der Verbindung der Formen mit
den Elementen, dieses Neue aber ist kein Gegenständliches.

Jeder Begriff ist ein allgemeiner, denn er drückt einen
Zusammenhang als solchen aus, um aber einen Zusammenhang als solchen zu denken, muss man von allem demjenigen
in den Zusammenhängenden abstrahiren, worauf der Zusammenhang nicht beruht. Diese Allgemeinheit ist ein Prädicat des
Begriffes und nicht der im Begriffe gedachten Sache, sie gehört zur Erkenntnissform und nicht zum Erkenntnissinhalte,
denn sie entsteht dadurch, dass der Zusammenhang als solcher
zum Bewusstsein gebracht wird, der Zusammenhang besteht
aber nicht als solcher, sondern in den concreten Zusammenhängenden. Hiermit ist jedoch nicht gesagt, dass es nicht
auch ein zum Erkenntnissinhalte gehöriges, ein reales Allgemeines geben könne. Wir müssen vielmehr die Möglichkeit
anerkennen, dass es Zusammenhänge giebt, die ihrer Natur
nach ein Allgemeines sind, nämlich eine die Dinge, welche

sie betreffen, regierende Macht (z. B. die Schwerkraft, wenn
das Gravitationsgesetz aus der Natur der Dinge fliesst und
nicht wie ein fremder Machtspruch über ihnen schwebt, oder
die Lebenskraft, wenn es ein solches die Entwickelung des
Organismus beherrschendes Princip giebt, überhaupt jede
Kraft, wenn es überhaupt Kräfte giebt). Durch eine bloss
logische Betrachtung ist diese Frage nicht zu entscheiden.
Wir werden im folgenden Abschnitte auf dieselbe zurückkommen. —

Die Eintheilung der Urtheile in analytische und synthetische wird von Kant in folgender Weise erläutert:

„In allen Urtheilen, worin das Verhältniss eines Subjects
zum Prädicat gedacht wird (wenn ich nur die bejahenden
erwäge: denn auf die verneinenden ist die Anwendung leicht),
ist dieses Verhältniss auf zweierlei Art möglich. Entweder
das Prädicat B gehört zum Subject A als etwas, was in
diesem Begriffe A (versteckter Weise) enthalten ist; oder B
liegt ganz ausser dem Begriff A, ob es zwar mit demselben
in Verknüpfung steht. Im ersten Falle nenne ich das Urtheil
analytisch, im andern synthetisch. Analytische Urtheile (die
bejahenden) sind also diejenigen, in welchen die Verknüpfung
des Prädicats mit dem Subject durch Identität, diejenigen
aber, in welchen diese Verknüpfung ohne Identität gedacht
wird, sollen synthetische Urtheile heissen. Die ersteren
könnte man auch Erläuterungs-, die anderen Erweiterungs-
Urtheile heissen, weil jene durch das Prädicat nichts zum
Begriffe des Subjects hinzuthun, sondern diesen nur durch
Zergliederung in seine Theilbegriffe zerfällen, die in selbigem
schon (obschon verworren) gedacht waren: dahingegen die
letzteren zu dem Begriffe des Subjects ein Prädicat hinzuthun, welches in jenem gar nicht gedacht war und durch
keine Zergliederung desselben hätte können herausgezogen
werden, z. B. wenn ich sage: alle Körper sind ausgedehnt,
so ist dies ein analytisches Urtheil. Denn ich darf nicht aus

dem Begriffe, den ich mit dem Wort Körper verbinde, hinausgehen, um die Ausdehnung als mit demselben verknüpft zu
finden, sondern jenen Begriff nur zergliedern, d. i. des Mannigfaltigen, welches ich jederzeit in ihm denke, nur bewusst
werden, um dieses Prädicat darin anzutreffen. Dagegen, wenn
ich sage: alle Körper sind schwer, so ist das Prädicat etwas
ganz anders, als das, was ich in dem blossen Begriff eines
Körpers überhaupt denke. Die Hinzufügung eines solchen
Prädicats giebt also ein synthetisches Urtheil." (Kr. d. r. V.,
herausg. v. Ros., S. 21, 22).

„Erfahrungs-Urtheile, als solche, sind insgesammt synthetisch. Denn es wäre ungereimt, ein analytisches Urtheil
auf Erfahrung zu gründen, weil ich aus meinem Begriffe gar
nicht hinausgehen darf, um das Urtheil abzufassen, und also
kein Zeugniss der Erfahrung dazu nöthig habe." (S. 700
[Supplement V]).

Dieser Unterscheidung wird von den Einen entgegen
gehalten, dass alle Urtheile sowohl analytisch, als auch synthetisch seien, von Anderen, dass es nur analytische Urtheile
gebe, während die dritte mögliche Behauptung, dass nämlich
alle Urtheile ausschliesslich synthetisch seien, unsers Wissens
nicht aufgestellt ist.

Unter den Vertretern der ersten Ansicht ist besonders
Trendelenburg beachtenswerth. Der Gesichtspunkt der
Zusammensetzung und Zerlegung, meint er, beherrsche den
ganzen Unterschied der analytischen und synthetischen Urtheile. „In dem analytischen Urtheile wird das Ganze in seine
Theilbegriffe zerfällt; in dem synthetischen wird Neues zu
dem Alten hinzugethan und dergestalt ein neues Ganzes
zusammengesetzt. Wir drücken jedoch die Bildungen des
Denkens unter den Werth der organischen hinab, wenn wir
solche mechanische Gesichtspunkte aufkommen lassen. Im
Organischen ist Alles Entwickelung, nur im Handwerk Zusammensetzung." Nach der Bemerkung, dass die Grenzen

der Unterscheidung nicht scharf gezogen seien, da der Eine
schon ein Merkmal in einem Begriffe denke, das dem Andern
als ein neues hinzutrete, stellt Trendelenburg die beiden
Sätze auf: Jedes Urtheil ist analytisch; jedes Urtheil ist synthetisch. „Jedes Urtheil ist analytisch, denn woher käme die
Wahrheit des Prädicats, wenn sie nicht im Subjecte begründet
läge?" „Aber jedes Urtheil ist ebenso sehr synthetisch.
Denn da sich der Grund nie in der Einheit, sondern nur in
dem Inbegriff mehrerer Bedingungen zeigt: so enthält auch
das Subject nicht den vollen Grund. Die Entwickelung geschieht nur durch Erregung. Dass andere Bedingungen hinzutreten, um das Prädicat an den Tag zu bringen, darin
liegt der synthetische Charakter." Beide Sätze werden durch
Beispiele gestützt. Nach Kant soll der arithmetische Satz
$7 + 5 = 12$, oder der geometrische, die gerade Linie sei der
kürzeste Weg zwischen zwei Punkten, synthetisch sein. Trendelenburg findet sie analytisch, inwiefern unter Voraussetzung des dekadischen Zahlensystems die Summe $7 + 5$ die
Zahl 12 begründet, und inwiefern es nirgend anders als im
Wesen der geraden Linie liegt, dass sie der kürzeste Weg
zwischen zwei Punkten sei, und synthetisch, weil in dem
einen Urtheile das dekadische Zahlensystem vorausgesetzt,
in dem anderen die Vergleichung mit anderen Linien nebenher
gefordert werde. (Logische Untersuchungen, 2. Aufl., 2. Bd.,
S. 239 f.)

An der Spitze derer, welche alle Urtheile für ausschliesslich analytisch erklären, steht Beneke. Das Prädicat des
Urtheils, lehrt Beneke, sei stets im Subjecte enthalten
(System der Logik als Kunstlehre des Denkens, 1. Theil,
S. 37), das logische Verhältniss könne also vom Prädicate
zum Subjecte hin als ein rein analytisches angesehen werden.
Allerdings werden im Urtheile gewisse Verbindungen ausgesagt, so z. B. in dem Urtheile „dieser Kirschbaum blüht"
das Verbundensein der übrigen Merkmale des Kirschbaumes

(durch welche er eben ein Kirschbaum und ausserdem dieser Kirschbaum ist) mit dem Merkmal des Blühens. Aber dieselben kommen nicht durch das Urtheilen selbst in die Urtheile hinein; sie müssen schon von demselben vorgefunden werden als vor oder neben ihm begründete (a. a. O. S. 152, 153). Die Verschiedenheit der analytischen und synthetischen Urtheile sei allerdings von Wichtigkeit für die einleitenden Betrachtungen zu den Untersuchungen, welche sich die Bestimmung und Erklärung der in unseren Erkenntnissen vorkommenden Synthesen zur Aufgabe setzen. Aber für die Lehre von den Urtheilen sei sie in keiner Weise haltbar. „Die bisherige Logik fand sich beinahe durchgehends in dieser Beziehung in einem höchst wunderlichen Widerspruche mit sich selbst. Auf der einen Seite wurden die Sätze der Identität und des Widerspruches als allgemeine Grundgesetze oder als diejenigen aufgeführt, welchen alle Urtheile streng gemäss sein müssten; bei allen also sollte im Prädicate nur ausgesagt werden können, was dem Subjecte identisch sei; und auf der andern Seite nahm man, neben den analytischen Urtheilen, auf welche dies doch allein passt, synthetische an: in welchen das Prädicat mit dem Subjecte nicht identisch sein sollte" (a. a. O. S. 156, 157). Man braucht nach Beneke nur darauf zu achten, welches in einem Urtheile die ganze Subjects-Vorstellung ist, um die analytische Natur desselben zu erkennen. In dem Urtheile „dieser Kirschbaum blüht" sei allerdings im Begriffe „Kirschbaum" nichts von demjenigen enthalten, was im Prädicate gedacht werde, aber das letztere dürfe doch nur ausgesagt werden, wo es in der Vorstellung des Kirschbaums gegeben sei; und im Verhältnisse zu dieser also sei das Urtheil nicht weniger ein analytisches, als etwa das Urtheil „Eisen ist Metall." In ähnlicher Weise giebt und beurtheilt übrigens Trendelenburg ein Beispiel. Das Urtheil „diese Parabel schneidet einen Kreis" gilt für ein synthetisches, weil die Anschauung des

Prädicates (schneidet einen Kreis) auf keine Weise in dem Begriffe einer Parabel liegt. „Allerdings, sagt T r e n d e l e n - b u r g, liegt diese Anschauung nicht in dem allgemeinen Begriff. Aber ist das Subject ein solcher? Diese Parabel schneidet einen Kreis, ist ein Urtheil der Anschauung. Was in dieser Anschauung liegt, wird im Prädicate ausgedrückt." (Logische Untersuchungen, 2. Aufl., 2. Bd., S. 241.)

Dass synthetische Verhältnisse in den Urtheilen ausgedrückt werden, erkennt demnach auch B e n e k e an. Ja, er sagt, dass solches in a l l e n Urtheilen geschehe. Er könnte demnach dem Trendelenburg'schen Satze, dass jedes Urtheil analytisch und auch synthetisch sei, zustimmen, indem er dem eigentlichen Denkakte des Urtheils das erste Prädicat, dem Zusammenhange von Erkenntniss - Elementen aber, der durch das Denken als solcher zum Bewusstsein gebracht wird, das andere beilegte. Diese Unterscheidung würde allerdings nicht im Sinne T r e n d e l e n b u r g s sein, der nicht geneigt zu der scharfen Unterscheidung des Urtheils als des eigentlichen Denkaktes einerseits und des Vorstellungs- oder Wahrnehmungs - Zusammenhanges, auf welchen sich das Urtheil bezieht, andererseits, vielmehr anzunehmen scheint, was B e n e k e so entschieden abweist, nämlich dass durch das Urtheilen synthetische Verhältnisse nicht bloss ausgedrückt, sondern erst gebildet werden.

K a n t nennt offenbar auch solche Urtheile synthetisch, in welchen ein vorgefundenes synthetisches Verhältniss ausgedrückt wird. B e n e k e's Gegensatz zu ihm beruht aber nicht bloss im Sprachgebrauche. Denn erstens kennt K a n t auch analytische und tautologische Urtheile, welche es nach B e n e k e nicht geben kann, sobald unter einem analytischen Urtheile ein solches verstanden wird, in welchem kein synthetisches Verhältniss ausgedrückt wird; und zweitens giebt es nach K a n t auch solche synthetische Urtheile, in welchen kein vorgefundenes synthetisches Verhältniss ausgedrückt

11*

wird, sondern in welchen diese Verhältnisse „erst durch das
Urtheilen oder durch den Verstand in unsere Auffassung
von den Dingen hineingelegt werden." (Beneke a. a. O.
S. 153.)

An Beneke schliesst sich Ueberweg an (System der
Logik §. 83), wenn er das Synthetische in den Urtheilen
darin erblickt, dass das Urtheil das Bewusstsein über die
reale Gültigkeit einer Verbindung (Synthesis) von Vorstellungen sei. Er will aber den Unterschied für die Urtheilsbildung aufrecht erhalten. „Kant, sagt er, unterscheidet
mit Recht die analytische und synthetische Urtheilsbildung,
überträgt jedoch mit Unrecht diesen Unterschied auf die
Urtheile selbst." „Die Synthesis der Glieder eines Urtheils
kann auf verschiedene Weise entstanden sein, entweder
unmittelbar durch Combination der betreffenden Vorstellungen, oder mittelbar durch Analysis einer früher gebildeten Gesammt-Vorstellung, in welcher die Glieder des Urtheils in unentwickelter Form bereits enthalten waren. In
jenem Falle ist die Urtheilsbildung synthetisch, in diesem
analytisch."

Wir können nach unserer bisherigen Untersuchung keinen
Augenblick in Zweifel sein, welcher Ansicht wir uns an-
zuschliessen haben. Gäbe es ausschliesslich-synthetische
Urtheile im Sinne Kants oder zugleich analytische und
synthetische Urtheile im Sinne Trendelenburgs, so hätte
das Denken in Beziehung auf den Inhalt, welchen es entweder der Wahrnehmung oder der Vorstellung oder früherem
Denken entnimmt, nicht bloss formale, sondern auch materiale Bedeutung. Der Erkenntniss-Inhalt würde durch blosses
Denken erweitert werden. Dieses widerspricht aber unserem
Begriffe des Denkens und wir müssen uns demnach der Ansicht Beneke's anschliessen. Die Bemerkung Ueberwegs
über die Urtheilsbildung scheint uns im Allgemeinen richtig,
doch möchte sich eine kleine Modification empfehlen. Es

erscheint nämlich als etwas Zufälliges, ob der im Urtheile ausgedrückte Vorstellungs-Zusammenhang schon vor dem Urtheilen im Bewusstsein vorhanden war oder während des Urtheilens behufs desselben herbeigeführt wird. Die Anwesenheit des betreffenden Vorstellungs-Zusammenhanges im Bewusstsein vor dem Urtheile erscheint nur dann von Wichtigkeit, wenn sie die Anwesenheit anderer beurtheilter Zusammenhänge zum Grunde hat, so dass ihre Beurtheilung auf dem Wege des Schlusses entsteht. Wir möchten demnach die Urtheilsbildung nicht stets analytisch nennen, wenn sie auf Analysis einer früher gebildeten Gesammt-Vorstellung beruht, sondern nur dann, wenn diese Gesammt-Vorstellung dadurch im Bewusstsein anwesend ist, dass andere Zusammenhänge in ihr beurtheilt werden, in allen anderen Fällen aber synthetisch.

Auch darin müssen wir Beneke beistimmen, dass in allen Urtheilen synthetische Verhältnisse ausgedrückt werden. Denn das Denken geht stets auf den Zusammenhang von Erkenntniss-Elementen, es drückt also eine Verknüpfung zwischen Verschiedenen, oder doch in gewisser Hinsicht Geschiedenen aus. Dem scheint die Thatsache der identischen oder tautologischen Urtheile zu widersprechen. Allein solche Urtheile sind entweder nur scheinbar tautologisch oder nur scheinbar Urtheile. Nehmen wir das Urtheil „der Körper ist Körper", so wird, wie Trendelenburg sagt (Logische Untersuchungen, 2. Aufl., 2. Bd., S. 239) bei dem Subjecte des Satzes zuverlässig etwas anderes gedacht, als bei dem Prädicate; „bei jenem die Einheit, bei diesem die einzelnen im Begriffe des Körpers enthaltenen Eigenschaften. Was das Wort mit Fleiss verschweigt, bezeichnet mit feinem Sinne die Betonung." Wird aber in der That das Wort Körper beide Male genau in demselben Sinne genommen, so haben wir kein Urtheil mehr. Dieses erhellt daraus, dass alsdann der Sinn des Wortes „Körper" das Urtheil gar nichts angehen, ganz

ausserhalb desselben liegen würde. Das Urtheil „der Körper
ist Körper" wäre inhaltlich wie formell vollständig jedem,
dem Ausdrucke nach anderen Urtheile, in welchem ebenfalls
Subject und Prädicat genau denselben Sinn haben, gleich,
z. B. dem Urtheile „die Seele ist Seele" oder „Gerechtigkeit
ist Gerechtigkeit". Denn das, wodurch die Begriffe des
Körpers, der Seele und der Gerechtigkeit sich unterscheiden,
wird in jenen scheinbaren Urtheilen gar nicht berührt, es
könnte also nur nebenbei gedacht werden, und zwar in
Urtheilen, die ein synthetisches Verhältniss ausdrücken. Also
gäbe es, wenn überhaupt tautologische Urtheile möglich
wären, nur ein einziges, A ist A, worin A gänzlich bedeu-
tungslos sein müsste, da entweder die Bedeutung desselben
das Urtheil nichts anginge oder durch das Urtheil analysirt
würde, in welchem Falle in einem analytischen Urtheile ein
synthetisches Verhältniss ausgedrückt würde. Dem Urtheile
„A ist A" pflegt der Sinn beigelegt zu werden, dass kein
Begriff, auf welches Object auch immer er sich beziehe, sich
widersprechen dürfe. In diesem Sinne ist es wirklich ein
Urtheil, aber kein, tautologisches, denn es analysirt den
Begriff des Begriffes, es hebt aus dem ganzen Inhalte des
Begriffes vom Begriffe das eine Merkmal der Widerspruchs-
losigkeit heraus.

Es verlohnt sich, noch einen Augenblick bei der Bemerkung Beneke's zu verweilen, dass den allgemeinen Grundsätzen der Identität und des Widerspruches nur die analytischen, nicht aber die synthetischen Urtheile (in dem Sinne,
in welchem er dieselben verwirft) gemäss sein könnten, da
dieselbe, wie später näher erhellen wird, die richtige Position
andeutet, welche den beiden am weitesten auseinandergehen-
den unter den letzten Systemen der Philosophie, dem Hegelschen und dem Herbart'schen, gegenüber einzunehmen ist.

Gäbe es synthetische Urtheile im eigentlichen Sinne des
Wortes, so würde, wie schon bemerkt, in denselben ein ge-

wisser Erkenntnissinhalt durch blosses Denken vermehrt. Angenommen, es sei mir ein auf diese Weise zu erweiternder Erkenntnissinhalt A gegeben, so kann ich nun von ihm aussagen: A ist A und nicht nicht A. Damit habe ich offenbar keine inhaltlich neue Erkenntniss über A gewonnen. Ich habe nur ein analytisches Urtheil gefällt (tautologisch kann es nach dem obigen nicht sein), in welchem der synthetische Zusammenhang des Mannigfaltigen, welches in A enthalten ist, ausgedrückt wird. (Wäre A ein schlechthin Einfaches, so könnte auch nicht einmal das Urtheil A ist A gefällt, also A überhaupt nicht gedacht werden). Jetzt erst könnte das Vermehren des Erkenntnissinhaltes A seinen Anfang nehmen. Was zu A hinzukommen soll, müsste in ihm selbst liegen, da ja nach der Voraussetzung A der einzige im Besitze des Denkens befindliche Erkenntnissinhalt sein soll, also alles, was von ihm ausgesagt wird, aus ihm abgeleitet werden muss. Es müsste aber auch nicht in ihm liegen, da es ja ein anderes, als A sein und eine nicht bloss der Form, sondern dem Inhalte nach neue Erkenntniss bilden soll. A wäre demnach das Andere seiner selbst, es wäre ebenso sehr nicht A als A. Aber das zu sein, was er ist, und nichts anderes, ist die erste Anforderung an einen Erkenntnissinhalt, damit er gedacht werden könne. Ein Ding mag sich ändern, und wir mögen, um dieser Aenderung zu folgen, unseren Begriff von ihm ändern, so ist doch der Begriff auf jeder Stufe der Veränderung an sich fest; wir haben nicht e i n e n f l ü s s i g e n Begriff, sondern eine Reihe von so viel f e s t e n Begriffen, als wir Momente der Veränderung des Dinges begrifflich auffassen. Der Begriff ist eben kein Ding, er ist ein Gedankengebilde, dem keine selbstständige Wesenheit und Leben innerhalb unseres Bewusstseins zukommt, so dass er uns auch nicht in einen Strudel der Veränderung hineinreissen kann.*)

---

*) Es sei uns erlaubt, hierzu einige Sätze aus der schönen Erörterung anzuführen, welche Lotze's Geschichte der Aesthetik in Deutschland

Die Lehre von der Flüssigkeit der Begriffe bildet bekanntlich das Fundament des Hegel'schen Systemes. Diesem
steht am schroffsten gegenüber das Herbart'sche, welches
nicht nur, wie Beneke und im Anschlusse an ihn wir, die
Fähigkeit des Denkens, Synthesen zu erzeugen, in Abrede
stellt, sondern auch in allen synthetischen Verhältnissen,

über diesen Gegenstand giebt (S. 170 ff.): „Von der Unfestigkeit und Ver-
änderlichkeit der Dinge sind wir leicht zu überzeugen, aber gar nicht
ebenso leicht auch von der inneren Unstetigkeit und Wandelbarkeit der
Begriffe, durch die wir jeden Moment jener flüchtigen Wirklichkeit ein-
zeln bestimmen zu können glauben. Schon früh hat in der Philosophie
Heraklit die allgemeine Unbeständigkeit alles Wirklichen in den Ausdruck,
Alles fliesse, zusammengefasst; aber auch von ihm wissen wir nicht, dass
er in diese Flüssigkeit alles Wirklichen, Seienden und Geschehenden die
Begriffe eingeschlossen habe, deren Natur ja nicht ist, zu sein und zu
geschehen, sondern von dem Sein und Geschehen zu gelten. Dass aber
der beständige Fluss des Wirklichen, sobald er zugegeben würde, die
Geltung fester und beständiger Begriffe von ihm, also jede Wahrheit
aufhebe, ist eine irrige Folgerung, durch die Platon im Theätet zu einer
missverständlichen Bestreitung der Empfindungstheorie des Protagoras
kommt, einer Theorie, die bis auf Weniges die richtige Einsicht der
Philosophie vorausgenommen hat. Wenn ein Wirkliches sich so ändert,
dass es in keinem Augenblick sich selbst im vorigen Augenblicke gleicht,
so hat zwar keiner der Begriffe, welche einen seiner momentanen Zustände bezeichnen, eine dauernde Anwendung auf dieses Wirkliche, aber
der Inhalt jedes dieser Begriffe bleibt für sich selbst vollkommen gleich,
und allem Wechsel enthoben. Und dies selbst keineswegs so, dass nun
der Begriff, völlig ohne Werth für die Wirklichkeit, seiner Identität mit
sich selbst und seiner feststehenden Beziehungen zu andern sich in einer
besonderen Welt für sich erfreute, sondern sein eigener Inhalt und diese
Beziehungen bleiben bei alledem gesetzgebend und bestimmend für die
Gestalt des stetigen Flusses, in welchem sich das Wirkliche befindet. . . .
Seit der Ausbildung der Naturwissenschaften und ihres vorzüglichsten
Werkzeugs, der Analysis des Unendlichen, zweifelt Niemand mehr, dass
eine und dieselbe mathematische Wahrheit die Verhältnisse des stetig
Veränderlichen ebenso sicher wie die des ewig Dauernden beherrsche;
während das Alterthum Erkenntniss nur möglich glaubte, wo feste, gegen-
einander beziehungsarme Begriffe jeder sein Gebiet in dauernden Ge-
staltungen beherrschen, findet die Gegenwart eine lohnende Erkenntniss
erst in der Erforschung der Gesetze, die das Veränderliche durch-
ziehen und die Form seiner Veränderung bestimmen.“

welchen das Denken in den Urtheilen Ausdruck giebt, Widersprüche findet. Mit dem letzteren Theile dieser Ansicht
werden wir uns später auseinander zu setzen haben. Für den
ersteren ist es wichtig, Herbarts Darstellung kennen zu
lernen. Wir kommen damit zu der letzten der besonderen Bemerkungen, welche wir unserem allgemeinen Satze über die formale Bedeutung des Denkens zufügen wollten (s. o. S. 156),
zu derjenigen nämlich über das Verhältniss von Grund und
Folge im Schliessen.

„Die erste aller Fragen, sagt Herbart (Werke IV, S.
30) für den, welcher durch Speculation sein Wissen erweitern
wollte, war unstreitig die: wie folgt Eins aus dem Andern?
was ist ein Grund? was heisst eine Folge?" Der Begriff
eines Zusammenhanges zwischen Grund und Folge sei, wenn
er nicht einer sorgfältigen Läuterung unterzogen werde, ein
logisches Ungeheuer, ein Widerspruch.

„Die Folge soll liegen in dem Grunde. Aber sie soll
auch aus ihm folgen, das heisst, sie soll sich von ihm ab-
sondern. Liegt sie nun wirklich in ihm, so gehört sie zu ihm;
und wer sie willkührlich von ihm trennt, der hat nicht
sein Wissen erweitert, vielmehr hat er bloss wiederholt, was
er schon wusste, da er den Grund wusste. Lehrt aber die
Folge etwas Neues: so ist dies Neue nicht das Alte, und lag
nicht in dem Grunde; es heisst dann mit Unrecht eine Folge
aus demselben.

„Will man nun die Folge in dem Grunde lassen? Dann
ist nicht Zweierlei, nämlich Grund und Folge, vorhanden,
sondern nur Einerlei, und das ist keins von beiden.

„Will man die Folge sondern vom Grunde? so muss sie
etwas Neues enthalten; das aber ist ihm fremd, es folgt nicht
aus ihm. Nun ist zweierlei vorhanden, allein es hängt nicht
zusammen, es ist weder Grund noch Folge."

Es kann nicht zweifelhaft sein, wie dieser Widerspruch
vom Beneke'schen Standpunkte aus zu lösen ist. Der Wider-

spruch, werden wir sagen, rührt daher, dass der synthetische
Zusammenhang, der in dem Verhältnisse von Grund und
Folge allerdings gedacht werden muss, für einen vom Denken
erzeugten, statt für einen von ihm vorgefundenen und analy-
sirten gehalten wird. Um zu sehen, dass scheinbar synthetische Urtheile nicht wirklich synthetisch sind, braucht man
nach Beneke (s. o. S. 162 nur darauf zu achten, welches in
einem Urtheile die ganze Subjectsvorstellung ist. Da nun
das in der Subjectsvorstellung Gedachte der Grund ist, aus
dem das Prädicat als die Folge herausgehoben wird, so werden
wir dem von Herbart dargestellten Widerspruche gegenüber
sagen: man achte nur auf den ganzen Grund und es wird
sich zeigen, dass derselbe die Folge in sich schliesst. So
findet denn auch Herbart zunächst aus Beispielen die War-
nung (a. a. O. S. 38), einen Theil des Grundes für den ganzen
Grund zu halten und fährt fort: „Also muss wohl der ganze
Grund ein grösseres System von Begriffen sein, in welches
man durch ein gewisses Thor, das für den Grund gehalten
wird, hineingeht, und zu einem andern Thore, das man die
Folge nennt, wieder herauskommt. . . . . Wenn nun aus
einem Grunde die Folge soll gefunden werden, so wird dasjenige, was man den Grund nennt, nur ein Theil eines grös-
seren Ganzen sein; es wird in einigen Fällen zureichen, um
dies Ganze vor Augen zu stellen, manchmal aber auch unzu-
länglich sein, daher dann noch glückliche Einfälle hinzukommen müssen. Die Folge aber wird von demselben Ganzen
ein anderer Theil sein." Der ganze Grund ist also ein synthetischer Zusammenhang, der ausgesprochene Grund ein
Theil desselben, die Folge ein anderer. Die Synthesis wird
nicht vom Denken erzeugt, sondern vorgefunden und analysirt
(vergl. hierzu unsere Erklärung des Schlusses, s. o. S. 148).

Zweites Kapitel.

Wahrheit und Irrthum.

Die Logik als Wissenschaft von den Normalgesetzen der Erkenntniss oder den Kriterien der Wahrheit. — Die Verbindung unrichtigen Vorstellens mit darauf bezüglichem Denken als Quelle des Irrthums. — Wie das Denken als Bewusstsein eines Zusammenhanges als solchen über die Richtigkeit oder Unrichtigkeit einer Vorstellung entscheiden kann. — Das Gegründet-sein als Kriterium der Wahrheit, der Widerspruch als Kriterium des Irrthums.

Die vorstehende Betrachtung bildet den Uebergang von der psychologischen zur logischen Untersuchung des Bewusstseins. Denn die Logik hat zum Gegenstande den Erkenntnissprocess von seiner formalen Seite, oder das fortschreitende Erkennen, insofern es fortschreitendes ist, und nimmt auf den Inhalt der Erkenntniss nur insofern Rücksicht, als derselbe überhaupt eine Bedingung der Form überhaupt ist und durch gewisse allgemeine Unterschiede eine Besonderung der allgemeinen Form des Erkennens verlangt und ermöglicht. „Die Logik ist eine formale Wissenschaft; aber die in ihr behandelten Formen sind, indem sie den Existenzformen entsprechen, durch die Objectivität bedingt. Auch stehen dieselben nicht nur im Allgemeinen zu dem Erkenntnissinhalte überhaupt, sondern auch in ihrer jedesmaligen besonderen Gestaltung zu der Besonderheit des Inhaltes in wesentlicher Beziehung" (Ueberweg, System der Logik, 2. Aufl., S. 3).*)

---

*) Sehr richtig bemerkt Ueberweg gegen Drobisch, dass die Logik, wenn sie von aller Besonderheit des Inhaltes abstrahire, nur einen geringen Theil der Normen des Denkens und nicht, wie sie verheisse, schlechthin die Normalgesetze des Denkens aufstellen können. (A. a. O. S. 112 Anm.)

Wir müssen hier diesen Zusammenhang zwischen den Formen
des Erkennens und den (zum Erkenntnissinhalte gehörigen)
Formen der Dinge dahingestellt sein lassen; das Princip desselben wird im folgenden Abschnitte erörtert werden.

Noch aber hat sich uns der eigenthümliche Gesichtspunkt
nicht enthüllt, von welchem aus die Logik diesen ihren Gegenstand betrachtet. Sie ist die Wissenschaft von den Normalgesetzen des fortschreitenden Erkennens, d. i. von den Vor-
schriften, die dasselbe zu befolgen hat, um seinen Zweck, die
Wahrheit, zu erreichen, denen es aber auch zuwider handeln
kann, wo es dann seinen Zweck verfehlt und dem Irrthume
verfällt, — die Wissenschaft von den Gesetzen, „auf deren
Befolgung die Realisirung der Idee der Wahrheit in der
theoretischen Vernunftthätigkeit des Menschen beruht", „die
wissenschaftliche Lösung der Frage nach den Kriterien der
Wahrheit" (Ueberweg a. a. O. S. 4, 5). Woher rührt nun
dieser Gegensatz in den Resultaten des Erkennens?

Es versteht sich von selbst, dass wir hier nicht den Begriff der sich einem Zwecke gemäss regelnden Thätigkeit
deduciren, nicht die Vereinbarkeit von Naturgesetzen und
Normalgesetzen oder die Einheit von Nothwendigkeit und
Freiheit erklären können. Dies ist eine Aufgabe der Metaphysik, zu der wir mit unserer Theorie des Bewusstseins
erst den Grund legen wollen. Andererseits kann es uns aber
auch nicht genügen, diesen ideellen Charakter des Erkennens
als eine Thatsache hinzunehmen, denn unser Begriff des Bewusstseins würde auf diese Weise zwei unvermittelt neben einander stehende Momente enthalten. Wir müssen also nachweisen,
dass in unserem bisher entwickelten Bĕgriffe des Bewusstseins
bereits die Beziehung desselben auf einen inneren Zweck gesetzt
ist und damit diesen Begriff auf analytischem Wege vervoll-
ständigen; wir müssen aus demselben die Punkte bestimmen,
wo die Wege der Wahrheit und des Irrthums sich trennen;
wir müssen aus ihm einsehen lernen, wie das Bewusstsein

in das Verhältniss sowohl der Uebereinstimmung als auch des Gegensatzes zu sich selbst treten kann.

In der Wahrnehmung als der unmittelbaren und directen oder der rein anfangenden Erkenntniss giebt es weder Wahrheit noch Irrthum. Die Empfindungen, Gefühle und Willensthätigkeiten lassen dem Bewusstsein keine Wahl, sie auf die eine oder die andere Weise aufzufassen. Sie sind Zustände des wahrnehmenden Ichs und als solche so, wie sie sind, auch wahrgenommen; sie sind das Gegebene, dem gegenüber das Bewusstsein nichts zu thun hat, als es zu haben, — die Objecte, mit deren Besitz erst das Erkennen beginnt, ohne welche dasselbe also nicht da wäre und in Beziehung auf welche es keine Verantwortlichkeit tragen kann. Die äussere Wahrnehmung macht hiervon keine Ausnahme. Das Empfundene als der Inhalt der Empfindung ist dem Bewusstsein mit dieser gegeben; es giebt, wie wir gesehen (S. 41, 42), keine fortschreitende (in dem Sinne, in welchem wir bisher dieses Wort genommen haben) Erkenntnissthätigkeit, welche aus den Daten der inneren Erfahrung die äussere herleitete, sondern es ist die Natur der Empfindung überhaupt, als äussere Objecte zum Inhalte habend im Bewusstsein zu sein; oder, was dasselbe ist, es ist die Natur des Bewusstseins, die Empfindungen als subjective Zustände auf das wahrnehmende Ich zu beziehen und zugleich das Empfundene als Nicht-Ich zu setzen. Ein Nicht-Ich ist aber das Empfundene in der That, ob es nun an sich oder bloss in Verknüpfung mit dem Bewusstsein oder dem Ich existirt. Die blosse Wahrnehmung bestimmt nichts darüber, ob das Nicht-Ich fortfahren werde zu existiren oder nicht, wenn es aufhört, wahrgenommen zu werden. Es giebt daher im strengen Sinne des Wortes keine Sinnestäuschungen. Was so genannt wird, ist vielmehr eine Täuschung des Denkens. Erscheint mir z. B. ein ins Wasser getauchter Stab gebrochen, so hat die Wahrnehmung an dieser Erscheinung wirklich ihr

Object und sie thut mit demselben nichts anderes, als was ihm zukommt, nämlich es als Object zu haben. Der Irrthum entsteht erst mit dem Gedanken, dass auch für die tastende Hand der Stab gebrochen sein werde, und die Wahrheit erst mit dem Gedanken, dass dieses nicht der Fall sein werde.

Es folgt, dass auch in der Vorstellung und im Denken insofern, als dieselben wie die Wahrnehmung synthetische Selbstbestimmung des Ich sind, weder Wahrheit noch Irrthum sein kann. Wie das wahrnehmende Ich sich synthetisch bestimmt durch die Zustände des Empfindens, Fühlens und Wollens, so das vorstellende durch den Zustand des Wahr-genommen-habens, und das denkende durch den Zustand gleichzeitigen wirklichen Wahrnehmens und Vorstellens oder durch den Zustand der activen Einheit in der Vielheit seiner Erkenntnisszustände; und wie das wahrnehmende, so kann sich auch das vorstellende und denkende Ich nur durch Zu-stände, die es wirklich hat, synthetisch bestimmen.

Wahrheit und Irrthum können mithin nur insofern im Vorstellen oder im Denken oder in beiden vorkommen, als diese Erkenntnissweisen ihre Gegenstände nicht einfach ob-jectiviren oder als synthetische Bestimmungen des Ich setzen, sondern dieselben zugleich auf ein begrifflich früheres Er-kennen zurückbeziehen. Das Bewusstsein kann, wie gezeigt, nur indem es zugleich einen neuen Anfang macht, fortschreiten (s. o. S. 154). Ist also das fortschreitende Bewusstsein inso-fern, als es zugleich anfangendes ist, weder wahr noch falsch, so kann dieser Gegensatz für dasselbe nur insofern Be-deutung haben, als es fortschreitendes ist.

Die Vorstellung haben wir demnach insofern ins Auge zu fassen, als dieselbe das Bild eines Wahrnehmungsobjectes enthält. Nun haben wir gesehen, dass zwar alle Elemente eines Vorstellungsbildes in der That der Wahrnehmung ent-nommen sind und dass mithin die Vorstellung bezüglich jedes einzelnen Elementes mit Recht indirecte Erkenntniss eines

Wahrnehmungsobjectes zu sein behauptet (das betreffende
Element als ein früher wahrgenommenes setzt), dass aber
diese Elemente sich in der mannigfaltigsten Weise verbinden
und so Vorstellungen von Dingen entstehen können, die der
Vorstellende nie wahrgenommen hat. Offenbar ist das vorstellende Bewusstsein alsdann in einer Täuschung begriffen.
Es ist dabei gleichgültig, wodurch die von der Wahrnehmung
abweichende Zusammensetzung hervorgebracht ist, ob mit
oder ohne Zuthun des Bewusstseins; desgleichen, ob die Täuschung, wie es im allgemeinen im Spiele der Phantasie der
Fall ist, als solche gewusst wird, oder ob sie, wie es im
Traum geschieht, das ganze Bewusstsein gefangen nimmt:
das Vorstellen eines Bildes, welches keinem wirklich wahrgenommenen Objecte entspricht, ist ein unrichtiges, und das
Bewusstsein täuscht sich, insofern es auf diese Weise vorstellt. Es ist entschieden in Abrede zu stellen, dass, wie
Beneke meint (Logik I. S. 151), zwischen den Vorstellungen
als solchen rein subjective Verhältnisse bestehen und dass
erst das Urtheil einen objectiven Ausdruck habe, indem nicht
unsere Vorstellungen darin beurtheilt werden, sondern durch
diese hindurch die Dinge, die Erfolge. Das Urtheil könnte
sich gar nicht durch die Vorstellung hindurch auf Dinge beziehen, wenn sich die Vorstellung nicht selbst als indirecte
Erkenntniss der Dinge setzte. Und wenn sich die Vorstellung nicht selbst als indirecte Erkenntniss der Dinge setzte,
so wäre sie nicht Vorstellung, sondern Wahrnehmung.

Die Vorstellung kann also richtig oder unrichtig sein.
Den Gegensatz von Wahrheit und Irrthum werden wir
indessen nicht auf sie beziehen dürfen. Denn mit dem Begriffe des Irrthums verbinden wir den der Schuld und Verantwortlichkeit des irrenden Subjectes. Das vorstellende
Subject aber kann sich als vorstellendes keiner aus der unbewussten Region der Seele auftauchenden Vorstellung erwehren und es muss alles Vorgestellte als ein früher Wahr-

genommenes setzen, ohne als vorstellendes diese Setzung
zurücknehmen zu können. Es kann darum auch keine Normalgesetze des Vorstellens geben, sondern nur Naturgesetze,
— die Gesetze der Association und Reproduction. Der Irrthum kann ferner keine Stelle innerhalb der Wahrheit ein-
nehmen, er kann zwar nützlich und vielleicht unentbehrlich
sein zur Auffindung der Wahrheit, aber die Wahrheit ist erst
da, wenn der Irrthum beseitigt ist, der Irrthum spielt keine
Rolle mehr in der fertigen Wahrheit. Die unrichtige Vorstellung hingegen ist ein unentbehrlicher Factor in den wichtigsten Wahrheiten. Denn wie beschränkt würde unser Wissen
sein, wenn es nur Vorstellungen von Dingen beträfe, die wir
wirklich einmal wahrgenommen haben. Das Urtheil z. B.,
dass Kant durch seine Kritik der reinen Vernunft die Philosophie reformirt habe, verliert dadurch gar nichts an Wahrheit, dass ich, das Bild des Königsberger Philosophen in mir
hervorrufend, insofern unrichtig vorstelle, als ich mich dabei
nothwendig in den Zustand versetze, als hätte ich Kant
wirklich einmal gesehen.

Demnach muss das Denken, als das Bewusstsein eines
Zusammenhanges als solchen, Bedingung für die Entstehung
von Wahrheit und Irrthum sein.

Das Denken kann aber an sich nicht die Quelle des
Irrthums sein. Diese ohne Zweifel höchst paradoxe Behauptung ist eine einfache Consequenz unserer früheren Aufstel-
lungen. Denn der Zusammenhang, den das Denken als solchen
zum Bewusstsein bringt, ist mit den Wahrnehmungs- oder
Vorstellungs-Elementen, zwischen welchen er bestehen soll,
wirklich im Bewusstsein vorhanden. Das denkende Ich kann
sich unmöglich als Einheit in der Vielheit seiner Erkenntniss-
Zustände bestimmen, wenn es nicht in der That diese Vielheit enthält, denn das Ich kann sich überhaupt nur durch
einen Zustand synthetisch bestimmen, der ihm dadurch, dass
es sich so bestimmt, wirklich eignet. Wahrheit und Irrthum

sind nicht im leeren Erkennen, sondern im Erkennen eines bestimmten Inhaltes, das denkende Bewusstsein aber ist als solches leer, es findet seinen Inhalt nicht in sich als dem denkenden, sondern in dem wahrnehmenden und vorstellenden Bewusstsein, und es kann auch nicht einmal diejenigen Aenderungen an dem vorgefundenen Inhalte vornehmen, zu welchen das Vorstellen bezüglich des aus der Wahrnehmung entnommenen Inhaltes die Macht hat.

Dass insbesondere das Urtheilen und Schliessen keinen Irrthum erzeugen kann, muss Jeder anerkennen, der sich mit uns den im vorigen Kapitel erörterten Ansichten Beneke's*) und Herbart's anschliesst. Es giebt nur ana-

---

*) Auf diese Consequenz der Beneke'schen Ansicht macht auch Ueberweg (System der Logik, 2. Auff., S. 66) aufmerksam. Er meint, nach Beneke's Terminologie (die, wie die unsrige, unter Denken im eigentlichen oder engeren Sinne das blosse Denken, das analytische Denken oder die eigentliche logische Thätigkeit versteht [Ueberweg S. 58]) „wäre jedes Urtheil als ein richtig gebildetes anzuerkennen, dessen Prädicat in der Subjects-Vorstellung als Element enthalten ist, auch wenn das Enthaltensein dieses Elementes in der Subjects-Vorstellung der Wirklichkeit nicht entspricht; denn dieser letztere Umstand würde nur die Urtheils-Grundlage, nicht das Urtheil betreffen. Demnach würde auch der richtig urtheilen, der einen Unschuldigen für schuldig erklärt, wofern er ihn nur, durch falsche Combinationen verleitet, wirklich als schuldig vorstellt und nichts anderes aussagt, als was in seiner Vorstellung wirklich enthalten ist. Aber offenbar ist dies zum mindesten eine Sprachverwirrung, da der allgemeine Gebrauch unter dem Urtheile jene Combination der Prädicats-Vorstellung mit dem Subject und unter der Richtigkeit des Urtheils die Richtigkeit derselben entschieden mitbegreift." Hiermit geht Ueberweg indessen, wie in Folgendem bewiesen werden wird, über die wahre Consequenz der Benecke'schen Ansicht hinaus. „Nun hat zwar, bemerkt Ueberweg weiter (S. 60), die Logik als Wissenschaft das Recht, sich eine eigene Terminologie zu schaffen; aber sie soll von dem sonstigen allgemeinen Sprachgebrache nur dann abgehen, wenn eine strenge Nothwendigkeit es gebietet, und eine solche liegt hier nicht vor." Für uns liegt allerdings eine strenge Nothwendigkeit vor, unter Denken nicht das Wahrnehmen und Vorstellen, dessen Zusammenhänge zum abstracten Bewusstsein gebracht werden, mit zu verstehen, sondern allein dieses Erkennen der Zusammenhänge als solcher. Denn sonst könnten wir das

lytische Urtheile, sagten wir mit Ben eke, d. h. solche,
deren Prädicat im Subjecte bereits mitgesetzt ist. Wo soll
nun der Irrthum herkommen, wenn jedes Urtheil nur das
vom Subjecte aussagt, was es in ihm vorfindet? Offenbar
muss, wie der Zusammenhang von Subject und Prädicat, so
auch der Inhalt des Irrthums vom Denken vorgefunden
werden. Irrthum und Wahrheit erzeugen würde das Denken
nur in synthetischen Urtheilen können. Und mit Herbart
sagten wir, dass die Folge nur ein Theil des ganzen Grundes
sein könne, von dem der ausgesprochene Grund ein anderer
Theil ist. Wie soll also ein Irrthum in's Folgern kommen
können, wenn er nicht materialiter im Grunde vorgefunden
wird?

Da also der Ursprung des Irrthums weder in der Wahrnehmung, noch in der blossen Vorstellung, noch im denkenden
Bewusstsein als denkenden gefunden werden kann, das Denken
aber zur Erzeugung desselben nothwendig ist, so bleibt nur
übrig, dass er in dem Zusammenwirken des Denkens mit der
begrifflich früheren Erkenntnissweise, welche demselben seinen
Inhalt giebt, entstehe, also entweder in der Verbindung von
Wahrnehmen und Denken oder in derjenigen von Vorstellen
und Denken, oder in beiden. Nun ist die Wahrnehmung an
sich nicht bloss weder wahr noch irrig, sondern auch weder
richtig noch unrichtig, sie ist an sich jeder Werthbestimmung
unzugänglich, und da das sich an sie anschliessende Denken
wirklich in ihr enthaltene Zusammenhänge als solche zum
Bewusstsein bringt, so kann auf diese Weise kein Irrthum
entstehen. So bleibt nur eine Quelle des Irrthums übrig:
das zugleich unrichtig vorstellende und in Beziehung auf diese
Vorstellungen denkende Bewusstsein.

Denken nicht als eine dem Wahrnehmen und Vorstellen nebengeordnete
Art des Bewusstseins fassen; es wäre vielmehr die Einheit einer solchen
dritten Art, für welche ein neuer Name zu erfinden wäre, mit einer der
beiden andern.

Aber nicht jede unrichtige Vorstellung hat Irrthum in dem sich an sie anschliessenden Denken zur Folge. Vielmehr sind, wie wir gesehen haben, an sich unrichtige Vorstellungen ein wichtiges Mittel zur Ausbreitung des Wissens. Ja, es scheint überhaupt unmöglich, dass die Richtigkeit und Unrichtigkeit der Vorstellung Wahrheit und Irrthum in der Denk-Erkenntniss veranlasse. Denn das Denken ist Bewusstsein eines zwischen Vorstellungen bestehenden Zusammenhanges als solchen. Es kann kein Zusammenhang als solcher gedacht werden, der nicht wirklich im vorstellenden Bewusstsein vorhanden wäre. Nur dieses wirkliche Vorhandensein im vorstellenden Bewusstsein aber scheint vom Denken behauptet zu werden. Wie kann also die Unrichtigkeit einer Vorstellung das sich an sie anschliessende Denken unwahr machen, da der gedachte Zusammenhang zwischen den Elementen einer Vorstellung ebensogut vorhanden ist, wenn dieselbe unrichtig, als wenn sie richtig ist? Z. B. das Urtheil „der Pegasus ist ein geflügeltes Ross" oder „das Perpetuum mobile ist eine sich selbst treibende Maschine" ist richtig, obwohl die Vorstellungen vom Pegasus und vom Perpetuum mobile nicht nur in dem obigen Sinne des Wortes unrichtig sind (in dem Sinne nämlich, dass der Vorstellende niemals den Pegasus oder ein Perpetuum mobile gesehen hat), sondern auch in dem weiteren, dass sie sich nicht auf mögliche Wahrnehmungen beziehen. „Das Urtheil A ist B, und ebenso die Frage: Ist A wohl B? enthält keinesweges die gewöhnlich hinzugedachte, aber ganz fremdartige Behauptung, dass A sei; denn von A für sich allein, und von seinem Dasein, seiner Gültigkeit ist da keine Rede, wo man seiner bloss desshalb erwähnt, um die mögliche Anknüpfung eines Prädicates an dasselbe zu untersuchen. Das Urtheil: der viereckigte Cirkel ist unmöglich, schliesst gewiss nicht den Gedanken in sich, der viereckigte Cirkel sei vorhanden; snndern es bedeutet, wenn ein viereckigter Cirkel gedacht wird, so muss der Begriff der Unmöglichkeit hinzugedacht werden" (Herbart, Werke Bd. I, S. 92 f.).

Soll die Unrichtigkeit einer Vorstellung Unwahrheit in dem sich auf sie beziehenden Denken zur Folge haben, so muss zwischen ihrer Unrichtigkeit und der Natur des Zusammenhanges, in welchem sie steht und welcher durch das Denken als solcher zum Bewusstsein gebracht wird, eine innere Beziehung bestehen. Der Zusammenhang, welcher den Inhalt des Denkens bildet, muss ein solcher sein, dass dieses Denken durch ihn die Richtigkeit der Vorstellung behauptet. Die Täuschung, in der das unrichtig vorstellende Bewusstsein befangen ist, muss, mit anderen Worten, dadurch zu einer Täuschung des denkenden Bewusstseins werden, dass das Denken durch die Erkenntniss des in der unrichtigen Vorstellung gesetzten Zusammenhanges, den Werth der Vorstellung beurtheilend, sich fälschlich für die Richtigkeit entscheidet. Oder, da eine Vorstellung richtig ist, wenn das in ihr Vorgestellte existirt: das Denken kann nur dann eine unrichtige Vorstellung für richtig erklären, wenn die Existenz ein Prädicat ist, das nicht bloss dem unmittelbaren Erkenntniss-Inhalte zukommt, sondern auch dem Denken einen Inhalt bietet, und dieses ist nur dann der Fall, wenn die Existenz einen Zusammenhang bedeutet, der als solcher zum Bewusstsein gebracht werden kann. Das Urtheil A ist B schliesst in einem Falle in der That die Behauptung ein, dass A sei, in dem Falle nämlich, wenn das Sein (die Existenz) von A eben in seinem Zusammenhange mit B liegt, wenn A dadurch, dass es mit B zusammenhängt, ist.

Es scheint noch eine zweite Quelle des Irrthums zu geben. Nicht nur, wenn das Denken eine unrichtige Vorstellung für richtig, sondern auch, wenn es eine richtige für unrichtig erklärt, entsteht Irrthum. Dies würde nach dem Vorstehenden dadurch geschehen, dass das Denken bezüglich einer richtigen Vorstellung einen Zusammenhang verneinte, durch dessen Bejahung die Vorstellung als richtig oder existirend gesetzt würde. Allein das Denken hat den Zusammenhängen gegenüber, die es im unmittelbaren Bewusstsein vorfindet, keine andere Function, als dieselben *in abstracto* zum Bewusstsein zu bringen; die Verneinung eines Zusammenhanges muss mithin einerlei sein mit der Bejahung eines negativen Zusammenhanges, die Verneinung muss, mit andern Worten, eine Beschaffenheit des betreffenden Zusammenhanges sein. Gäbe es nicht Positives und Negatives in den Dingen, so wären die Begriffe der Bejahung und Verneinung unmöglich, denn das Denken kann den Inhalt dieser Begriffe ebensowenig, wie den irgend eines anderen erzeugen, es muss denselben aus dem unmittelbaren Bewusstsein nehmen. Mithin kann das Denken eine richtige Vorstellung nur dann für unrichtig erklären, wenn dieselbe in negativem Zusammenhange mit einer anderen steht und zwar in einem solchen negativen Zusammenhange, der gleichbedeutend mit Unrichtigkeit oder Nicht-Existenz ist oder diese Prädicate einschliesst. Alsdann ist aber der g a n z e Vorstellungs-Complex, auf welchen sich das Denken bezieht, ein unrichtiger, und der Irrthum entsteht auch hier in Wahrheit daraus, dass das Denken eine unrichtige Vorstellung für richtig erklärt; nur bezüglich eines E l e m e n t e s dieses Vorstellungs-Complexes findet das Umgekehrte statt.

Die Frage ist nun: wie können Vorstellungen so zusammenhängen, dass das den Zusammenhang *in abstracto* erfassende Denken durch dieses sein Erfassen desselben über seine Richtigkeit oder Unrichtigkeit, also über die Richtigkeit und Unrichtigkeit des betreffenden Vorstellungs-Complexes, entscheidet? Wie ist es denkbar, dass die Existenz eines Vorgestellten in einem Urtheile ausgesagt wird, welches seinem Begriffe nach es nur mit Z u s a m m e n h ä n g e n, in welchen das Vorgestellte steht, zu thun hat?

Wird eine unrichtige Vorstellung in positiven Zusammenhang mit einer richtigen gebracht und wird sodann erstens dieser Zusammenhang gedacht und zweitens die richtige Vorstellung vom Denken als richtig anerkannt, so wird dadurch auch die unrichtige Vorstellung als eine richtige gedacht. Beschränken wir also der Einfachheit halber unsere Betrachtung auf positive Zusammenhänge, so scheint die Antwort auf die vorstehende Frage folgendermassen lauten zu müssen: wird ein Zusammenhang zwischen zwei Vorstellungen A und B gedacht und wird zugleich die eine dieser Vorstellungen, B, vom Denken als eine richtige anerkannt, so wird dadurch auch die andere, A, und ihr Zusammenhang mit B für richtig erklärt. Der im vorstellenden Bewusstsein zwischen A und B bestehende Zusammenhang kann aber unrichtig sein. In diesem Falle wird also die Unrichtigkeit der Vorstellung zu einem Irrthum des Denkens. Z. B. das Urtheil „Caesar war der Vater des Augustus" ist falsch, insofern unter Caesar und Augustus die bekannten Römer verstanden werden (während es wahr sein kann, wenn darunter etwa zwei Negersklaven verstanden werden). Oder das Urtheil „der gestern Freigesprochene war schuldig" (s. die Anm. S. 177) ist falsch, wenn er wirklich unschuldig war oder wenn gestern gar keine Freisprechung stattgefunden hat. In diesen Urtheilen wird über die Richtigkeit der ihnen zu Grunde liegenden Vorstellungs-Zusammenhänge dadurch entschieden, dass die Vorstellungen Caesar, Augustus, gestern Verurtheilter als richtige vorausgesetzt werden.

Allein es ist leicht zu sehen, dass diese Antwort die eigentliche Frage umgeht. Denn es handelt sich darum, wie das Denken als Bewusstsein eines Zusammenhanges als solchen über die Richtigkeit des Vorstellungs-Complexes, in welchem der Zusammenhang vorhanden ist, entscheiden kann. Es handelt sich also auch um das, was in der eben versuchten Antwort als selbstverständlich angenommen wurde, wie nämlich vom Denken die Richtigkeit einer Vorstellung

vorausgesetzt werden könne. Wird die Vorstellung A
darum als eine richtige gedacht, weil sie mit der als richtig
vorausgesetzten Vorstellung B in positiven Zusammenhang
gebracht wird, so fragt es sich weiter, wodurch denn B als
richtige Vorstellung gesetzt wird. Eine dritte Vorstellung C
würde nicht minder eine Anlehnung an eine als richtig vorausgesetzte Vorstellung verlangen, und so fort in's Unendliche.

Insofern sich also das Denken in blossen Vorstellungs-
Bildern bewegt, kann es nicht über die Richtigkeit oder
Unrichtigkeit seines Inhaltes entscheiden, kann es also auch
nicht irren. Sobald aber der gedachte Zusammenhang ein
reales Element enthält, ein Element, welches von dem dem
Denken zu Grunde liegenden Bewusstein statt bloss auf
Realität bezogen zu werden selbst als Reales gesetzt wird,
und welches mithin keiner Anlehnung an ein anderes Element
bedarf, ist die Möglichkeit des Irrthums gegeben.

Dieser Fall tritt ein, wenn wir einen Zusammenhang
zwischen einer Vorstellung und einer Wahrnehmung denken.
Ein solcher Zusammenhang kann unrichtig sein, er kann aber
nicht gedacht werden ohne für richtig erklärt zu werden.
Eine Vorstellung wird als richtig oder existirend gedacht,
sobald sie in einem positiven Zusammenhange mit einer
Wahrnehmung gedacht wird. *) Ist also der betreffende Zu-

---

*) Herbart erklärt nach dem Vorgange Kant's das Sein für die
absolute, d. i. die ohne Vorbehalt der Zurücknahme geschehene Position.
Könnten wir uns dieser Erklärung anschliessen, so hätten wir als Quelle
alles Irrthums die unrichtige Anwendung der absoluten Position anzugeben. Soll aber die absolute Position ein Denkakt sein, so widerspricht
sie unserem Begriffe des Denkens, nach welchem dasselbe das abstracte
Bewusstsein eines Zusammenhanges ist. Soll sie hingegen ein Akt
des anfangenden Bewusstseins (nach Obigem also der Wahrnehmung und
in gewissem Sinne allerdings auch der Vorstellung und des Denkens)
sein, so bleibt eben die Frage, wie sich das Denken in der Art auf diesen
Akt beziehen könne, dass eine Unrichtigkeit desselben ihm zur Quelle
des Irrthums werde. Nach der obigen Darstellung hat die Anerkennung

sammenhang unrichtig, so veranlasst er Irrthum im Denken.
Es ist z. B. ein Irrthum, wenn ich, durch eine Aehnlichkeit
getäuscht, einen Schuster, der mir begegnet, für einen
Schneider halte, oder wenn ich von einem in Wasser ge-
tauchten Stab, der mir gebrochen erscheint, meine, dass er
sich auch wie ein gebrochener anfühlen werde.

Jedoch muss (wie es zuletzt auch schon stillschweigend
von uns geschehen ist) der Begriff der Unrichtigkeit einer
Vorstellung in einem eingeschränkteren Sinne, als oben angegeben wurde, genommen werden, wenn behauptet wird, dass
die Unrichtigkeit im Vorstellen unter der angegebenen Bedingung stets zu einer Unwahrheit, einem Irrthum im Denken
werde. Wir haben nämlich unrichtig jede Vorstellung genannt,
welche sich nicht auf ein zuvor wirklich Wahrgenommenes
bezieht (weil die Vorstellung ihren Inhalt als ein zuvor
wirklich Wahrgenommenes setzt). Wenn aber das Denken
einen Zusammenhang zwischen einer Vorstellung und einer
Wahrnehmung erfasst, so erklärt es denselben nicht in
diesem Sinne für richtig, es behauptet nicht, dass dieser
vorgestellte und gedachte Zusammenhang wirklich einmal
wahrgenommen sei, sondern nur, dass er wahrnehmbar sei.
Denke ich z. B., dass der in Wasser getauchte Stab, der
meinen Augen gebrochen erscheint, für den Tastsinn sich
ebenso oder anders verhalte, so behaupte ich damit nicht,
ihn wirklich betastet zu haben.

Die Bedingung für die Möglichkeit des Irrthums (die

---

des Seins eines Bewusstseins-Inhaltes durch das Denken eine gleichzeitige
Position im wahrnehmenden Bewusstsein (oder auch im vorstellenden und
denkenden Bewusstsein insofern, als dieselben einen neuen Anfang der Erkenntniss machen) zur Voraussetzung. Etwas für seiend erklären, heisst demnach, es in den Zusammenhang der unmittelbar und direct erkannten Welt
einreihen. „Alles ist nur seiend, insofern es eine bestimmte Form des
Daseins, der Beziehung zu Anderem, oder ein Sein in einer Reihe mit
anderem Seienden hat" (Lotze, Metaphysik, S. 56). Wir werden in
einem späteren Kapitel über den Begriff des Seins ausführlicher handeln.

Bedingung nämlich, dass der vorgestellte Zusammenhang, der als Zusammenhang im Denken erkannt wird, nicht zwischen blossen Vorstellungsbildern bestehe, sondern mindestens ein reales Element enthalte) kann noch auf andere Weise erfüllt werden als dadurch, dass das reale Element dem wahrnehmenden Bewusstsein angehört. Denn nicht alles Gegenständliche der Erkenntniss stammt aus der Wahrnehmung, vielmehr tritt ein solches auch im Vorstellen und Denken auf (s. o. S. 155 f.), und da alles Gegenständliche als ein Reales gesetzt wird, so kann also das vorstellende und denkende Bewusstsein in sich selbst den festen Punkt finden, an welchen es seinen Inhalt anlehnt. Ein solches neues Gegenständliches und Reales ist im vorstellenden Bewusstsein der reproducirte Wahrnehmungsstand, welcher seine Bestimmtheit in dem Vorstellungsbilde hat (das wahrgenommen habende Ich), im denkenden Bewusstsein die Einheit des Ich in der Vielheit seiner Vorstellungen. Wenn also ein Zusammenhang zwischen diesen realen Elementen einerseits und Vorstellungsbildern oder Begriffen andererseits gedacht wird, so wird derselbe dadurch in derselben Weise für richtig erklärt, wie ein Zusammenhang zwischen Vorstellungen und Wahrnehmungen, und die Unrichtigkeit des Vorstellens wird in derselben Weise zum Irrthum wie dort.

Ist Irrthum nur in demjenigen Denken möglich, welches seinen Inhalt mit der Wirklichkeit verknüpft, so kann auch nur in einem solchen Denken Wahrheit gefunden werden. Angenommen, es gäbe ein Denken, welches sich bloss in Vorstellungsbildern bewegte, ohne diese seine Welt an einen festen Punkt der Wirklichkeit anzulehnen, so gäbe es in demselben weder Wahrheit noch Irrthum, es wäre bloss eine das Spiel der Phantasie begleitende Thätigkeit, welche jeder Werthbestimmung unzugänglich wäre.

Ein Gedanke braucht indessen, um unter den Gesichtspunkt des Gegensatzes von Wahrheit und Irrthum zu fallen, kein reales Erkenntniss-Element in sich einzuschliessen. Es genügt, wenn er die Richtigkeit eines oder mehrerer Vorstellungs-Elemente voraussetzt. Aber diese Voraussetzung selbst ist nur dadurch möglich, dass die betreffenden Elemente in der That durch Denken mit der Wirklichkeit verknüpft sind, dass also die Wirklichkeit als solche, wenn auch nicht in den einzelnen in Betracht kommenden Gedanken oder dem begränzten Gedankenkreise, doch zugleich mit demselben im denkenden (und unmittelbaren) Bewusstsein enthalten ist.

Aus dem Vorstehenden ergiebt sich ohne Weiteres die Unterscheidung absoluter und relativer Wahrheit, sowie absoluten und relativen Irrthums. Ein Gedanke zwar, der einen Zusammenhang zwischen einem realen Elemente und einem Vorstellungsbilde oder einem Begriffe ausdrückt, ist stets entweder einfach wahr oder einfach unwahr. Wenn es sich aber um Zusammenhänge handelt, in denen selbst kein reales Element vorkommt, sondern in denen bloss ein oder mehrere Elemente als richtig vorausgesetzt werden, so können die betreffenden Gedanken in Beziehung auf jene Voraussetzung, d. i. relativ wahr oder unwahr sein, während die Voraussetzung selbst unrichtig und der sie ausdrückende Gedanke unwahr, mithin die auf Grund der Voraussetzung gebildeten Gedanken, wenn relativ wahr, in absoluter Hinsicht unwahr, und, wenn relativ unwahr, in absoluter Hinsicht wahr sein können.

Eine Ansicht über den Ursprung des Irrthums ist zugleich eine solche über das allgemeinste Kriterium der Wahrheit und mithin über das Princip der Normal-Gesetze der Erkenntniss. Nach den vorstehenden Erörterungen ist jeder Gedanke absolut wahr, der nicht einen unrichtigen Zusammenhang von Vorstellungen und Begriffen mit der unmittelbar und direct erkannten Welt behauptet, und relativ wahr ein jeder, der nicht einen unrichtigen Zusammenhang von Vorstellungen oder Begriffen, welche als richtig und wahr angenommen sind, behauptet. Ist demnach ein Gedanke wahr, so ist sein Gegentheil, d. i. seine Verneinung, unwahr, denn die Verneinung erklärt den Vorstellungs-Zusammenhang für unrichtig, den die Bejahung für richtig erklärt, es würde also, wenn sich die Bejahung und Verneinung eines Gedankens nicht schlechthin ausschlössen, überhaupt die Unterscheidung von Richtigkeit und Unrichtigkeit des Vorstellens und mithin auch von Wahrheit und Unwahrheit des Denkens aufhören. Zwei Gedanken nun, die denselben Zusammenhang bejahen und verneinen, oder die einen positiven und einen negativen, im Uebrigen aber gleichen Zusammenhang zum Inhalte haben, widersprechen sich. Mithin ist der Widerspruch das Kriterium des Irrthums; jeder Gedanke, der einem als wahr vorausgesetzten widerspricht, ist relativ unwahr, jeder, der einem wirklich wahren widerspricht, absolut unwahr. Umgekehrt ist jeder Gedanke, der keinem wahren Gedanken widerspricht, der also absolut widerspruchslos ist, wahr, während er, wenn er bloss keinem Gedanken innerhalb eines begränzten Kreises widerspricht, noch nicht (wie aus dem Folgenden erhellen wird) relativ wahr, sondern bloss möglich ist. Die absolute Widerspruchslosigkeit ist aber, wie wir gleich sehen werden, obwohl nur in wahren Gedanken vorhanden, doch zum Kriterium der Wahrheit unbrauchbar.

Die Lehrbücher der Logik zählen im Allgemeinen eine Reihe von obersten Denkgesetzen oder Grundsätzen des Denkens auf. Am gebräuchlichsten ist es, folgende vier nebeneinander zu stellen:

1) Der Satz vom zureichenden Grunde *(principium rationis sufficientis)*: Jeder wahre Gedanke hat einen zureichenden Grund, um desswillen er für wahr gelten muss.

2) Der Satz der Einerleiheit *(principium identitatis)*: Jedes Ding ist das, was es ist, oder A ist A.

3) Der Satz des Widerspruches *(principium contradictionis)*: Kein Ding ist, was es nicht ist, oder A ist nicht Nicht-A.

4) Der Satz des ausgeschlossenen Dritten *(principium exclusi tertii sive medii)*: Jedes Ding ist entweder irgend etwas Bestimmtes oder ist es nicht, A ist entweder B oder ist es nicht.

Die drei letzteren Sätze sind einander offenbar so nahe verwandt, dass man keinen verletzen kann, ohne zugleich alle zu verletzen. Es scheint demnach, als müsse man sie auseinander ableiten können. Allein solche Ableitungen haben etwas Bedenkliches. Verlangt man von einem Beweise bloss, dass aus einem oder mehreren zugestandenen Sätzen der zu beweisende denknothwendig folge, so können allerdings aus jedem der genannten drei Sätze die beiden anderen bewiesen werden. Der Satz des Widerspruches z. B. ist eine directe Folgerung aus demjenigen der Identität, und umgekehrt. Verlangt man aber, dass das zu Beweisende nicht stillschweigend vorausgesetzt werde, so ist jeder Beweis zweier der genannten drei Sätze aus einem derselben falsch, denn mindestens einer der zu beweisenden Sätze erscheint zugleich als Princip des Beweises oder der Ableitung. Man muss eben das zu Beweisende denknothwendig als richtig voraussetzen. So beweist z. B. Maass, (Grundriss der Logik, 3. Aufl., Halle und Leipzig 1806) den Satz der Identität aus demjenigen des Widerspruchs, welchen er ausdrückt „A, welches nicht A wäre, ist Nichts" folgendermassen: „A ist A; denn widrigenfalls wäre es A, welches nicht A wäre; gegen den Satz des Widerspruchs." Dass aber, wenn der Satz A ist A, falsch wäre, A nicht A wäre, kann nur auf Grund des Satzes vom ausgeschlossenen Dritten behauptet werden. Schopenhauer will den Satz vom ausgeschlossenen

Dritten die beiden anderen mit repräsentiren lassen (Welt als Wille und Vorstellung, II, S. 113). Werde dieser Satz so ausgedrückt: Jedem Subjecte ist jegliches Prädicat entweder beizulegen oder abzusprechen, so liege schon in dem Entweder Oder, dass nicht Beides zugleich geschehen dürfe, folglich eben das, was die Gesetze der Identität und des Widerspruches besagen. Allein nicht die Gesetze der Identität und des Widerspruches besagen dies, sondern eben das des ausgeschlossenen Dritten.

Wie dem auch sei: muss jede Verletzung eines der Sätze auch für eine Verletzung der anderen gelten, so sind sie nur verschiedene Formen eines und desselben Principes. Und zwar erklärt dieses Princip die Widerspruchslosigkeit oder Uebereinstimmung für eine nothwendige Eigenschaft der Wahrheit. Wie verhält sich nun dieses Princip zu demjenigen des zureichenden Grundes und wie verhalten sich beide zu dem von uns aufgestellten Kriterium der Wahrheit?

Der Satz vom zureichenden Grunde giebt wie der des Widerspruches eine nothwendige Bedingung der Wahrheit an. Jeder wahre Satz muss widerspruchslos sein und jeder wahre Satz muss einen zureichenden Grund haben. Angenommen, es sei umgekehrt auch jeder widerspruchslose Satz wahr und ebenso jeder gegründete Satz, so fielen beide Principien insofern zusammen, als Widerspruchslos-sein und Gegründet-sein Begriffe von gleichem Umfange (aequipollente oder reciproke Begriffe) wären. Dass jeder zureichend gegründete Satz auch wahr sei, lehrt nun allerdings die Logik, dass aber ein gleiches von jedem widerspruchslosen Satze gelte, bestreitet sie. Indessen hat dieses nur darin seinen Grund, dass das Princip des Widerspruches eingeschränkt wird, indem man voraussetzt, dass der Widerspruch in dem bestimmten Gedankenkreise, um den es sich gerade handelt, an sich oder abgesehen von seinem Zusammenhange mit anderen Gedankenkreisen, vorhanden oder nicht

vorhanden sein müsse. Diese Einschränkung ist aber eine
ungerechtfertigte, denn der Widerspruch bedeutet stets
ein Verhältniss zwischen Gedanken, ein schlechthin einfacher Gedanke .kann keinen Widerspruch einschliessen,
(z. B. der Begriff des viereckigen Cirkels widerspricht sich,
indem dem Begriffe Cirkel zugleich das Prädicat nicht-vier-
eckig beigelegt wird, indem derselbe also als Subject zweier
Urtheile gedacht wird), also weist das Kriterium der Widerspruchslosigkeit ebenso wie das des Gegründet-seins auf den
Zusammenhang der Wahrheiten hin, diesen Zusammenhang
aber auf einen bestimmten Bezirk einzuschränken liegt in
dem Principe keine Veranlassung. Eine gleiche widerrechtliche
Einschränkung wäre es bezüglich des Satzes vom Grunde,
wenn man behaupten wollte, ein nicht gegründeter Satz könne
wahr sein, indem man unter einem nicht gegründeten Satz
einen solchen verstände, für den man keinen Grund kennt.
Hebt man aber jene Einschränkung auf, versteht man unter
einem widerspruchslosen Satze einen solchen, der keiner denkbaren Wahrheit widerspricht, so liegt auf der Hand, dass ein
solcher Satz auch wahr ist. Denn wäre er nicht wahr, so
wäre es seine Verneinung, seiner Verneinung aber widerspricht
er, er widerspräche also einem wahren Satze und wäre mithin nicht widerspruchslos.

    Demnach sind in der That Widerspruchslosig-
keit und Gegründet-sein aequipollente Begriffe
und es bleibt nur die Frage übrig, wie es kommt, dass das
Kriterium der Wahrheit sich in dieser doppelten Gestalt darstellt. Dieselbe ist auf Grund unserer Untersuchung über
den Ursprung des Irrthums leicht zu beantworten. Nach
derselben muss es nämlich ein negatives und ein positives
Kriterium geben oder besser ein Kriterium des Irrthums
und ein Kriterium der Wahrheit. Der Widerspruch
ist das Kriterium des Irrthums und das Gegründet-
sein das Kriterium der Wahrheit, während die Wider-

spruchslosigkeit zum Kriterium der Wahrheit und das Nicht-
Gegründet-sein zum Kriterium des Irrthums unbrauchbar
ist. Die absolute Widerspruchslosigkeit eines Satzes ist mit
anderen Worten nur daran zu erkennen, dass derselbe gegründet ist, und das Nicht-gegründet-sein eines Satzes ist nur
daran zu erkennen, dass derselbe einem wahren Satze widerspricht. So ergänzen sich die beiden Kriterien.

Nämlich die Prüfung eines Gedankens betrifft stets sein
Verhältniss zu anderen und zwar wahren Gedanken. Es giebt
aber dieser wahren Gedanken unendlich viele, die Prüfung
würde also nicht zu Ende kommen, wenn nicht das Verhältniss des zu prüfenden Gedankens zu einer endlichen Anzahl
aus der unendlichen Menge wahrer Gedanken entscheiden
könnte. Angenommen nun, es liege ein wahrer Gedanke
zur Prüfung vor und man wollte sich des Kriteriums der
Widerspruchslosigkeit bedienen, so würde man zu keiner end-
gültigen Entscheidung gelangen können, denn wie viele wahre
Gedanken man auch findet, mit denen der zu prüfende nicht
in Widerspruch steht, so bleiben doch noch immer unzählige
Möglichkeiten eines solchen Widerspruches übrig, weil es eben
unzählig viele wahre Gedanken giebt. Bedient man sich aber
des Kriteriums des Gegründet-seins und findet, dass der zu
prüfende Satz die Folge wahrer Sätze ist, so ist damit seine
Wahrheit entschieden, und nun kann man auch behaupten,
dass er mit keinem wahren Satze in Widerspruch stehe.
Angenommen zweitens, es liege ein falscher Gedanke zur
Prüfung vor und man wollte das Nicht-gegründet-sein als
Kriterium des Irrthums benutzen, so würde man wieder nicht
zu Ende kommen, denn wie viele wahre Gedanken man auch
aufzählt, in welchen der zu prüfende nicht gegründet ist, so
bleiben doch noch unzählig viele übrig, in denen er gegründet
sein kann. Findet man aber einen wahren Satz, mit dem
der zu prüfende im Widerspruch steht, so ist damit die Unwahrheit dieses bewiesen, und nun ist es auch gewiss, dass
derselbe in keinem wahren Gedanken gegründet sein kann.

Wir haben oben dem allgemeinen Gebrauche gemäss den
Principien der Identität, des Widerspruches und des ausgeschlossenen Dritten die Form von Sach-Gesetzen gegeben.
Dass dieselben jedoch an sich keine Auskunft über die Dinge
geben, über welche ihnen gemäss gedacht werden soll, ist
nach allem Bisherigen selbstverständlich. Sie haben keinen
anderen Sinn, als dass das Denken den Widerspruch vermeiden solle. Auch dem Satze vom zureichenden Grunde
kann man leicht die Form eines Sachgesetzes geben, indem
man ihn etwa so ausdrückt: Jedes Ding ist das, was es ist,
aus einem Grunde. In diesem Satze aber eine sachliche Erkenntniss zu besitzen kann nur der meinen, der die Begriffe
Grund und Ursache verwechselt. Von dem Verhältnisse von
Ursache und Wirkung aber ist in demselben gar nicht die
Rede, sondern von dem durchgängig einstimmigen Zusammenhange aller wahren Erkenntnisse. Das Causalitätsprincip ist
ein S a c h gesetz, welches allerdings von allen Dingen darum
gilt, weil dieselben mögliche Gegenstände des Bewusstseins,
bestimmter der Wahrnehmung und durch diese der Vorstellung und des Denkens sind, aber ebensowenig wie die geometrischen Sätze darum ein Normal-Gesetz des D e n k e n s ist.
Dass die Erkenntniss dieses Sachgesetzes von besonderer
Wichtigkeit ist und darum in den Erkenntnissgründen eine
hervorragende Rolle spielt, ist für die logische Betrachtung des
Denkens etwas durchaus Gleichgültiges. Wohl nur aus der
Verlegenheit, dem Satze vom zureichenden Grunde eine an-
gemessene Stellung neben den Sätzen der Identität u. s. w.
zu verschaffen, sind Definitionen wie die folgende zu erklären:
„Ein Urtheil lässt sich aus anderen (sachlich von ihm verschiedenen) Urtheilen dann und nur dann ableiten und findet
in ihnen seinen zureichenden Grund, wenn der (logische) Ge-
dankenzusammenhang einem (realen) Causalzusammenhange
entspricht" (U e b e r w e g, System der Logik, S. 203.) E i n
G e d a n k e, sagen wir dagegen, ist g e g r ü n d e t, w e n n d e r

Zusammenhang, welchen er zum Inhalte hat, dadurch im Bewusstsein vorhanden ist, dass andere
wahre Zusammenhänge es sind. Urtheile ich z. B.:
„Alle Menschen sind sterblich" und „Cajus ist ein Mensch"
und producire ich damit die Vorstellungszusammenhänge,
auf welche sich diese Urtheile beziehen, so habe ich damit
auch den Vorstellungszusammenhang, auf welchen sich das
Urtheil „Cajus ist sterblich" bezieht, producirt, und wenn
ich mir nun diesen Zusammenhang als solchen zum Bewusstsein bringe, so habe ich das betreffende Urtheil als Folge
aus den beiden andern Urtheilen als dem Grunde abgeleitet. — Ob die durchgängige Einstimmigkeit aller Wahrheit eine reale Form der Dinge, ein allgemeines Sachgesetz,
zur Voraussetzung hat oder nicht, lässt der Satz vom Grunde
wie der des Widerspruches völlig dahingestellt. Für eine
solche Beziehung zwischen den Normal-Gesetzen des Denkens
und einem allgemeinen Sachgesetze hat sich in der That die
Einleitung zu dieser Untersuchung entschieden. Es ist, um
mit Schopenhauer zu reden (Satz vom Grunde S. 109)
zwischen den transscendentalen und metalogischen Wahrheiten
eine grosse Aehnlichkeit und Beziehung bemerkbar, die auf
eine gemeinsame Wurzel deutet. Diese gemeinsame Wurzel
werden wir in der Betrachtung, zu welcher wir nunmehr übergehen, nachweisen.

Fünfter Abschnitt.

Das Bewusstsein als Gesetzgeber für seinen Inhalt.

Erstes Kapitel.

Verhältniss des reinen Erkenntnissinhaltes zur Erkenntniss- form und zum empirischen Erkenntnissinhalte.

Das vom Bewusstsein seinem Inhalte dictirte Gesetz ist ein reiner Er- kenntnissinhalt. — Verhältniss des reinen Erkenntnissinhaltes zur an- fangenden und zur fortschreitenden Erkenntniss. — Der Unterschied zwischen directer und indirecter Erkenntniss (Wahrnehmung und Vor- stellung) fällt bezüglich des reinen Inhaltes fort. — Das logische Denken findet den reinen Inhalt vor. — Der reine Inhalt als Vor- aussetzung für die Anwendbarkeit der logischen Form. — Einheit der Gesetzgebung des Bewusstseins für seine Form und derjenigen für seinen Inhalt. — Der reine Erkenntnissinhalt als die reale Form der Allgemeinheit oder des Gesetzes oder der Kraft.

Nach dem in der Einleitung entworfenen Plane haben wir uns nunmehr mit dem Gedanken einer Gesetzgebung des Bewusstseins für seinen Inhalt zu beschäftigen.

Ein Gesetz, welches den Erkenntnissinhalt oder die Dinge beherrscht, gehört selbst zum Erkenntnissinhalte oder zu den Dingen. Denn es besteht in einer bestimmten Ordnung oder Form, in welcher sich der Zusammenhang der Dinge dar- stellt, eine solche Ordnung oder Form aber ist eine Bestimmt- heit der Dinge und gehört, wie jede Bestimmtheit derselben, zu ihnen selbst. Insofern diese zum Erkenntnissinhalte ge- hörige Form der Dinge im Wesen des Bewusstseins ihren Ursprung hat, ist sie als ein r e i n e r Erkenntnissinhalt zu be- zeichnen oder als Erkenntnissinhalt a p r i o r i im Gegensatze

zum empirischen oder a posteriori seienden Erkenntnissinhalte, der vom Bewusstsein als ein ihm Fremdes vorgefunden wird.

In unserer bisherigen Untersuchung scheinen wir einem
reinen Erkenntnissinhalte nicht begegnet zu sein. Als Inhalt
oder Gegenstand der Wahrnehmung fanden wir die Zustände
des Empfindens, Fühlens und Wollens, und diese sind kein
Inhalt, den das Bewusstsein durch sich selbst hat; sie sind
synthetische Bestimmungen des Ich, synthetisch aber sind
dem Ich oder dem Bewusstsein eben solche Bestimmungen,
welche nicht rein aus seinem Wesen hervorgehen. Die Vorstellung aber und das Denken haben die Wahrnehmung zur
Voraussetzung, sie beziehen ihren Inhalt auf denjenigen der
Wahrnehmung zurück und so konnte uns auch hier kein
reiner Erkenntnissinhalt begegnen. Allein wir müssen mit
Kant sagen (Kr. d. r. V., Ros. S. 695): „Wenn gleich alle
unsere Erkenntniss mit der Erfahrung anhebt, so entspringt
sie darum doch nicht alle aus der Erfahrung. Denn es könnte
wohl sein, dass alle unsere Erfahrungs-Erkenntniss ein Zusammengesetztes aus dem sei, was wir durch Eindrücke
empfangen, und dem, was unser eigenes Erkenntnissvermögen
(durch sinnliche Eindrücke bloss veranlasst) aus sich selbst
hergiebt, welchen Zusatz wir von jenem Grundstoffe nicht
eher unterscheiden, als bis lange Uebung uns darauf aufmerksam und zur Absonderung desselben geschickt gemacht hat.“

In der That, der reine Erkenntniss-Inhalt in der Bedeutung derjenigen Bestimmtheit alles Erkenntniss-Inhaltes,
welche das Resultat einer Gesetzgebung durch das Bewusstsein ist, kann unmöglich neben dem empirischen gefunden
werden. Denn diese Bestimmtheit oder diese Ordnung oder
Form der Dinge ist wie jede Bestimmtheit oder Ordnung oder
Form etwas durch die Dinge Hindurchgehendes, und nicht
ein Ding neben andern Dingen. Sie kann für sich, ohne die
Dinge, deren Bestimmtheit, Ordnung oder Form sie ist, ebenso

wenig im Bewusstsein existiren, wie die Dinge ohne sie. Sie
ist die Bedingung der Möglichkeit aller Dinge als Gegenstände
des Bewusstseins und besteht selbst nur durch die Dinge,
die sie möglich macht.

Dass es aber in allem empirischen Erkenntniss-Inhalte
einen reinen giebt, ist eine unmittelbare Folgerung aus unserer
bisherigen Untersuchung. Denn wir haben ein allgemeines Grundgesetz des Bewusstseins nachgewiesen, und eben dieses Grundgesetz muss als ein
Gesetz angesehen werden, welches das Bewusstsein allem seinem Inhalte vorschreibt. Dieses
Grundgesetz lautet „alles Bewusstsein ist synthetische Selbstbestimmung des Ich“, dieses aber ist einerlei mit dem „aller
Bewusstseins-Inhalt ist dem Begriffe des synthetisch bestimmten Ich untergeordnet“, und dieses Gesetz ist offenbar
ein solches, welches sich aus dem Wesen des Bewusstseins
für allen Inhalt desselben ergiebt. Der reine Erkenntniss-
Inhalt, welcher aus diesem Gesetze fliesst, ist das überhaupt synthetisch bestimmte Ich. Die Prädicate,
durch welche das Ich synthetisch bestimmt wird, sind empirischen Ursprunges, aber dass es stets das Ich ist, welches
bestimmt wird, und zwar synthetisch, folgt aus dem Wesen
des Bewusstseins.

Dieser reine Erkenntniss-Inhalt — das überhaupt synthetisch bestimmte Ich — verhält sich indessen zu dem
empirischen nicht so, wie sich nach dem Obigen der durch
die Gesetzgebung des Bewusstseins gesetzte Erkenntniss-
Inhalt zu demjenigen, dem das Gesetz gegeben wird, verhalten muss. Er verhält sich nicht wie die allgemeine
Ordnung oder Form der Dinge zu ihrem Inhalte, vielmehr
ist das überhaupt synthetisch bestimmte Ich selbst noch ein
Inhaltliches.*) Der Begriff des synthetisch bestimmten Ich

---

*) Der doppelte Sinn, in welchem die Worte Form und Inhalt in
der obigen Betrachtung vorkommen, hat vielleicht für den Leser etwas

drückt die allgemeine Ordnung aller Gegenstände des Bewusstseins nicht rein aus, sondern er enthält noch ein Glied dieser Ordnung selbst, nämlich das Ich. Das Ich macht ja nicht den einzigen Gegenstand des Bewusstseins aus, obwohl der ganze Gegenstand stets das synthetisch bestimmte Ich ist, sondern das Bewusstsein kennt auch ein Nicht-ich. Denn der erste aller Bewusstseins-Gegenstände, ohne den es wenigstens für das menschliche Bewusstsein keinen anderen geben würde, ist die Empfindung, in der Wahrnehmung der Empfindung aber findet sich das Ich im Zusammenhange mit einem Nicht-ich. Darum geht auch, wie gezeigt worden ist, das denkende Bewusstsein in der Verallgemeinerung über den Begriff des Ich hinaus. Es bildet den Begriff des Etwasseienden überhaupt, der das Ich und das Nicht-ich unter sich fasst.

Oder: das Gesetz, welches das Bewusstsein allem seinem Inhalte vorschreibt, muss durch den allgemeinen Begriff des Inhaltes überhaupt gedacht werden, denn es drückt das aus, was von allem Inhalte gelten muss, damit er wirklich Inhalt sei, eben dieses aber macht auch den Begriff des Inhaltes aus. Der Begriff des synthetisch bestimmten Ich dagegen enthält mehr als diese allgemeine Bestimmung der Iuhaltlichkeit, das synthetisch bestimmte Ich gehört zu dem, was diese Bestimmung trägt, es ist mithin nicht durch die Gesetzgebung des Bewusstseins über allen seinen Inhalt gesetzt.

Dem entsprechend kann auch der allgemeine Satz, dass

Verwirrendes, und es wird daher gut sein, die nöthige Unterscheidung hier besonders hervorzuheben. Wir sprechen einmal von der Form und dem Inhalte der Erkenntniss oder des Bewusstseins. In dem Inhalte des Bewusstseins nun oder den Dingen unterscheiden wir wiederum zwei Momente, deren erstes, die allgemeine Bestimmtheit oder Ordnung, welche das Bewusstsein allen seinen Gegenständen vorschreibt, wir die Form, und deren anderes, welches sich in jener Bestimmtheit oder Ordnung darstellt, wir den Inhalt nennen. Bei einiger Aufmerksamkeit wird jede Verwechselung leicht zu vermeiden sein.

aller Bewusstseinsinhalt dem Begriffe des synthetisch bestimmten Ich untergeordnet sei, nicht für den adäquaten Ausdruck
eines Gesetzes, welches das Bewusstsein allem seinen Inhalte
vorschreibt, gelten. Dieses Gesetz muss sich allerdings durch
eine Analyse jenes Satzes finden lassen, aber derselbe enthält
mehr als dieses Gesetz, indem er noch von dem redet, wofür
das Gesetz gilt.

Wenn wir also unter einem reinen oder apriorischen Erkenntnissinhalte einen solchen verstehen, den das Bewusstsein
durch sich selbst hat, so bleibt zwar der Satz bestehen, von
welchem wir in dieser Betrachtung ausgingen, der Satz nämlich, dass das Gesetz, welches das Bewusstsein allem seinem
Inhalte vorschreibt, einen reinen Erkenntnissinhalt ausdrückt,
aber wir dürfen denselben nicht umkehren, wir dürfen nicht
sagen, dass aller reiner Erkenntnissinhalt ein vom Bewusstsein allem seinem Inhalte vorgeschriebenes Gesetz sei. Der
reine Erkenntnissinhalt umfasst mehr als jenes Gesetz.

Im Folgenden soll jedoch der Begriff des reinen Erkenntnissinhaltes im Allgemeinen dahin eingeschränkt werden, dass
er mit demjenigen eines aus der Gesetzgebung des Bewusstseins fliessenden Inhaltes zusammenfällt. Reiner oder aprio-
rischer Erkenntnissinhalt ist uns demnach einerlei mit allgemeiner Form der Dinge als möglicher Gegenstände des Bewusstseins.

Ob überhaupt und wie sich aus dem reinen Erkenntnissinhalte im weiteren Sinne derjenige im engeren Sinne erkennen
(d. h. *in abstracto* zum Bewusstsein bringen) lässt, wollen wir
vor der Hand dahin gestellt sein lassen, um uns zunächst
den Begriff des letzteren vollständig klar zu machen. Es
handelt sich dabei aber zunächst um ein doppeltes Verhältniss, dasjenige des reinen Erkenntnissinhaltes zur Erkenntnissform und dasjenige desselben zum empirischen Erkenntnissinhalte, oder, was dasselbe ist, dasjenige der Gesetzgebung
des Bewusstseins für seinen Inhalt zu der Gesetzgebung

desselben für seine Form und dasjenige der ersteren Gesetzgebung zu demjenigen, welches das Gesetz empfängt.

Da der reine Erkenntnissinhalt dem Bewusstsein als
solchem eigen ist, so muss er in jeder Art oder Stufe desselben
vorkommen. Sowohl das wahrnehmende Bewusstsein mithin, als
auch das vorstellende und denkende ist durch sich selbst im
Besitze eines Inhaltes. Das Vorstellen und Denken erzeugen
zwar, insofern sie fortschreitende Erkenntnissthätigkeiten sind,
keinen Inhalt, aber wie wir gesehen haben (S. 154 ff.) ist
jedes fortschreitende Bewusstsein nach einer Seite hin selbst
anfangendes und insofern eine Quelle für den Erkenntniss-
inhalt. Das vorstellende Bewusstsein nämlich erfasst einen
neuen Zustand des Ich, indem es den Wahrnehmungszustand
reproducirt, und ebenso das denkende Bewusstsein, indem es
die Einheit des Ich in der Mehrheit seiner Erkenntnisszustände
geltend macht. In diesem neuen, im vorstellenden und denkenden Bewusstsein auftretenden Inhalte ist der reine Inhalt
(das allen empirischen Inhalt beherrschende Gesetz) ebenso
nothwendig vorhanden, wie in dem aus der Wahrnehmung
stammenden Inhalte.

Es fragt sich nun aber, wie sich das Vorstellen und
Denken im engeren Sinne, insofern nämlich, als sie fortschreitende Erkenntnissthätigkeiten sind und mithin keinen
neuen Inhalt hervorbringen, zu dem reinen Erkenntnissinhalte
verhalten. Sie beziehen sich auf den Wahrnehmungsinhalt
zurück, und da in allem Wahrnehmungsinhalte der reine Inhalt als das ihn beherrschende Gesetz enthalten ist, so beziehen sich das Vorstellen und das Denken auch insofern,
als sie fortschreitende Erkenntnissthätigkeiten sind, auf den
reinen Erkenntnissinhalt. Dieser ist also in ihnen gewissermassen zweimal gesetzt, einmal in ihnen als einen neuen
Anfang machenden, sodann in ihnen als fortschreitenden Bewusstseinsarten. Wie verhalten sich diese beiden Setzungen
zu einander?

Um hierüber einen klaren Begriff zu gewinnen, muss
man sich vor allem der Einheit des Ich in seinen verschiedenen Erkenntnissweisen erinnern. Das Bewusstsein überhaupt ist synthetische Selbstbestimmung des Ich. Es ist aber
dasselbe Ich, welches sich wahrnehmend durch die Zustände
des Empfindens, Fühlens und Wollens, vorstellend durch den
Zustand des Wahrgenommen-habens, und denkend durch
die Zustände gleichzeitigen Wahrnehmens, Vorstellens und
Denkens bestimmt. Der reine Erkenntnissinhalt nun ist dadurch gesetzt, dass sich das Ich überhaupt synthetisch
bestimmt. Die verschiedenen Prädicate, durch welche sich
das Ich synthetisch bestimmt, sind bezüglich des reinen Erkenntnissinhaltes gleichgültig, derselbe bildet die allgemeine
sachliche Form, in welcher sich jene gegenständlich darstellen. Er geht mithin unveränderlich, als ein und derselbe,
durch alle verschiedenen Bewusstseinszustände, ein und derselben Art sowohl als auch verschiedener Arten (die verschiedenen Wahrnehmungen, Vorstellungen und Gedanken),
hindurch. Er ist gleichsam die mit einem allgemeinen Schema
versehene Tafel (nicht *tabula rasa*), an welcher alle Bewusstseinsarten Theil haben und auf welche jede ihren eigenthümlichen Inhalt verzeichnet.

Das vorstellende Bewusstsein trägt nun auf diese
Tafel das Prädicat, mit welchem es das Ich synthetisch bestimmt, das Prädicat des Wahrgenommen-habens oder den
reproducirten Wahrnehmungs-Zustand, ein. Die Bestimmtheit
dieses Wahrnehmungs-Zustandes (durch welche er sich von
anderen unterscheidet) ist das Bild des wahrgenommenen
Gegenstandes. In diesem Bilde aber ist der reine Erkenntniss-
Inhalt ebenso gut vorhanden, wie in dem Wahrnehmungs-
Objecte, von dem das Bild ist, denn dieses Bild kann der
allgemeinen Form nicht entbehren, durch welche die Dinge
mögliche Gegenstände des Bewusstseins sind. Der in dem
Bilde vorhandene reine Erkenntniss-Inhalt kann aber nicht

selbst ein Bild sein. Bezüglich seiner hat der Gegensatz von Realität und Bildlichkeit keine Bedeutung. Denn da der reine Erkenntniss-Inhalt durch die blosse Erkenntniss-Thätigkeit gesetzt ist, so kann der Wahrnehmungs-Zustand nicht reproducirt werden, ohne dass zugleich der reine Erkenntniss-Inhalt, der aus ihm hervorgeht, gesetzt würde. Das Vorstellungsbild hat also mit dem entsprechenden Wahrnehmungs-Objecte diese aus der Gesetzgebung durch das Bewusstsein stammende Bestimmtheit wirklich gemein. Das vorstellende Bewusstsein trägt mithin nicht nur den reproducirten Wahrnehmungs-Zustand, sondern auch das Bild auf jene Tafel in jenes Schema ein, mit welchem wir den reinen Erkenntniss-Inhalt verglichen haben. Angenommen z. B., zum reinen Erkenntniss-Inhalte gehöre, wie Kant will, die Zeit, so wäre es dieselbe Zeit, in welche ich die Objecte meiner Wahrnehmung, das Object der Vorstellung im engeren Sinne (den Zustand der reproducirten Wahrnehmung) und die Vorstellungsbilder setze. Das Vorstellungsbild eines Hauses wäre in demselben Sinne zeitlich, wie das Haus selbst. Und angenommen, zum reinen Erkenntniss-Inhalte gehöre, wie Kant will, der Raum, so wäre das Vorstellungsbild eines Hauses in demselben Sinne räumlich, wie das Haus selbst, es befände sich in demselben allgemeinen Raume, wie das wirkliche Haus.

Hiernach hat bezüglich des reinen Erkenntniss-Inhaltes der Gegensatz von directer und indirecter Erkenntniss (von Wahrnehmung und Vorstellung) keine Bedeutung. Die unmittelbare Erkenntniss überhaupt, mag sie directe oder indirecte sein, bringt aus sich selbst allem empirischen Erkenntniss-Inhalte einen reinen entgegen, und erst in der Einheit Beider ist überhaupt ein Erkenntniss-Inhalt vorhanden. Anders aber verhält es sich mit dem Gegensatze von unmittelbarer und mittelbarer Erkenntniss (von Wahrnehmung und Vorstellung einerseits und Denken andererseits), wie im Folgenden nachgewiesen werden soll.

Insofern im denkenden Bewusstsein ein neuer Erkenntniss-Inhalt auftritt, nämlich die Einheit des Ich in der
Mehrheit seiner Wahrnehmungs- oder Vorstellungs-Zustände,
wird auch wieder der reine Erkenntniss - Inhalt gesetzt. So
wie das Ich wahrnehmend in die allgemeine Form aller
Gegenstände immer neuen Inhalt einträgt, so wie es vorstellend einen Inhalt ganz neuer Art hinzunimmt, nämlich
den reproducirten Wahrnehmungs-Zustand, so verzeichnet es
denkend nochmals einen Inhalt ganz neuer Art, nämlich die
Zustände gleichzeitigen wirklichen Wahrnehmens und Vorstellens, oder die Einheit des Ich in der Mehrheit dieser
Zustände.

Insofern zweitens das Denken fortschreitende Erkenntniss ist, nämlich das Bewusstsein eines zwischen Wahr-
nehmungs- oder Vorstellungs-Elementen bestehenden Zusammenhanges als solchen, bezieht es sich durch den empirischen
Erkenntniss - Inhalt der Wahrnehmung und der Vorstellung
auch auf den reinen zurück. Denn jeder Zusammenhang ist
in der Wahrnehmung und der Vorstellung nur dadurch vorhanden, dass es der reine Erkenntniss-Inhalt, die allgemeine
Form der Dinge, ist. Und zwar ist dieser reine Erkenntniss-
Inhalt derselbe, einmal gesetzte, der durch alle Stufen des
Bewusstseins unverändert hindurchgeht.

Aber das denkende Bewusstsein verhält sich, insofern es
fortschreitendes ist, zum reinen Erkenntniss - Inhalte anders
wie das wahrnehmende und vorstellende und es selbst insofern, als es einen neuen Anfang der Erkenntniss macht. Das
Denken nämlich setzt (als fortschreitendes) überhaupt keinen
Erkenntniss - Inhalt, es bringt nur die im vorstellenden und
wahrnehmenden Bewusstsein vorhandenen Zusammenhänge
als solche zum Bewusstsein; es setzt also auch den reinen
Erkenntniss - Inhalt nicht, indem es sich durch den empirischen auf denselben zurückbezieht, während die Vorstellung,
indem sie sich auf die Wahrnehmung zurückbezieht, die

Setzung des reinen Erkenntniss-Inhaltes wiederholt. Das Denken hat dem reinen Erkenntniss-Inhalte gegenüber wenn überhaupt eine Aufgabe so dieselbe, welche es dem empirischen gegenüber hat: nämlich in demselben enthaltene Zusammenhänge als solche zum Bewusstsein zu bringen, und um diese Aufgabe erfüllen zu können, muss es denselben vorfinden. Das Denken, mit anderen Worten, analysirt den Vorstellungs- und Wahrnehmungs-Inhalt. Dadurch, dass es den empirischen Vorstellungs- und Wahrnehmungs-Inhalt analysirt, analysirt es allerdings den reinen noch nicht, es hat bloss dessen Enthaltensein im empirischen zur Voraussetzung (weil der empirische nicht ohne den reinen sein kann). Wenn aber der reine Erkenntniss-Inhalt nicht bloss Object des wahrnehmenden, des vorstellenden und, insofern das denkende Bewusstsein einen neuen Anfang macht, auch dieses, sondern des letzteren auch insofern ist, als dasselbe fortschreitendes ist, so kann die Function des Denkens ihm gegenüber nur darin bestehen, in ihm enthaltene Zusammenhänge als solche zum Bewusstsein zu bringen.

Ob der reine Erkenntniss-Inhalt Zusammenhänge in sich fasst, ob er mithin Object des logischen Denkens werden (dem Denken etwas zu thun geben) kann, ob er, mit einem Worte, analysirbar ist, kann zunächst zweifelhaft erscheinen. Es wird sich indessen im Fortgange unserer Betrachtung bald ergeben, dass es sich in der That so verhält.

Den allgemeinen Gedanken, dass das Bewusstsein Gesetzgeber nicht bloss für seine Form, sondern auch für seinen Inhalt sei, haben wir also näher dahin bestimmt, dass sowohl das wahrnehmende, als auch das vorstellende, als auch das denkende Bewusstsein sich so verhält. Es ist dabei aber ein Unterschied hervorgetreten zwischen dem wahrnehmenden Bewusstsein, dem vorstellenden sowohl insofern dasselbe einen neuen Anfang macht als auch insofern es sich auf das wahrnehmende zurückbezieht, und dem denkenden, insofern das-

selbe einen neuen Anfang macht, einerseits, und dem
denkenden Bewusstsein, insofern dasselbe sich auf das vorstellende und das wahrnehmende zurückbezieht, oder dem
logischen Denken andererseits. Während nämlich jene
durch ihre blosse Thätigkeit den reinen Inhalt in sich
setzen, muss dieses denselben vorfinden. Nichtsdestoweniger muss auch das logische Denken (welches der Gesetzgeber für die Form der Erkenntniss ist) als Gesetzgeber für
den Inhalt der Erkenntniss anerkannt werden. Diese Bedeutung des logischen Denkens, Gesetzgeber nicht bloss für
die Form, sondern auch für den Inhalt der Erkenntniss zu
sein, haben wir noch in nähere Erwägung zu ziehen.

Das logische Denken oder die mittelbare Erkenntniss
(insofern dieselbe fortschreitende ist) setzt keinen Inhalt. Es
beschäftigt sich mit dem Inhalte der unmittelbaren Erkenntniss, indem es die in demselben vorhandenen (also auch im
Bewusstsein gesetzten) Zusammenhänge hervorhebt, indem es,
mit einem Worte, dieselben analysirt. Mithin hat es eine
gleichzeitige unmittelbare Erkenntniss zur Voraussetzung. Wir
können also den Begriff des logischen Denkens nicht fassen
ohne zugleich den Begriff des unmittelbaren, mit einem Inhalte erfüllten Erkennens (Wahrnehmung oder Vorstellung)
zu fassen. Das logische Denken macht demnach, ob es nun
einen reinen Erkenntnissinhalt giebt oder nicht, nicht bloss
in formaler, sondern auch in materialer Hinsicht einen Anspruch: es verlangt einen Inhalt überhaupt vorzufinden. Und
nicht dieses allein, es verlangt einen Inhalt, in welchem sich
Zusammenhänge finden, kurz einen analysirbaren Inhalt,
denn ein andersartiger Inhalt böte ihm keine Beschäftigung.

Giebt es nun, wie wir hier voraussetzen und wie auch
schon durch die Thatsache eines reinen Erkenntnissinhaltes
im weiteren Sinne (das überhaupt synthetisch bestimmte Ich)
bewiesen ist, wie aber bald noch bestimmter dargethan
werden wird, einen reinen Erkenntniss-Inhalt in der Bedeu-

tung einer allgemeinen Form der Dinge als möglicher Gegenstände des Bewusstseins, so verlangt das logische Denken auch die Existenz dieses. Denn es verlangt einen Inhalt überhaupt, jener reine Inhalt, jene allgemeine Form aber muss nothwendig im Begriffe des Inhaltes überhaupt gedacht werden (s. o. S. 197).

Das logische Denken fordert also, vorzufinden:

1) einen Inhalt überhaupt; ·
2) einen Inhalt, dem die allgemeine Bestimmtheit der Inhaltlichkeit, welche den reinen Erkenntniss-Inhalt ausmacht, zukommt;
3) einen Inhalt, der Zusammenhänge enthält, oder einen analysirbaren Inhalt.

Diese Forderungen scheinen eine Steigernng auszudrücken. Wir haben indessen schon gesehen, dass, wenn es einen reinen Erkenntniss-Inhalt giebt, die zweite in der ersten enthalten ist. Es fragt sich, ob ein Gleiches bezüglich der dritten gilt, oder ob das Denken hier über die Forderungen des Bewusstseins im allgemeinen hinausgehend etwas Besonderes für sich verlangt. Im letzteren Falle könnte es einen Bewusstseins-Inhalt geben, der dem Denken keinen Angriffspunkt böte, der also, obwohl wirklicher Bewusstseins-Inhalt, doch für das Denken gar nicht vorhanden wäre, denn das Denken hat gar keine Macht, seine Forderungen durchzusetzen, es kann nicht ändernd in den Erkenntniss-Inhalt eingreifen, sondern muss nehmen, was ihm geboten wird. Forderungen des Denkens an den Erkenntniss-Inhalt, die nicht Forderungen des Bewusstseins überhaupt sind, können zufällig erfüllt sein, ebensowohl aber auch nicht. Es wäre, wenn es solche Forderungen giebt, völlig denkbar, dass ein Bewusstsein die höchste Stufe, das Denken, nicht in sich entwickeln könnte, weil es keinen Inhalt von der Art, wie das Denken ihn braucht, hätte.

Betrachten wir, um dieses zu entscheiden, die dritte der aufgezählten Forderungen des Denkens etwas näher.

Da es zwei oberste Denkgesetze giebt, das Gesetz des
Widerspruches oder besser der Widerspruchslosigkeit und
das des Grundes oder des Gegründet-seins (deren ersteres
zum Kriterium des Irrthums und deren zweites zum Kriterium
der Wahrheit dient, s. o. S. 190 f.), so scheint auch in der
Anforderung des Denkens an den ihm gebotenen Inhalt, dass
derselbe analysirbar sei, zweierlei zu liegen.   Der Inhalt
darf, um analysirbar zu sein, erstens in das Denken
nichts hineinbringen, worauf das Kriterium des Irrthums
passt, d. h. er muss widerspruchslos sein; er muss zweitens
in das Denken etwas hineinbringen, worauf das Kriterium
der Wahrheit passt, d. h. er muss ein durchgängig Zusammenhängendes sein.   Nehmen wir einmal an, der Inhalt
erfüllte die erste Forderung ohne die zweite, so wäre er für
das Denken gar nicht vorhanden, er brächte zwar das
Denken nicht mit sich selbst in Zwiespalt, er gäbe ihm aber
auch keine Gelegenheit, mit sich selbst in Uebereinstimmung
zu stehen.   Nehmen wir zweitens an, der Inhalt erfüllte die
zweite Forderung ohne die erste, so würde das Denken zwar
angeregt, aber sofort mit sich selbst in Zwiespalt gebracht
werden, es müsste, insofern es richtig verfährt, seine Resultate zugleich für wahr und für falsch erklären, für wahr um
seines richtigen Verfahrens, für falsch um des in ihnen ent-
haltenen Widerspruches willen.   Nun scheint es zwar auf den ersten Blick denkbar, dass
ein Inhalt des vorstellenden oder wahrnehmenden Bewusst-
seins dem Denken gar nichts zu thun gebe, weil er keine
Zusammenhänge enthielte, die als solche zum Bewusstsein
gebracht werden könnten.   Dass aber der Inhalt sich widersprechende Zusammenhänge enthalte, so dass das Denken
dasselbige zugleich für wahr und für falsch erklären müsste,
ist undenkbar, denn nach dem Gesetze des Widerspruches
kann dasselbige nicht zugleich wahr und falsch sein.   Es
scheint, mit anderen Worten, auf den ersten Blick zwar denk-

bar, dass das Denken keine Gelegenheit finde, Wahrheit zu erzeugen, aber es ist undenkbar; dass es durch seinen Inhalt gezwungen werde, Irrthum zu erzeugen. Es scheint denkbar, dass das Kriterium der Wahrheit bezüglich eines Wahrnehmungs- oder Vorstellungsinhaltes nicht zutreffe, aber es ist undenkbar, dass das Kriterium des Irrthums zutreffe und der betreffende Inhalt doch wahr sei.

Allein auch das erstere muss auf Grund unserer früheren Untersuchungen für undenkbar erklärt werden. Denn wir haben gefunden (s. o. S. 189 ff.), dass Widerspruchslosigkeit und Gegründet-sein aequipollente Begriffe sind, dass das absolut Widerspruchslose auch Gegründetes und das absolut Gegründete auch Widerspruchsloses ist. Nicht bloss das Prädicat des Gegründet-seins, sondern auch das der Widerspruchslosigkeit bezieht sich auf einen Zusammenhang von Erkenntnissen. Ist also die Forderung des Denkens, dass der ihm gebotene Inhalt widerspruchslos sei, nothwendig erfüllt, so auch die andere, dass er ein durchgängig Zusammenhängendes sei.

Bevor wir unsere nächste Folgerung ziehen, dass die dritte der oben aufgezählten Anforderungen des Denkens an den ihm gebotenen Inhalt (die Anforderung, dass derselbe ein Analysirbares sei) nothwendig erfüllt sei, haben wir noch einem Einwande zu begegnen. Der Begriff der Widerspruchslosigkeit, könnte man sagen, sei oben nicht im Sinne des contradictorischen Gegensatzes zum Begriffe des Widerspruches genommen, sondern die Widerspruchslosigkeit sei selbst als etwas Positives gesetzt, als Identität. Es lasse sich aber denken, dass ein Erkenntnissinhalt weder Widerspruch noch Einstimmigkeit in sich schliesse, indem die Voraussetzung für die Anwendbarkeit dieser Prädicate, die Voraussetzung nämlich, dass in dem betreffenden Inhalte ein Zusammenhang bestehe, nicht zutreffe. Widerspruch und Widerspruchslosigkeit im obigen Sinne ständen, nach einem Ausdrucke Kant's,

bloss in dialectischer Opposition, und es sei eine Sphäre
denkbar, die durch diese Begriffe gar nicht berührt werde.
Ein schlechthin einfacher Erkenntnissinhalt, z. B. ein Herbart'sches Reales, schliesse durchaus keinen Widerspruch
ein und sei doch nicht in dem obigen Sinne des Wortes
widerspruchslos.

Dieser Einwand widerlegt sich selbst. Denn indem er
den Begriff eines Erkenntnissinhaltes, der ausserhalb der
Sphäre des Gegensatzes von Widerspruch und Identität läge,
aufstellt, bringt er diesen Inhalt eben in diese Sphäre hinein.
Indem diesem Inhalte das Prädicat, ein Zusammenhängendes
zu sein, abgesprochen wird, wird es ihm zugleich zugesprochen,
denn dieses sein negatives Verhältniss zu der Sphäre des zusammenhängenden Erkenntnissinhaltes ist selbst ein Zusammenhang mit dieser. Von dem Inhalte, der dem Denken gar
nichts zu thun geben soll, müsste doch das Denken eben
dieses, dass er seinen Anforderungen nicht entspricht, erfassen
können, damit aber wäre er zu einem Inhalte des Denkens
geworden. Die Widerspruchslosigkeit in dem Sinne einer
blossen Abwesenheit des Widerspruches, welche zugleich eine
Abwesenheit der Identität wäre, ist also in Wahrheit selbst
ein Widerspruch.

So gewiss wir also im Satze vom Widerspruche das Kriterium des Irrthums und im Satze vom Grunde das Kriterium
der Wahrheit besitzen, so gewiss ist die dritte der angeführten Forderungen des Denkens an seinem Inhalt, dass derselbe
nämlich ein Analysirbares sei, erfüllt.

Hiermit haben wir die Prämissen zu einem weiteren
Schlusse gewonnen. Wir wissen erstens, dass das Denken
nicht nur einen Inhalt überhaupt fordert, sondern einen Inhalt,
in welchem der reine Erkenntnissinhalt enthalten ist, welcher
also diejenige Bestimmtheit hat, die allem Bewusstseinsinhalte
als solchem zukommen muss. Wir wissen zweitens, dass
das Denken keine andere Anforderung an seinen Inhalt macht,

als dass derselbe analysirbar sei, d. h. dass er in dem von den Sätzen des Widerspruches und des Grundes geforderten Zusammenhange stehe, und dass diese Anforderung eine einfache, untheilbare ist. Hieraus schliessen wir, dass beide Anforderungen auf eins hinauskommen, dass also die Analysirbarkeit, welche negativ ausgedrückt Widerspruchslosigkeit und positiv ausgedrückt Identität ist, die allgemeine Form der Dinge ist, welche das Bewusstsein überhaupt allem seinem Inhalte vorschreibt. Analysirbar aber ist nur das Zusammengesetzte, das Synthetische. Der Form des Denkens, welche diejenige der Analysis ist, entspricht also als a priori im Bewusstsein gesetzte Form der Dinge die der Synthesis.

Hätten wir uns aber auch nicht schon vorher für die Existenz eines reinen Erkenntnissinhaltes entschieden, so könnten wir aus der Natur der Forderung, welche das logische Denken an seinen Inhalt stellt, allein erkennen, dass dieselbe nur durch einen reinen Erkenntnissinhalt erfüllt sein kann. Wir können, mit anderen Worten (da jene Forderung des Denkens an seinen Inhalt auf Grund seiner Gesetzgebung für seine Form gestellt wird), aus der Gesetzgebung des Denkens für seine Form erkennen, dass es auch eine Gesetzgebung des Denkens für seinen Inhalt giebt und zwar eine solche, welche auf einem reinen Erkenntnissinhalte beruht. Denn, wie oben gezeigt worden ist, ist die Widerspruchslosigkeit, welche das Denken von allem Inhalte verlangt, nicht bloss Abwesenheit des Widerspruches, sondern auch Anwesenheit der Identität als einstimmigen Zusammenhanges. Es ist also eine wirkliche Bestimmtheit, eine reale Form (die allgemeine Form der Synthesis), welche das Denken verlangt, mithin ein reiner Erkenntnissinhalt.

Demnach bildet der reine Erkenntnissinhalt zugleich die Bedingung der Wahrnehmbarkeit, der Vorstellbarkeit und der Denkbarkeit der Dinge. Wie das wahrnehmende und vorstellende Bewusstsein wird auch das denkende mit Recht als

14

Gesetzgeber für den Erkenntnissinhalt bezeichnet, wenngleich durch das logische Denken das Gesetz nicht den Dingen eingeprägt, der ihm entsprechende reine Erkenntnissinhalt nicht erzeugt, sondern vorgefunden wird. Die Gesetzgebung des logischen Denkens für die Form der Erkenntniss ist zugleich eine Gesetzgebung für den Inhalt. So gewiss, wie die formalen Kriterien der Wahrheit und des Irrthums gelten, so gewiss ist es, dass aller Bewusstseinsinhalt den Anforderungen des Denkens entspricht, obwohl das Denken ihn nicht gestalten kann, sondern ihn nehmen muss, wie es ihn findet; denn wären die Anforderungen nicht erfüllt, so könnte der Widerspruch nicht mehr Kriterium des Irrthums, das Gegründet-sein nicht mehr Kriterium der Wahrheit sein. Umgekehrt schliesst die Gesetzgebung des Bewusstseins für seinen Inhalt auch diejenige für seine Form ein. Dass das logische Denken sich gemäss den Sätzen des Widerspruches und des zureichenden Grundes bewegen muss, ist eine Forderung, welche das Bewusstsein schon dadurch ausspricht, dass es allen seinen Inhalt in die allgemeine Form der Synthesis oder der realen Identität fasst. Der Widerspruch ist das Kriterium des Irrthums und das Gegründet-sein das Kriterium der Wahrheit darum, weil das Denken keine andere Function hat, als die im unmittelbaren Bewusstseinsinhalte vorhandenen Zusammenhänge als solche zu erfassen.

Das logische Denken bezieht sich durch seine blosse Form auf einen Inhalt und zwar nicht bloss auf einen Inhalt überhaupt, ohne an dessen Beschaffenheit irgend welche Ansprüche zu stellen, sondern auf einen bestimmten Inhalt, bestimmt nämlich durch das allgemeine Gesetz, dem aller Inhalt als solcher sich fügen muss. In welchen besonderen Formen gerade sich das Denken bewegt, ist für diese seine Beziehung auf den reinen Erkenntnissinhalt gleichgültig. Den sprachlichen Ausdruck derselben aber haben wir in derjenigen Form zu suchen, welche zuerst durch die Sprache als Form des

Denkens, nämlich der Erkenntniss eines Zusammenhanges, gekennzeichnet wird, d. i. in der Urtheilsform. Der allgemeinste sprachliche Ausdruck des Urtheils hat nun in der That eine besondere Bezeichnung für die Form des Zusammenhanges, also für den reinen Erkenntnissinhalt, nämlich in der Copula. Jedes Urtheil bezieht sich durch seine blosse Form auf einen in der erörterten Weise bestimmten Inhalt und bezeichnet, wenn das Subject und das Prädicat durch die Copula verknüpft sind, denselben als ein S ei en d e s überhaupt. Das Sein bedeutet die allgemeinste Form des Zusammenhanges oder der Synthesis oder der positiven und realen Identität (Widerspruchslosigkeit). Indem jedoch das Urtheil den reinen Erkenntnissinhalt, auf welchen es sich durch seine blosse Form bezieht, als ein Seiendes bezeichnet, erfasst es ihn nicht vollständig, sondern nur ein Allgemeineres in ihm Enthaltenes. Denn nicht bloss als ein Seiendes überhaupt, sondern als ein besonderes Seiendes, d. i. als ein E t w a s - s e i e n d e s überhaupt wird der reine Erkenntnissinhalt gesetzt, d. h. zum reinen Erkenntnissinhalt gehört auch dieses, dass er nicht an sich, sondern nur als die Form eines empirischen Inhaltes existiren kann. In welchem empirischen Inhalte sich der reine darstellt, wodurch sich ein Etwas von einem anderen unterscheidet, gehört nicht in den Begriff des reinen Erkenntnissinhaltes, wohl aber, dass überhaupt ein empirischer Inhalt, ein Unterschied der Etwas - seienden bestehen muss. Während der Begriff des Seienden einerlei ist mit demjenigen des Identischen, insofern dasselbe identisch ist und weiter nichts, verlangt der Begriff des Etwas - seienden, dass dasjenige, welches identisch ist, ein besonderes Wesen habe, welches sich in der Form der Identität darstellt. Oder während das Sein die allgemeinste Form des Zusammenhanges oder der Synthesis bedeutet, wobei von aller Bestimmtheit der Zusammenhängenden abstrahirt ist, ausser derjenigen, dass sie eben zusammenhängen, wobei also

14*

von allem Unterschiede abstrahirt ist, lässt das Etwas-sein
den concreten Unterschied der Zusammenhängenden bestehen, ohne jedoch dasjenige, worin derselbe besteht, auszudrücken. Das Etwas-sein ist die allgemeine Form der
Einheit im Unterschiede oder des Unterschiedes in der Einheit, das Sein diese Form nach Abstraction von dem Gegensatze der Einheit und des Unterschiedes. Das Sein ist B e -
ziehung überhaupt, das Etwas-sein W echsel-Beziehung,
Beziehung zwischen concreten Dingen.

Der Begriff des Etwas-seienden ist einerlei mit dem
des Dinges. Der Begriff des Etwas-seienden oder des Dinges
umfasst demnach den ganzen reinen Erkenntniss-Inhalt;
das Etwas-sein oder die Dingheit ist die Urkategorie.
Alle übrigen Kategorien enthalten Empirisches. Nur dies
wissen wir a priori von den Dingen, dass sie einem allgemeinen Gesetze unterworfen sind, ohne welches sie keine
Dinge wären, und es ist die Aufgabe der Ontologie, dieses
in jedem Bewusstsein enthaltene Gesetz als solches zu erkennen, es aus dem wahrnehmenden und vorstellenden in das
denkende Bewusstsein zu bringen.

Um der entwickelten Beziehung des reinen Erkenntniss-
inhaltes zum logischen Denken willen, kann man die unmittelbare Erkenntniss insofern, als ihr Inhalt der reine ist, eine
intellectuelle nennen. Ein in der nach-kantischen Philosophie vielfach auftretender Begriff ist der der intellectuellen Anschauung. Insofern, wie vielfach geschieht,
unter Anschauung die unmittelbare Erkenntniss im Gegensatze zum Denken als der mittelbaren verstanden wird, behaupten demnach auch wir eine intellectuelle Anschauung.

————

Der Inhalt der reinen Erkenntniss ist der allgemeinste
Zusammenhang alles Inhaltes der empirischen. Der ihn ausdrückende Begriff, also der Begriff des Dinges oder des
Etwas-seienden oder Quale ist der höchste denkbare; er
muss durch Abstraction von allem empirischen Inhalte ge-

wonnen werden, und über ihn hinaus geht keine Abstraction. Gäbe es einen allgemeineren Begriff, so enthielte derselbe weniger, als worauf sich der Begriff durch seine blosse Form bezieht, was ein Widerspruch ist.

Unsere frühere Behauptung, dass das Seiende im Etwas-seienden enthalten sei, sein Begriff also ein allgemeinerer, abstracterer sei, indem das Etwas-sein die allgemeine Form der Einheit im Unterschiede oder des Unterschiedes in der Einheit, das Sein aber diese Form nach Abstraction von dem Gegensatze der Einheit und des Unterschiedes bedeute, widerspricht dem nur scheinbar. Die Worte Begriff und Abstraction wurden nämlich bei jener Behauptung in einem weniger strengen Sinne gebraucht. Das Seiende als solches reicht nicht hin zum Inhalte eines Begriffes, da jeder Begriff sich schon durch seine Form auf das Etwas-seiende als seinen Inhalt bezieht, streng genommen giebt es also keinen Begriff des Seienden. Aber der Begriff des Etwas-seienden ist kein schlechthin einfacher, es giebt in ihm ein Einfacheres, das Seiende, und dieses Einfachere kann als Moment des Ganzen erkannt werden, wo dann die Erkenntniss, soweit sie sich auf dasselbe bezieht, nicht Begriff, sondern Moment eines Begriffes ist. Diese Unterscheidung des Seienden im Etwas-seienden ist streng genommen keine Abstraction, denn das, was das Etwas-seiende mehr ist, als das Seiende, wird dabei nicht aus dem Begriffe ausgeschieden. Auch im Begriffe des Seienden haben wir früher noch zwei Momente unterschieden (s. o. S. 75), das Was und das Sein, ohne dass streng genommen von einem Begriffe des Was und einem Begriffe des Seins die Rede sein könnte. Während aber diese Momente an sich dem Denken gar keinen Inhalt mehr bieten, giebt das Seiende an sich wirklich noch zu denken und zwar Widerspruchsloses, aber nicht genug, und es muss darum als Moment des reicheren Etwas-seienden gedacht werden.

Nach der Ansicht, welche die Existenz eines reinen

Erkenntniss-Inhaltes in unserem Sinne leugnet, giebt es für
die Abstraction keine andere Grenze, als die völlige Leerheit des Begriffes. Denn so lange ein Begriff noch eine qualitative Bestimmtheit ausdrückt, kann noch eine Abstraction
mit ihm vorgenommen werden, ein Begriff aber, der keine
qualitative Bestimmtheit mehr ausdrückt, enthält nach dieser
Ansicht überhaupt nichts mehr. So sagt Drobisch (Neue
Darstellung der Logik, 3. Aufl., S. 24): „Der höchste denkbare Gattungsbegriff ist zwar der des unbestimmten Etwas.
Aber dieses Etwas ist ein inhaltsleerer Objectsbegriff, der,
wenn er als Gattungsbegriff gelten sollte, die Unterscheidung
zwischen generisch und specifisch Verschiedenem aufheben
würde, da es dann nur noch specifisch Verschiedenes gäbe."
    Die widersinnige Annahme eines inhaltsleeren Begriffes
kann nur durch die Annahme eines reinen Erkenntniss-
Inhaltes, auf welchen sich das Denken durch seine blosse
Form bezieht, vermieden werden. Denn nur ein solcher
Inhalt kann der Abstraction eine Grenze setzen. Ihn kann
die Abstraction darum nicht mehr antasten, weil er in jedem
Begriffe vermöge der blossen Form desselben enthalten ist,
der Begriff ihn sich also unmöglich kann nehmen lassen.
    So lange ein Begriff noch eine qualitative Bestimmtheit
ausdrückt, kann mit ihm noch eine Abstraction vorgenommen
werden. Der Begriff des Etwas-seienden oder Quale aber
enthält keine qualitative Bestimmtheit mehr. Er bezieht sich
auf das, was allen Qualitäten, weil und insofern sie Qualitäten sind, gemeinsam ist, dieses aber kann nicht selbst
wieder eine Qualität sein. Er hätte sonst mit dem Begriffe
besonderer Qualitäten dieses gemeinsam, eine Qualität auszudrücken, und es wäre, um den Begriff der Qualität rein
zu erfassen, nöthig, dieses der Qualität als solcher mit den
besonderen Qualitäten Gemeinsame an sich zu denken. Und
da dieses Gemeinsame nach der Voraussetzung wieder eine
Qualität wäre, so wäre dasselbe Verfahren zu wiederholen und

so *in infinitum.**) Wäre, mit anderen Worten, das Haben einer Qualität überhaupt selbst eine Qualität, so müsste, da auch diese Qualität gehabt würde, auch das Haben des Habens einer Qualität wiederum eine Qualität sein, und so fort *in infinitum.*

Man kann darum auch nicht vom Begriffe des Etwas-seienden zu demjenigen eines concreten Dinges durch Determination gelangen. Die Determination setzt eine wie auch immer unbestimmte Qualität voraus, welche determinirt wird, eine solche aber giebt es im Begriffe des Etwas-seienden nicht mehr. Dieser Begriff ist demnach überhaupt kein Gattungsbegriff mehr; der reine Erkenntniss-Inhalt verhält sich zum empirischen nicht wie das logisch Allgemeine zum Besonderen.

Es wurde früher (S. 158) gezeigt, dass die Allgemeinheit, welche allen Gedanken darum zukommt, weil dieselben einen Zusammenhang als solchen zum Gegenstande haben, also sich auf ein Mannigfaltiges beziehen und von allem demjenigen in demselben, worauf der Zusammenhang nicht beruht, abstrahiren, — dass diese Allgemeinheit kein reales Prädicat, kein dem Inhalte des Gedankens, sondern ein dem Gedanken als solchem oder der Form desselben zukommendes Prädicat ist. Zugleich wurde bemerkt, dass es gleichwohl auch reale Allgemeinheiten geben könne, indem die Allgemeinheit der Form des Gedankens eine Allgemeinheit des Inhaltes nicht ausschliesse. Aus der vorstehenden Betrachtung folgt nun, dass es in der That ein reales Allgemeines giebt, nämlich den reinen Erkenntnissinhalt. Denn dass, wie wir ausgeführt haben, das Denken sich durch seine blosse Form auf einen Inhalt beziehe, der mithin die Bedingung ihrer Anwendbarkeit ist, — dass der logischen Form des Gedankens eine Form der Dinge entspreche, heisst nichts anderes, als dass die lo-

---

*) Man vergleiche hierzu das aristotelische Argument des τρίτος ἄνθρωπος gegen die platonische Ideenlehre.

gische Allgemeinheit eine reale Allgemeinheit nicht nur nicht ausschliesse, sondern voraussetze. Die sachliche Form der Synthesis oder der Identität (s. o. S. 209) ist einerlei mit der sachlichen Form der Allgemeinheit; der Zusammenhang als solcher, d. i. der Zusammenhang, der, obwohl wirklicher Zusammenhang, doch keine andere Bestimmtheit hat als die, eben Zusammenhang zu sein, ist das Allgemeine, welches in den Dingen selbst liegt und durch das Prädicat der Allgemeinheit völlig bestimmt ist. Die Anerkennung dieses realen Allgemeinen liegt schon in dem Zugeständniss, dass der Zusammenhang, welcher vom Denken als solchem zum Bewusstsein gebracht wird, wirklich im Erkenntnissinhalte besteht, denn damit ist der Zusammenhang überhaupt als eine zum Erkenntnissinhalte gehörige Form der Dinge gesetzt, der Begriff des Zusammenhanges als solchen ist für einen nicht bloss die Erkenntnissform, sondern auch den Erkenntnissinhalt betreffenden erklärt, dieser Begriff aber ist einerlei mit dem der Allgemeinheit.

Zum Wesen des Allgemeinen gehört die Beziehung aufs Besondere; ein Gedanke heisst allgemein wegen seiner Beziehung auf das Besondere, welches er umfasst. Diese Beziehung wird mithin auch im Begriff des reinen Erkenntnissinhaltes als des realen Allgemeinen gedacht werden müssen. Sie findet sich nach der vorstehenden Betrachtung in der That. Denn ein Etwas-seiendes, welches nichts weiter wäre als überhaupt etwas, oder ein Quale, dessen Qualität eben darin bestände, ein Quale zu sein, eine Qualität zu haben, wäre ein Ungedanke. Eben diese Nothwendigkeit aber, dass die Form der Qualität an einem concreten Inhalte, an wirklichen Qualitäten bestehe, wird im Begriffe des reinen Erkenntnissinhaltes gedacht. Es gehört zum Begriffe des reinen Erkenntnissinhaltes, dass derselbe einem empirischen immanent ist.

Das schlechthin Allgemeine ist auch das schlechthin Nothwendige. Es ist die Bedingung des Vorhanden-seins des Besonderen, und dieses muss sich daher seiner Herrschaft fügen. Ein empirischer Erkenntnissinhalt, dem nicht der reine immanent ist, widerspräche sich selbst, und so nothwendig, wie der Widerspruch als Kriterium des Irrthums gedacht werden muss, muss auch der empirische Erkenntnissinhalt der Bedingung, welche den reinen ausmacht, entsprechend gedacht werden.

Der Begriff der realen Allgemeinheit und Nothwendigkeit ist einerlei mit demjenigen des G e s e t z e s. Da nun das schlechthin Allgemeine und Nothwendige als die Form aller bestimmten Allgemeinheit und Nothwendigkeit durch das Prädicat allgemein und nothwendig vollständig bestimmt wird, so kann der reine Erkenntnissinhalt auch bezeichnet werden als das Gesetz, welches die Form der Gesetzmässigkeit überhaupt ist, dessen Gebote also vollständig durch den blossen Begriff des Gesetzes bestimmt sind. Er kann, nach einer anderen Redeweise, der objective Begriff des Gesetzes genannt werden.

Wird das Gesetz als ein real Allgemeines und Nothwendiges gedacht, wird es also in das Wesen der Dinge selbst gelegt, statt als eine ihnen an sich fremde Macht über sie gestellt zu werden, und wird damit in ihm auch die Beziehung auf die Dinge, welche es beherrscht, als die reale Beziehung des Allgemeinen zum Besondern gesetzt: so ist der Begriff des Gesetzes gleich demjenigen der K r a f t. Der reine Erkenntnissinhalt ist demnach die Kraft schlechthin, die Kraft, die keine andere Bestimmtheit hat, als die, Kraft zu sein, und mithin nur als die allgemeine Form aller besonderen Kräfte besteht.

Der Erkenntnissinhalt ist soweit, als er empirisch ist, kein schlechthin Allgemeines und Nothwendiges. Er ist aber auch kein schlechthin Einzelnes und Zufälliges. Denn aus der Natur des reinen Erkenntnissinhaltes folgt, dass es ein Allgemeines und Nothwendiges, Gesetze oder Kräfte auch im

Empirischen giebt. Ist nämlich das schlechthin Allgemeine
und Nothwendige die objective Form der Allgemeinheit, ist
das allgemeinste Gesetz die objective Form der Gesetzmässigkeit und die allgemeinste Kraft die objective Form alles Wir-
kens, so kann das Empirische nur dann als Inhalt für diese
Form gedacht werden, wenn es in ihm Allgemeinheiten, Gesetze, Kräfte giebt. Der objective Begriff der Allgemeinheit
setzt concrete Allgemeinheiten, der objective Begriff des Gesetzes concrete Gesetze, der objective Begriff der Kraft concrete Kräfte voraus. Diese aber sind kein schlechthin, sondern nur ein relativ Allgemeines und Nothwendiges, nämlich
in Beziehung auf das Einzelne und Zufällige, welches sie beherrschen. Sie sind insofern selbst ein Einzelnes und Zufälliges, als über sie das logische Denken weiter nichts bestimmt, als dass sie eben die Form der Allgemeinheit und
Nothwendigkeit haben, und ihre bestimmte Beschaffenheit
nur auf empirischem Wege finden kann.

Zweites Kapitel.

Der reine Erkenntniss-Inhalt an sich.

Subjectivität des empirischen, Objectivität des reinen Erkenntniss-Inhaltes.
— Subjectivität und Realität; Realität der inneren, Phänomenalität der
äusseren Welt. — Der reine Erkenntniss-Inhalt ist die Existenz. —
Möglichkeit einer Erkenntniss der Dinge an sich.

Das vorige Kapitel hat' den reinen Erkenntniss-Inhalt
unter Voraussetzung eines Bewusstseins, für welches er Inhalt
ist, betrachtet; indem es das Verhältniss desselben zur Erkenntnissform und zum empirischen Erkenntniss-Inhalte untersuchte, hat es seine Beziehung zum Bewusstsein überhaupt
vorausgesetzt und sich nur mit deren einzelnen Seiten zu thun
gemacht. Dabei aber sind Resultate hervorgetreten, aus

welchen sich unmittelbar ergiebt, dass der reine Erkenntniss-Inhalt zwar selbstverständlich, wenn er als Inhalt gedacht wird, auf ein Bewusstsein bezogen werden muss, dessen reiner Inhalt er ist, dass aber diese Beziehung nicht im Begriffe dessen, was den reinen Erkenntniss-Inhalt ausmacht, liegt, und dass dieses mithin auch an sich muss gedacht werden können. Denn da dasselbe erkennbar sein soll durch Abstraction von allem empirischen Inhalte, zum empirischen Inhalte aber hierbei auch das Bewusstsein selbst, das synthetisch bestimmte Ich überhaupt gerechnet ist, so kann es nicht durch sich selbst mit dem Bewusstsein verknüpft sein. Der Begriff des Bewusstseins setzt zwar denjenigen eines reinen Inhaltes voraus, aber der Begriff dessen, was den reinen Inhalt ausmacht, nicht den des Bewusstseins. Oder: der reine Erkenntniss-Inhalt ist die Bedingung des Vorhanden-seins des empirischen, aber er ist nicht dieses Vorhanden-sein selbst; er ist die allgemeine Form der Dinge als möglicher, aber nicht als wirklicher Gegenstände des Bewusstseins, denn alle wirklichen Gegenstände des Bewusstseins sind synthetische Bestimmungen des Ich, vom Ich aber ist im Begriffe des reinen Erkenntniss-Inhaltes abstrahirt. Die allgemeine Form der Dinge ist gleichbedeutend mit der Existenz derselben, aber nicht ihrer Existenz im Bewusstsein; für diese ist sie nur Bedingung.

Indem wir zu einer ausführlicheren Betrachtung dieser Bedeutung des reinen Erkenntniss-Inhaltes übergehen, heben wir endlich die Einschränkung auf, welche wir unserer Untersuchung gleich zu Anfang auferlegten, die Einschränkung, dass die Gegenstände des Bewusstseins bloss als diese Gegenstände betrachtet werden, in ihrem An-sich-sein aber ganz ausser Frage bleiben sollten. Nunmehr ist dieses An-sich-sein unser Thema. Wir fragen, ob die Dinge überhaupt etwas an sich sind, sowie ob und inwiefern sie in ihrem An-sich-sein unserer Erkenntniss zugänglich sind; oder, wenn wir unter Subjectivität eines Erkenntniss-Inhaltes dessen nothwendiges Gebunden-sein an ein Bewusstsein, dessen Inhalt er ist, unter Objectivität die Unabhängigkeit desselben vom Bewusstsein verstehen (so dass also Subjectivität und Objectivität einander schlechthin ausschliessen): inwieweit unser Erkenntniss-Inhalt für subjectiv und inwieweit er für objectiv gelten muss.

Aus dem Begriffe des Bewusstseins, welchen der erste Theil unserer Untersuchung entwickelt hat, folgt unmittelbar, dass aller empirische Erkenntniss-Inhalt subjectiv ist. Denn derselbe besteht in dem synthetisch bestimmten Ich, das Ich aber existirt nicht anders, denn als gewusstes, ist also ein Subjectives, mithin auch das synthetisch bestimmte Ich. Die Zustände des Empfindens, Fühlens, Wollens und Erkennens (Wahrnehmens, Vorstellens, Denkens) existiren, wie wir auch schon früher nachgewiesen haben (S. 48), nur als bewusste; anderen empirischen Erkenntniss-Inhalt aber als diese Zustände giebt es nicht, denn die empirische Aussenwelt, das Nicht-ich, ist nichts anderes, als Inhalt der wahrgenommenen Empfindungs-Zustände.

Die Lehre von der (ausschliesslichen) Subjectivität der empirischen Aussenwelt, namentlich des Raumes und der Zeit (welche wir zufolge der vorstehenden Entwickelung des Begriffes des reinen Erkenntniss-Inhaltes nothwendig zu ihr rechnen müssen, wenn dieselben gleich eine wesentlich andere Beziehung zum Bewusstsein haben, als die sinnlichen Qualitäten) hat trotz ihres Alters selbst in der philosophischen Welt noch keine festen Wurzeln geschlagen. Eine Hauptursache dafür ist unseres Erachtens 'die bisher nicht klar und entschieden genug hervorgehobene Abhängigkeit der äusseren Wahrnehmung von der inneren. So lange man sich die äussere Wahrnehmung als coordinirt der inneren denkt, so lange man die Gegenstände der ersteren nur von der Seite ihres Gegensatzes zu denjenigen der anderen, nämlich den

psychischen Zuständen, in's Auge fasst, ist es natürlich, dass
man sie als ein vom Bewusstsein Unabhängiges setzt, denn
sie werden den Zuständen des Ich entgegen gesetzt, diese
aber sind das eigentlich Subjective. Besinnt man sich hingegen, dass die empirische Aussenwelt in ihrer räumlichen
und zeitlichen Ausdehnung nichts anderes, als das aus dem
objectivirten Zustande der Empfindung ausgeschiedene Empfundene ist, dass ihre Wahrnehmung mithin nur in der
Wahrnehmung der Empfindung existirt, so ist unverkennbar,
dass auch sie synthetische Bestimmung des Ich ist und die
Subjectivität des Ich theilt.

Eine andere Hauptursache des Widerstrebens gegen die
Anerkennung der Subjectivität der räumlich-zeitlichen Welt
ist mangelhafte Einsicht in das Wesen des Denkens. Als
letzten Rettungsankers pflegt sich nämlich der Realismus
des folgenden Argumentes zu bedienen. Zugegeben, wir
könnten die räumlich-zeitliche Welt gar nicht anders vorstellen, denn als Bewusstseins-Inhalt, so folge doch nicht,
dass sie nicht anders existiren könne. Sie möge subjectiv
sein in dem Sinne, dass das wahrnehmende und vorstellende
Bewusstsein sie als Bestimmung des Ich setze, dann sei aber
nicht ausgeschlossen, dass sie auch objectiv sei; was als
Bestimmung des Ich wahrgenommen oder vorgestellt werde,
könne auch an sich, ohne das Ich, existiren. Es wird also
behauptet, dass die räumlich-zeitliche Welt, wenn sie auch
nur mit dem Prädicate der Subjectivität im wahrnehmenden
und vorstellenden Bewusstsein sein könne, doch nicht nur
ohne dasselbe, sondern auch mit dem entgegengesetzten der
Objectivität im denkenden sein könne. Denn indem man ihre
Objectivität behauptet, muss man doch auch behaupten, sie
als objective zu denken. Was nicht wahrnehmbar und nicht
vorstellbar ist, ist aber auch nicht denkbar, der Begriff der
objectiven empirischen Welt ist also ein undenkbarer. —
Man überlege doch nur, was man damit sagt, wenn man

einen Gegenstand für objectiv erklärt. Man stellt einen Begriff dieses Gegenstandes auf, der sich wie jeder Begriff auf
unmittelbare Erkenntniss (Wahrnehmung oder Vorstellung)
beziehen muss. Nun kann dieser Gegenstand in der unmittelbaren Erkenntniss nur als synthetische Bestimmung des Ich
gesetzt sein, es würde nichts von ihm übrig bleiben, der
sich auf ihn beziehende Begriff also leer werden, wenn dieses
vom unmittelbaren Bewusstsein ihm beigelegte Prädicat, synthetische Bestimmung des Ich zu sein, ihm genommen würde.
Also ist in der dem Begriffe des objectiven Gegenstandes zu
Grunde liegenden Vorstellung oder Wahrnehmung dieser
Gegenstand als synthetische Bestimmung des Ich gesetzt.
Von dieser Setzung kann nun allerdings das Denken abstrahiren, es kann sich mit dem Gegenstande beschäftigen, ohne
sich um seine Beziehung zum unmittelbaren Bewusstsein zu
bekümmern. Aber einen Gegenstand als objectiven denken,
heisst mehr, als von seiner Subjectivität abstrahiren; in Folge
einer solchen Abstraction würde der Gegenstand weder als
objectiver, noch als subjectiver gedacht werden, sein Verhältniss zu diesem Gegensatze würde vom Denken gar nicht
in Betracht gezogen werden. Es ist, damit der Gegenstand
als objectiver gedacht werde, nothwendig, dass er auch als
solcher vorgestellt oder wahrgenommen werde, denn das Prädicat objectiv hat gar keinen Sinn, ist ein leerer Begriff,
d. h. kein Begriff, sondern ein blosses Wort, wenn es sich
nicht auf eine in der unmittelbaren Erkenntniss gesetzte Bestimmtheit bezieht. Also müsste, damit der Begriff eines
objectiven Gegenstandes möglich sei, ihm eine Vorstellung
zu Grunde liegen, in welcher dem Gegenstande sowohl das
Prädicat der Objectivität als auch das, synthetische Bestimmung des Ich zu sein, zukäme; wird aber ein Gegenstand
als synthetische Bestimmung des Ich vorgestellt, so wird er
eben nicht als objectiver vorgestellt, die beiden Prädicate
schliessen sich aus, die Vorstellung, welcher der Begriff des

objectiven Gegenstandes als seiner Grundlage nothwendig bedarf, ist also unmöglich und dieser Begriff also selbst undenkbar, d. h. er ist kein Begriff. Es ist nichts als eine Selbsttäuschung, wenn man meint, die Objectivität eines Gegenstandes denken zu können, der Begriff des objectiven Gegenstandes ist eine *contradictio in adjecto*.

Bevor wir zeigen, dass unbeschadet der vorstehenden Beweisführung doch ein Objectives in unserem Bewusstseins-Inhalte anerkannt werden kann und muss, müssen wir einem naheliegenden und weit verbreiteten Missverständnisse vorbeugen, nämlich der Identificirung von Subjectivität und Nicht-Wirklichkeit oder Phänomenalität.

Versteht man unter der Wirklichkeit oder dem An-sich-sein eines Gegenstandes des Bewusstseins seine Unabhängigkeit vom Bewusstsein derart, dass er so, wie er im Bewusstsein ist, fortexistiren kann, wenn auch das Bewusstsein verschwindet, so ist allerdings die Subjectivität auch Nicht-Wirklichkeit, denn die Subjectivität bedeutet das Gebunden-sein an's Bewusstsein, subjectiv ist etwas, welches nur insofern existirt, als es erkannt wird. Allein wenn man die Wirklichkeit so erklärt, so wird man der eigenen Meinung untreu, weil man bloss das Verhältniss des Bewusstseins zu den Gegenständen der äusseren Wahrnehmung in's Auge gefasst, dasjenige aber zu den Gegenständen der inneren Wahrnehmung und des Selbstbewusstseins übersehen hat. Davon überzeugt man sich leicht, wenn man erwägt, dass dann das Bewusstsein selbst kein Wirkliches sein würde. Denn das Bewusstsein ist nothwendig Selbstbewusstsein, es existirt nur, wenn es sich selbst zum Gegenstande hat, es ist, wie im ersten Kapitel dieser Untersuchung gezeigt worden ist, abhängig von sich selbst, also ein Subjectives. Das Bewusstsein aber wegen dieses eigenthümlichen Verhältnisses zu sich selbst unwirklich, blosses Phänomen zu nennen, kann uns nicht einfallen. Das Bewusstsein selbst können wir viel-

mehr gar nicht anders denn als wirklich denken. Denn nur
für das Bewusstsein giebt es einen Schein, der Schein aber
ist doch wirklicher und nicht bloss scheinbarer Schein, mithin
kann das Bewusstsein, ohne welches der Schein nicht Schein
wäre, selbst kein Schein sein, da sonst der wirkliche Schein
zu einem bloss scheinbaren würde, das Bewusstsein ist also
ein Wirkliches, ein An-sich-seiendes. Schein, unwirklich würden
wir es nur dann nennen dürfen, wenn es bloss als Gegenstand
eines fremden Bewusstseins existirte.

Die Abhängigkeit vom Bewusstsein oder die Subjectivität
kann danach nur dann zum Kriterium der Nicht-Wirklichkeit
oder Phänomenalität dienen, wenn sie nicht selbst zu dem
Gegenständlichen gehört, um dessen Wirklichkeit oder Nicht-
Wirklichkeit es sich handelt. Gehört zu demjenigen, als was
ein Gegenstand im Bewusstsein ist, seine Verknüpfung mit
dem Bewusstsein selbst, so existirt dieser Gegenstand, obwohl
nur im Bewusstsein, doch so, wie er vom Bewusstsein gesetzt
wird, und diese Existenz müssen wir An-sich-sein nennen.
Was das Bewusstsein von sich selbst erfasst, ist seine Beziehung auf sich selbst, sein Subject-Object-sein (wenn gleich,
wie unsere Untersuchung des Selbstbewusstseins gezeigt hat,
das Bewusstsein sich nicht in seiner Totalität selbst weiss,
sondern nur als Moment des ganzen Bewusstseins), sein An-
sich-sein ist also einerlei mit seiner Beziehung auf das Bewusstsein, dessen Inhalt es ist (nämlich sich selbst), d. i. mit
seiner Subjectivität.

Ist aber dieses richtig, so sind auch die Gegenstände
der inneren Wahrnehmung trotz ihrer Subjectivität wirklich.
Denn sie sind als Zustände des Ichs im Bewusstsein, das
Bewusstsein setzt sie als Zustände und nicht bloss als Gegenstände des Ich, ihre Zugehörigkeit zum Ich ist nichts, was
zu dem Inhalte ihrer Gegenständlichkeit hinzukäme, sondern
gehört zu diesem Inhalte selbst. Das Ich aber ist das sich
selbst wissende Bewusstsein, mithin gehört die Beziehung auf

das Bewusstsein, die Subjectivität, zu demjenigen, was jene Zustände an sich sind.

Anders verhält es sich mit den Gegenständen der äusseren Wahrnehmung. Der ganze Gegenstand einer Wahrnehmung ist stets wirklich, aber das Empfundene ist nie der ganze Gegenstand einer Wahrnehmung, denn es kann nicht wahrgenommen werden ohne den subjectiven Zustand der Empfindung, dessen Inhalt es ist. Der wahrgenommene subjective Zustand der Empfindung nebst seinem als Nicht-ich gesetzten Inhalte existirt wirklich, das empfundene Nicht-ich aber ist nicht an sich wirklich, denn es existirt als Subjectives nur im Bewusstsein; es an sich setzen würde heissen, es ohne die zu seiner Existenz nothwendige Verknüpfung mit dem Bewusstsein setzen, da diese Verknüpfung nicht zu demjenigen gehört, was das Nicht-ich in seiner Gegenständlichkeit ist.

Die Gegenstände der äusseren Wahrnehmung haben mit denjenigen der inneren die Zeitlichkeit gemeinsam. Alles Zeitliche ist ein Subjectives, das Zeitliche der inneren Wahrnehmung aber zugleich ein Wirkliches. Die Zeit selbst ist als mit den Objecten der inneren Wahrnehmung erfüllte wirklich, ohne diese aber, also ohne das Bewusstsein, welches allen Objecten der inneren Wahrnehmung wesentlich ist, unwirklich. Die bewussten psychischen Ereignisse sind ein reales Geschehen, und mit ihnen ist die Zeit, in welcher sie verlaufen, real, die leere Zeit aber oder die mit bewusstlosem Geschehen erfüllte Zeit ist unwirklich.

Die Ansicht, dass die Gegenstände der inneren Wahrnehmung gleich denen der äusseren blosser Schein seien, ist zuerst von Kant aufgestellt. Sie hängt auf das engste zusammen mit seiner Lehre vom inneren Sinne, welche wir im ersten Abschnitte unserer Untersuchung (S. 44 f.) zu widerlegen versucht haben. Wäre diese Lehre gerechtfertigt, so bliebe allerdings nichts anders übrig, als das innerlich Wahr-

genommene mit dem äusserlich Wahrgenommenen bezüglich
der Existenz als gleichwerthig zu setzen. Als Consequenz er-
gäbe sich (wie es in der That bei Kant und seinen Nach-
folgern mehr oder weniger klar hervortritt und auch bei
Herbart und Schopenhauer unvermeidlich ist), dass
die Welt des Scheins nicht einmal als solche wirklich,
sondern bloss eine scheinbare Welt des Scheins, und auch
dieses nicht wirklich, sondern nur scheinbar u. s. f., kurz
der in's Unendliche potenzirte Schein wäre. Offenbar hat
Beneke recht, wenn er behauptet, dass uns das Sein
irgendwie gegeben, irgendwie für uns erreichbar sein
müsse, da wir sonst nicht einmal den Begriff des Seins
haben könnten, ja nicht einmal den Begriff des Vorstellens
(Erkennens), welcher den des Seins als nothwendiges Correlat
voraussetzt (Metaphysik, S. 65, 68). Mit Recht findet Beneke diesen Berührungspunkt des Bewusstseins mit dem
Sein, der Wirklichkeit, in der inneren Wahrnehmung und
dem Selbstbewusstsein. Aber er begründet und entwickelt
diese Lehre in einer Weise, der wir nicht durchweg zustimmen können. Eine Auseinandersetzung mit derselben ist
uns unseres mehrfachen Anschlusses an Beneke's Gedanken
wegen unerlässlich.*)

Das Hauptmotiv der Ansicht von der Nicht-Wirklichkeit
des Bewusstseinsinhaltes ist nach Beneke die Einsicht, dass
wir nicht aus dem Vorstellen (Erkennen) hinaus zum Sein
können, nicht uns unserer selbst entschlagen und zu den
Dingen hinüber kommen können. „Wir sind und blei-
ber wir selbst, wir mögen es anstellen, wie wir wollen;
und wir können also nie ausser uns selbst und ohne
uns selbst die vorgestellten Dinge erfassen, um sie mit

---

*) Es sei hier noch besonders der erste Abschnitt des ersten Haupt-
theils der Beneke'schen Metaphysik, die Orientirung über die Natur des
Problemes des Verhältnisses zwischen dem Vorstellen und dem Sein im
Allgemeinen, empfohlen.

unseren Vorstellungen zu vergleichen. Aber es giebt Ein
Sein, im Verhältniss zu welchem diese Schwierigkeit nicht
Statt findet. Wir sind selbst ein Sein; und hier also
brauchen wir, um das Sein zu erreichen, nicht aus uns
heraus, nicht in ein Anderes hineinzugehen. Hier haben
und sind wir Vorstellen und Sein zugleich." Die innere Wahrnehmung, welche dieses Sein zum Gegenstande
habe, habe überhaupt nicht zwei Seiten, ein Vorgestelltes
und ein Sein, welche mit einander verglichen werden müssten. „Das Sein geht in die Wahrnehmung oder Vorstellung
unmittelbar ein; und wenn dies geschehen, und also sobald
die Vorstellung fertig ist, sind Sein und Vorstellen
Eins: das Sein, und zwar vollständig, Bestandtheil oder
Grundlage der Vorstellung, und ohne dass irgend etwas
Fremdartiges hinzugekommen wäre." (Metaphysik,
S. 68, 69.)

Hiernach sind die psychischen Zustände, schon ehe sie
wahrgenommen werden, so wie sie in der Waarnehmung
sind, vorhanden; sie „gehen in die Wahrnehmung ein", ohne
sich zu ändern. Wir im Gegentheil haben Ereignisse in
der bewusstlosen Seele angenommen, welche an sich nicht
Empfindungen, Gefühle, Strebungen sind, sondern solches
erst durch das Wahrnehmen werden, wir haben erklärt, es
sei eine wirkliche Umwandlung, die mit den Erregungen der
bewusstlosen Seele vorgehe, wenn sie zu Empfindungen, Gefühlen und Willensthätigkeiten werden (s. o. S. 47). Lesen
wir jedoch weiter in Beneke's Metaphysik, so zeigt sich,
dass diese Differenz wenigstens grösstentheils bloss den Ausdruck betrifft. Nämlich die psychischen Zustände, welche
nach Beneke schon vor ihrem Wahrgenommenwerden existiren und unverändert in die Wahrnehmung eingehen, sind
nach unserem Sprachgebrauch bereits an sich bewusste,
wahrgenommene, und was Beneke hier Wahrnehmung nennt,
ist nach unserem Sprachgebrauch bereits ein Denken, näm-

lich ein Denken im Anschlusse an Wahrnehmungen. Denn
wir lesen, dass die Wahrnehmung unserer Seelenthätigkeiten lediglich durch Hinzubringen der entsprechenden
Begriffe geschehe (a. a. O. S. 71). „Damit wir z. B.
ein Gefühl der grossmüthigen Vergebung vorstellen, ist
nichts weiter nöthig, als dass zu diesem Gefühle, wie es
in uns ist, die Begriffe des »Gefühls« und der »Gross-
muth« und der »Vergebung« hinzukommen. Vermöge dieses Hinzukommens nämlich wird es in Beziehung auf diese
Eigenthümlichkeiten klarer und bestimmter für unser Bewusstsein ausgebildet und fixirt; und eben hiedurch wird
für das bisher bloss in uns existirende Gefühl das
Verhältniss des Vorgestelltwerdens herbeigeführt. So lange
uns diese Begriffe fehlen, so lange haben wir keinen inneren
Sinn. Dies macht sich durchgehends im Einzelnen geltend.
Gesetzt z. B. eine gewisse gehässige Gemüthsbewegung sei
noch so oft in Jemand erzeugt worden, aber er hat den Begriff von derselben nicht, oder er bringt diesen nie hinzu,
während diese Gemüthsbewegung in ihm vorgeht: so wird er
sich ihrer nicht bewusst, oder es kommt nicht zu ihrer Vorstellung. Ebenso aber macht sich dieses Verhältniss auch
im Ganzen geltend. So lange das Kind noch gar keine
Begriffe von psychischen Entwickelungen gebildet hat, so
lange hat es auch noch keinen inneren Sinn: dieser existirt
noch gar nicht in ihm. Erst mit dem ersten Begriffe dieser
Art entsteht der innere Sinn; die davon zurückbleibende
Spur begründet ihn zuerst als Vermögen.“

Beneke unterscheidet, wie wir früher gesehen haben,
ein Bewusstsein an unseren Entwickelungen oder ein Bewusstsein in adjectivischer Bedeutung von dem Bewusstsein von
unseren Entwickelungen. Unter Bewusstwerden ist in den vorstehenden Worten wohl der Uebergang von dem bloss an
den Entwickelungen seienden Bewusstsein zu demjenigen von
denselben zu verstehen. Aber, müssen wir fragen, was hat

dieses Bewusstsein (das Denken im Anschlusse an die innere
Wahrnehmung nach unserem Sprachgebrauche) mit der Wirklichkeit oder Nicht-Wirklichkeit der wahrgenommenen psychischen Zustände zu thun? Hierbei kommt es offenbar bloss
auf das Bewusstsein in adjectivischer Bedeutung an. Denn
dass die Gegenstände, mit welchen sich das Denken beschäftigt, aus der unmittelbaren Erkenntniss, welche in einem
blossen Haben derselben besteht, unverändert in dasselbe
übergehen, beweist für ihre Wirklichkeit nicht das Mindeste.
Die Gegenstände der äusseren Wahrnehmung verhalten sich
in dieser Hinsicht ganz ebenso wie die der inneren; auch
wenn ich ein Haus erst sehe und es dann als ein Haus erkenne, bleibt das Haus dabei unverändert. Ein Uebergang
oder ein Eingehen in dieses Bewusstsein findet, streng genommen, gar nicht statt, sondern die Gegenstände der inneren wie die der äusseren Wahrnehmung bleiben in der
Wahrnehmung, während sich das an sich ganz inhaltlose
Denken mit ihnen beschäftigt.

Dass Beneke in der That diese Unveränderlichkeit der
in adjectivischer Bedeutung des Wortes bewussten psychischen
Zustände durch das sich mit ihnen beschäftigende Denken
zum Beweise ihrer Wirklichkeit benutzt, erhellt aus folgenden
Stellen:

„Bei den Wahrnehmungen unseres Selbstbewusstseins ist
das Sein nicht nur erreichbar durch das Vorstellen, sondern beim Vorstellen fallen beide unmittelbar zu Einem
Akte zusammen. Das Vorstellen kommt lediglich durch
das Sein zu Stande: indem dieses als Grundlage in jenes
eingeht; und nachdem das Vorstellen zu Stande gekommen
ist, haben wir gewissermassen nicht zwei, sondern Eines,
welches Vorstellen ist, aber zugleich auch das Vorgestellte
oder das Sein in sich trägt. In der Wahrnehmung jenes
Gefühls existirt jenes Gefühl fort; und nur dadurch, dass es
in ihr fortexistirt, kann das Gefühl darin vorgestellt werden“

(a. a. O. S. 73). „Indem wir unser Wahrnehmungsvermögen
(die entsprechenden Begriffe) darauf [auf das Sein] richten:
so weicht das Sein nicht von denselben zurück, sondern es
verbindet sich mit ihnen zur Wahrnehmung; diese kommt nur
zu Stande, indem das Sein selber darin eingeht" (S. 74, 75).
Als ob das bloss in der Form der Gegenständlichkeit gesetzte
Haus in dem Erkennen, welches dasselbe unter den Begriff
des Hauses subsumirt, nicht fortexistirte, als ob es von demselben zurückwiche! —

Nach der obigen Argumentation ist das Ich und jede
Bestimmung desselben ein Subjectives. Da nun alles Bewusstsein synthetische Selbstbestimmung des Ich ist und jeder Gegenstand desselben nur als Bestimmung des Ich gedacht werden
kann, so giebt es überhaupt keinen objectiven Gegenstand. Objectiver Gegenstand ist eine *contradictio in adjecto.*
Gleichwohl muss ein Objectives im Bewusstsein sein, da wir
sonst gar nicht den Begriff der Objectivität haben könnten.
Dieser scheinbare Widerspruch findet seine Lösung in unserer
Analyse des Begriffes eines reinen Erkenntnissinhaltes. Denn
danach ist der reine Erkenntnissinhalt als die allgemeine
Bedingung aller Gegenständlichkeit selbst kein Gegenstand. So wie die allgemeine Form der Qualität selbst
keine qualitative Bestimmtheit mehr ist (s. o. S. 214), so
hat die allgemeine Form der Gegenständlichkeit nichts
Gegenständliches mehr (ist aber im Bewusstsein nur durch
die Gegenstände, deren Form sie ist). Subjectiv ist aller
Erkenntnissinhalt insofern, als er synthetisch bestimmtes
Ich ist, nun ist zwar in gewissem Sinne aller Erkenntniss-
inhalt synthetisch bestimmtes Ich ˋ und mithin subjectiv,
aber in allem Erkenntnissinhalte ist ein Allgemeineres enthalten, als das überhaupt synthetisch bestimmte Ich, nämlich die allgemeine Form alles Erkenntnissinhaltes als Bedingung seiner Möglichkeit, und dieses Allgemeinere ist kein
Subjectives mehr, es kann gar nicht als Subjectives gedacht

werden, da, wenn es gedacht wird, vom synthetisch bestimmten Ich, also vom Bewusstsein selbst abstrahirt wird, mithin in seinem Begriffe keine Abhängigkeit vom Bewusstsein d. i. keine Subjectivität gesetzt sein kann. So wenig es möglich ist, das Empirische wirklich als ein Objectives zu denken, so wenig ist es möglich, das Apriorische wirklich als ein Subjectives zu denken.

Das Subjective, haben wir gesehen, ist nicht einerlei mit dem Unwirklichen. Es ist vielmehr, sobald man es nur als ganzen Gegenstand des Bewusstseins nimmt und nicht eine Seite von ihm abtrennt (wie es geschieht, wenn die Aussenwelt ohne ihre Verknüpfung mit der Innenwelt betrachtet wird), nothwendig ein Wirkliches. Eben darum aber muss es in allem Subjectiven ein Objectives geben. Denn wenn von aller Besonderheit des Subjectiven abstrahirt wird und zuletzt auch von seiner Subjectivität, so bleibt der Begriff des Wirklichen als solchen oder der allgemeinen Form der Wirklichkeit übrig, ohne welche es kein besonderes Wirkliches und kein wirkliches Subjectives gäbe. Diese Abstraction wird postulirt, sobald überhaupt etwas als wirklich gesetzt wird, es gäbe gar keinen Begriff der Wirklichkeit oder des Seins (der Existenz), wenn sich die Wirklichkeit nicht als allgemeine Form (als Bestandtheil oder als Grundlage, sagt Beneke, Met. S. 76) im Inhalte der unmittelbaren Erkenntniss fände. Diese allgemeine Form der Wirklichkeit aber oder des Seins oder der Existenz ist aber ein Objectives, denn indem von allem Inhalte derselben abstrahirt ist, ist auch von aller Subjectivität, d. h. dem Gebunden-sein an's Bewusstsein, abstrahirt.

Auch daraus, dass der reine Erkenntniss-Inhalt derjenige ist, auf welchen sich das Denken durch seine blosse Form bezieht, oder dass er die sachliche Bedingung für die Anwendbarkeit der logischen Form ist, erhellt, dass er nur als ein Objectives gedacht werden kann. Denn wer einmal

zugiebt, dass die Widerspruchslosigkeit oder die Identität eine
sachliche Form ist, wird nicht behaupten, dass dieselbe den
Dingen bloss insofern, als sie Gegenstände des Bewusstseins
sind, zukomme. Die Widerspruchslosigkeit muss von allem
Wirklichen, ob es Gegenstand des Bewusstseins ist oder
nicht, behauptet werden, denn sonst widerspräche sich der
Begriff der Wirklichkeit. Auch Kant stellt nicht in Abrede,
dass das Ding an sich mit sich identisch sei, und er würde
unbedingt zugegeben haben, dass, wenn die Identität eine
zum Erkenntniss-Inhalte gehörige Form der Gegenstände sei,
sie auch dem Dinge an sich zukommen müsse. Wir können
nach Kant denken, dass das Ding an sich weder räumlich
noch zeitlich, noch der Herrschaft der Kategorien unterworfen
ist; dass es aber sich widersprechend sei, können wir auch
nach ihm nicht denken, das Ding an sich ist auch nach ihm
Ding an sich und nicht nicht Ding an sich. Wenn also, wie
wir nachgewiesen zu haben glauben, die Widerspruchslosigkeit nicht blosse Abwesenheit des Widerspruches, sondern
Anwesenheit der Identität als sachlicher Form ist (s. o.
S. 206 ff.), so muss es selbst nach Kantischen Principien eine
auf das Ding an sich bezügliche Erkenntniss *a priori* geben,
eine Erkenntniss freilich, die sich auf die blosse Form der
Dingheit beschränkt.

———————

Wir machen einen Augenblick Halt, um uns über den
Stand unserer Untersuchung zu orientiren.

Giebt es, fragten wir, eine Gesetzgebung des Bewusstseins wie für seine Form, so auch für seinen Inhalt? Es
zeigte sich zunächst, dass ein aus dem Wesen des Bewusstseins für allen seinen Inhalt entspringendes Gesetz ein reiner
Bewusstseins- oder Erkenntniss-Inhalt sein muss. Wird unter
reinem Erkenntniss-Inhalte ein solcher verstanden, den das
Bewusstsein durch sich selbst besitzt, so ist das überhaupt
synthetisch bestimmte Ich ein solcher. Aber in diesem Sinne

darf der reine Erkenntniss-Inhalt nicht mit dem sachlichen
Bewusstseins-Gesetze identificirt werden, denn er ist, obwohl
in allem Inhalte vorhanden, doch noch ein bestimmter Inhalt,
das Gesetz aber muss durch Abstraction von aller Bestimmtheit des Inhaltes erkannt werden. Demnach rechneten wir
auch das überhaupt synthetisch bestimmte Ich dem empirischen Inhalte zu und machten vom reinen aus, dass er als
ein Allgemeineres in jenem enthalten sei und zwar als das
schlechthin Allgemeine, über welches keine Abstraction mehr
hinausgehen kann.

Unsere Absicht ging sodann dahin, den Begriff des
reinen Erkenntniss-Inhaltes näher zu bestimmen, ohne noch
ihn an sich zu denken, d. h. ohne ihn durch Absonderung
von dem empirischen Inhalte aus dem unmittelbaren zum
denkenden Bewusstsein zu bringen. Dieser Absicht diente
zunächst die Untersuchung seiner Beziehung zur logischen
Erkenntnissform. Als der Gesetzgeber, der die Existenz des
reinen Inhaltes verlangt, kann, fanden wir, jede Art des Bewusstseins betrachtet werden, in besonderer Weise aber das
Denken, insofern es fortschreitendes Bewusstsein ist, d. i. das
Denken in seiner logischen oder discursiven Thätigkeit. Das
logische Denken nämlich setzt nicht den reinen Inhalt, producirt ihn nicht durch seine Thätigkeit, wie dies das Wahrnehmen, das Vorstellen und auch das Denken insofern, als
es synthetische Bestimmung des Ich ist, thut, aber es setzt
ihn durch sich selbst voraus, es bezieht sich auf ihn durch
seine blosse Form, es findet ihn vor, sobald es überhaupt
da ist, da dieses Vorfinden in aller seiner Thätigkeit nothwendig enthalten ist. Der reine Erkenntniss-Inhalt ist also
die Bedingung für die Anwendbarkeit der logischen Form,
die Bedingung der Denkbarkeit. Da nun das Denken von
seinem (vorgefundenen) Inhalte bloss verlangt, dass derselbe
ein Widerspruchsloses ist, so ergab sich, dass der reine
Erkenntniss-Inhalt das Widerspruchslose oder mit sich Iden-

tische als solches oder die sachliche Form der Widerspruchs-
losigkeit oder Identität sein muss. Hierin lag zugleich ein
Beweis für die Existenz des reinen Erkenntniss-Inhaltes.
Denn da sich früher gezeigt hatte, dass Widerspruchslosig-
keit nicht blosse Abwesenheit des Widerspruches, sondern
Anwesenheit der Identität als eines Positiven ist, so folgt,
dass die Widerspruchslosigkeit in der That eine sachliche
Form sein muss. Sie ist die Form des Zusammenhanges oder
der Synthesis überhaupt und als solche die Bedingung der
Anwendbarkeit der Form des Denkens, nämlich der Analysis.

Da sich das Denken durch seine blosse Form auf ein
Etwas-seiendes oder ein Quale oder Ding überhaupt bezieht,
so konnte der reine Erkenntniss-Inhalt mit diesen Namen
oder als die Form des Etwas-seienden oder der Qualität oder
der Dingheit bezeichnet werden. Es wurde dann gezeigt, dass
sich sein Begriff zu den Begriffen eines besonderen Dinges
nicht wie der Gattungs- zum Artbegriff verhalte, und daran
schloss sich der Nachweis, dass dieser Begriff nicht bloss der
Form nach (logisch) ein Allgemeines ist, sondern auch ein Allgemeines zu seinem Inhalte hat, dass also der reine Erkenntniss-Inhalt die sachliche Form der Allgemeinheit oder des
Gesetzes oder der Kraft ist. Der Allgemeinheit und Nothwendigkeit des reinen Inhaltes gegenüber ist der empirische
das Einzelne und Zufällige, jedoch nicht schlechthin, denn
der Begriff des schlechthin Allgemeinen fordert, dass es
relativ Allgemeines giebt, — der Begriff des Gesetzes, dass
es besondere Gesetze giebt.

Der Aufgabe, den reinen Erkenntniss-Inhalt an sich zu
denken, seinen Begriff positiv zu entwickeln, musste ferner
die Untersuchung vorangehen, ob er in der That an sich,
d. h. abgesehen vom Bewusstsein, dessen Inhalt er ist, und
von dem empirischen Inhalte des Bewusstseins (dem überhaupt synthetisch bestimmten Ich), gedacht werden könne.
Als Ergebniss dieser Untersuchung hat sich herausgestellt,

dass er in der That an sich gedacht werden kann und, wenn
er rein (ohne Beimischung empirischen Inhaltes) gedacht
werden soll, an sich gedacht werden muss, während der
empirische Inhalt nur in seiner Verknüpfung mit dem Bewusstsein, dessen Inhalt er ist, gedacht werden kann, —
dass, mit anderen Worten, der empirische Inhalt das Subjective (aber darum nicht Unwirkliche), der reine das Objective ist. Der Begriff des reinen Erkenntniss-Inhaltes ist
darum einerlei mit demjenigen der Wirklicheit oder der
Existenz.

Diesem letzten Resultate haben wir nun noch in seiner
Verbindung mit den früheren eine eingehendere Betrachtung
zu widmen.

Die Existenz, behaupten wir, ist, wenn auch keine Qualität, so doch ein reales Prädicat der Dinge. Sie hat zum
Momente das Sein in der Bedeutung der Copula des Urtheils
und ist einerlei mit dem Prädicate, welches jedes Urtheil
durch seine blosse Form dem Subjecte beilegt, dem Etwas-
sein. Nun stehen alle Urtheile unter dem Principe der
Identität, und durch seine blosse Form setzt mithin das
das Urtheil seinen Gegenstand bloss als ein Identisches oder
Widerspruchsloses. Demnach ergiebt sich als Consequenz
unserer Behauptung, dass das (absolut) Widerspruchslose
oder das Mögliche einerlei sei mit dem Existirenden oder
Wirklichen. Ohne Zweifel sind das Behauptungen, die, an
und für sich auffallend genug, besonders in einer Untersuchung befremden werden, welche mit der grössten Entschiedenheit und Consequenz dem Denken als fortschreitender
Erkenntniss eine bloss formale Bedeutung zugestanden und
sich also zu aller Begriffsspeculation, der die Vernachlässi-
gung des Wirklichen vor dem bloss Möglichen und die Verwechselung beider zum Vorwurfe gemacht wird, in den ent-
schiedensten Gegensatz gestellt hat. In Wahrheit aber sind
wir zu jenen Behauptungen, die unseres Wissens von allen

bisherigen, die formale Natur des Denkens anerkennenden
Lehren abweichen, nur darum gelangt, weil wir allein die
letzte Consequenz der gemeinsamen Grundansicht gezogen
haben. Obwohl der Beweis hierfür durch die gesammte vorstehende Entwickelung geführt ist, möge hier doch der
strenge Zusammenhang zwischen den scheinbar entgegengesetzten Lehren nochmals in der Kürze gezeigt werden.

Das Denken ist Bewusstsein eines Zusammenhanges als
solchen, der unabhängig vom Denken in der Wahrnehmung
oder Vorstellung vorhanden, aber nicht als Zusammenhang
erkannt ist. Darum kann das Denken für sich allein keinen
Irrthum erzeugen, es kann nur Zusammenhänge, welche
wirklich im unmittelbaren Bewusstsein vorhanden sind, zum
mittelbaren Bewusstsein bringen, und wenn dabei verwerfliche
Resultate erscheinen, so kann die Ursache nur in der Natur
der vorgefundenen Zusammenhänge, nicht aber in dem sie
in abstracto erfassenden Denken liegen. Die vorgefundenen
Zusammenhänge nun können nur durch ihre Unrichtigkeit
den Irrthum veranlassen, welche Unrichtigkeit sich durch die
Freiheit der producirenden Einbildungskraft erklärt. Aber
nicht immer hat ein unrichtiger Zusammenhang Irrthum zur
Folge, sondern nur dann, wenn er vom Denken als richtig gesetzt wird, und dieses geschieht, wenn er mindestens
e in reales Element enthält.

Der irrige Gedanke ist also daran zu erkennen, dass er
einem wahren widerspricht, nämlich demjenigen, der den
betreffenden Zusammenhang mit dem realen Elemente leugnet.
Und zwar widerspricht jeder irrige Gedanke einem wahren,
also ist der Widerspruch das allgemeine Kriterium des Irrthums. Umgekehrt ist jeder Gedanke, der keinem wahren
widerspricht, wahr (wäre er nicht wahr, so widerspräche er
seiner Negation, welche wahr wäre), und also ist die Widerspruchslosigkeit das allgemeine Kriterium der Wahrheit, oder
vielmehr, sie wäre es, wenn es nicht eines Kriteriums be-

dürfte, um eben die Widerspruchslosigkeit zu erkennen. Der Begriff des Widerspruches ist hierbei in keinem anderen, als dem allgemein gebräuchlichen Sinne genommen, denn ein Widerspruch findet stets nur zwischen zwei Sätzen, nie in einem einfachen Satze statt; nur haben wir die willkürliche Beschränkung aufgehoben, wonach beide Sätze, die sich widersprechen, dem Denkenden bekannt oder gar gegenwärtig sein sollen.

Das Kriterium der Wahrheit ist das Gegründet-sein. Gegründet-sein und absolut Widerspruchslos-sein sind demnach äquipollente Begriffe. Mithin ist die Widerspruchslosigkeit nicht blosse Negation des Widerspruches, sondern zugleich Position, nämlich Position des Gegründet-seins oder der Identität. Und hieraus folgt, dass die Widerspruchslosigkeit ein reales Prädicat, d. i. eine zum Erkenntniss-Inhalte gehörige Bestimmtheit ist. Denn gegründet, mithin absolut widerspruchslos ist ein Gedachtes nur durch den Zusammenhang aller Erkenntnisse, der Zusammenhang aber ist unabhängig vom Denken in der demselben zu Grunde liegenden Wahrnehmung oder Vorstellung vorhanden; das Denken findet die Zusammenhänge, welches es als solche zum Bewusstsein bringt, vor, dieselben gehören also zum Erkenntniss-Inhalte.

Was von der Widerspruchslosigkeit oder dem Gegründet-sein gesagt ist, gilt aber auch von der Existenz. Die Existenz ist nichts anderes als die Widerspruchslosigkeit oder das Gegründet-sein oder die Identität. Das Gegründet-sein von etwas erkennen heisst seine Existenz erkennen. Gegründet-sein oder widerspruchslos-sein heisst eben mit Existirendem in positivem Zusammenhange stehen.

Das absolut Mögliche ist demnach auch wirklich. Wir wissen aber, dass die absolute Möglichkeit nur aus dem Gegründet-sein oder der Wirklichkeit erkannt werden kann. Der Satz erhält daher besser diese Form: Nur das Wirkliche ist absolut möglich.

Es ist demnach *a priori* gewiss, dass überhaupt etwas existirt. Der Begriff des absoluten Nichts ist undenkbar. Denn wenn die Widerspruchslosigkeit nicht blosse Negation des Widerspruches, sondern zugleich Position ist, so ist umgekehrt auch die Negation des Gegründet-seins oder der Identität oder der Existenz Position, Position nämlich des Widerspruches. So gewiss also, wie der Widerspruch das Kriterium des Irrthums ist, existirt etwas. Existirte nichts, so existirte allerdings auch kein Widerspruch; aber in dem Gedanken der nicht existirenden Welt liegt ein Widerspruch, und zwar im Grunde genommen desshalb, weil jeder Gedanke durch seine Existenz die Existenz der Welt bejaht und kein Gedanke dieselbe darum verneinen kann.

Die Realität des Prädicates der Existenz folgt auch unmittelbar aus dem Begriffe des Denkens. Denn damit der Begriff der Existenz wirklich Begriff sei, muss er sich auf ein im unmittelbaren Bewusstsein Vorhandenes beziehen, und zwar auf einen Zusammenhang, nämlich den allgemeinsten Zusammenhang, über welchen keine Abstraction hinausgehen kann. Anderenfalls hätte das Denken den Inhalt dieses Begriffes (einen Inhalt aber muss derselbe wie jeder Begriff haben) selbst erzeugt, was gegen die Lehre von der bloss formalen Bedeutung des Denkens ist. Dass sich aber der Begriff der Existenz auf ein im unmittelbaren Bewusstsein Vorgefundenes bezieht, heisst, dass die Existenz zum Erkenntniss-Inhalte gehört, also eine reale Bestimmung der Dinge ist. So sagt auch Beneke, wie bereits angeführt: wenn uns das Sein nicht auf irgend eine Weise zugänglich wäre, so würden wir gar keinen Begriff desselben haben. „Es wäre nicht möglich, dass wir auch nur den Begriff des Seins hätten, wenn nicht das Sein auf irgend einem Punkte für uns erreichbar, oder in einer Anschauung gegeben (!) wäre." Nur dann aber, wenn in dem seienden Dinge das Sein eine reale Bestimmtheit ist, kann aus der unmittelbaren Erkenntniss derselben der Begriff des Seins gebildet werden.

Wir können nicht eher auf eine allgemeine Zustimmung zu dieser Ansicht hoffen, als bis wir einem alten Vorurtheile, das allerdings durch die vorstehende Entwickelung seine völlige Widerlegung findet, ausdrücklich entgegengetreten sind. Man pflegt nämlich einander entgegenzusetzen das, was thatsächlich ist, und das, was denknothwendig ist. Das Denknothwendige werde nicht aus dem Thatsächlichen erkannt, es sei eben *a priori*, d. h. unabhängig von aller Kenntniss der Thatsachen, gewiss, und umgekehrt sei das, was nur auf Grund von Thatsachen erkannt werden könne, nicht denknothwendig. Nun sei aber, wird man sagen, dass überhaupt etwas existire, offenbar bloss eine Thatsache, und es sei von uns selbst dafür anerkannt, wenn die Nothwendigkeit hervorgehoben worden sei, dass der Begriff der Existenz aus der unmittelbaren Erkenntniss geschöpft werde. Es sei ja auch ganz selbstverständlich, dass durch blosses Denken gar nichts darüber ausgemacht werden könne, was und ob überhaupt etwas existire; höchstens könne durch Denken gefunden werden, dass, wenn etwas existire, es den und den Grundgesetzen unterworfen sein müsse. Könne durch blosses Denken ausgemacht werden, dass etwas existire, so sei ja die Bedeutung des Denkens keine bloss formale, es erzeuge ja so aus sich selbst ein Wissen.

Dieser Gegensatz des Thatsächlichen und des Denknothwendigen, diese Alternative, dass das Denken die Gewissheit der Wirklichkeit entweder aus sich selbst erzeugen müsse oder dass es die Wirklichkeit als ein bloss Thatsächliches, auch nicht sein Könnendes, hinzunehmen haben, dieser Begriff des blossen oder reinen Denkens ist gerade das Hinderniss, welches diese Untersuchung der Philosophie aus dem Wege zu räumen bestimmt ist. Es giebt kein blosses Denken, das Denken erhebt sich nur auf Grund der unmittelbaren Erkenntniss (Wahrnehmung oder Vorstellung) und kann keinen Augenblick dieser Unterlage entbehren, denn es hat keine andere Function als die, welche es an dem Inhalte der unmittelbaren Erkenntniss ausübt. Wenn aber von allem besonderen Inhalte, den das Denken im unmittelbaren Bewusstsein vorfindet, abstrahirt wird, so bleibt noch etwas in demselben übrig, wovon nicht mehr abstrahirt werden kann, denn das Denken bezieht sich durch seine blosse Form auf einen Inhalt; es setzt oder producirt diesen Inhalt nicht, aber es findet ihn nothwendig vor, da es sonst nicht sein könnte. Dieser vorgefundene reine Inhalt ist nun wie aller Inhalt ein Thatsächliches, aber er ist zugleich ein Denknothwendiges, — ein Thatsächliches, weil das Denken ihn im unmittelbaren Bewusstsein vorfinden muss, ein Denknothwendiges, weil es nicht von ihm abstrahiren kann, weil es durch seine blosse Form, seine blosse Thätigkeit sich auf denselben bezieht, ihn vorfindet. So ist also auch, dass überhaupt etwas existirt, durch blosses Denken nicht auszumachen, es ist und bleibt eine Thatsache, dass etwas existirt, und nur durch die Thatsache können wir es wissen, aber es ist nichtsdestoweniger denknothwendig, denn dieses Thatsächliche ist kein dem Denken Fremdes, es ist dem Denken vielmehr so gewiss wie seine Normalgesetze, da es die Voraussetzung für die Anwendbarkeit der Normalgesetze ist, und zwar eine Voraussetzung, mit deren Wegfall die Normalgesetze nicht ebenfalls einfach wegfallen, sondern in ihr Gegentheil verkehrt werden würden.

Die Geschichte der Erkenntnisstheorie seit Kant ist die Geschichte des Versuches, zwei scheinbar entgegengesetzte, aber mit gleicher Nothwendigkeit sich aufdrängende Ansichten zu vereinigen. Ausschliesslich zur Geltung gekommen ist die eine Ansicht in dem Standpunkte der sogenannten formalen Logik, insoweit die Consequenz desselben, der einseitige Empirismus, gezogen wurde, die andere in der Hegelschen Philosophie. Jene behauptet mit Recht, dass das Denken von bloss formaler Bedeutung und demgemäss einzig darauf an-

gewiesen sei, das Thatsächliche zu analysiren, aber mit Unrecht, dass es eine materiale Denknothwendigkeit, einen reinen
Erkenntnissinhalt, der gedacht wird sobald das Denken gedacht wird, nicht gebe. Diese behauptet mit Recht, dass
es eine materiale Denknothwendigkeit, eine innere Beziehung
des Denkens zu allen Gegenständen gebe und dass dieser
Inhalt des Denkens sich an sich müsse entwickeln lassen,
aber mit Unrecht hält sie diese Entwickelung für eine Erzeugung, mit Unrecht glaubt sie, dass ein solches von allem
ihm Fremdartigen sich reinigendes Denken seinen Inhalt nicht
mehr vorfinde, sondern mache. Zwischen beiden einseitigen
Ansichten liegen die zahlreichen Versuche, die innere Beziehung des Denkens zum Erkenntnissinhalte, die materiale Denknothwendigkeit, mit der formalen Bedeutung des Denkens,
kurz die Metaphysik mit der Logik in Einklang zu bringen.
Diesen Versuchen schliesst sich denn auch die vorliegende
Theorie an, doch unterscheidet sie sich von allen bisherigen
dadurch, dass sie die zu vereinigenden Gegensätze schärfer
ausprägt, schärfer sogar, als dies selbst bei den einseitigen, nur
ein Glied derselben als berechtigt anerkennenden Systemen der
Fall ist. Sie glaubt die äussersten Consequenzen sowohl der
Lehre von der formalen Bedeutung des Denkens als auch
derjenigen von einem reinen Erkenntnissinhalte als der sachlichen Bedingung für die Anwendbarkeit der logischen Formen
gezogen zu haben, und da sie auf diese Weise zu der Ueberzeugung einer vollständigen Harmonie beider Lehren gelangt
ist, glaubt sie die Halbheiten, welche den Vermittelungstheo-
rien anzuhaften pflegen, vermieden zu haben, weiss aber auch,
dass sie sich eben darum durch die grösste Vorsicht nicht
vor Missverständnissen wird zu schützen vermögen. Insbesondere wird unser letztes Resultat, dass die Existenz oder Wirklichkeit einerlei mit absoluter Widerspruchslosigkeit oder Möglichkeit und ein reales Prädicat, eine von der Erkenntniss
unabhängige Form der Dinge sei, missverständlichen Ein-

16

wendungen ausgesetzt sein. Um denselben soviel als möglich vorzubeugen, wollen wir noch die Beweisführung, welche
die entgegengesetzte Ansicht gefunden hat, eingehend in Erwägung ziehen.

Die Ansicht, dass die Existenz kein reales Prädicat der
Dinge sei, tritt in wissenschaftlich bedeutender Weise zuerst
in der von Kant im Jahre 1763 veröffentlichten Abhandlung
über „den einzig möglichen Beweisgrund zu einer Demon-
stration des Daseins Gottes" (Werke, Ausg. v. Ros., Bd. I.
S. 161 ff.) auf, dann achtzehn Jahre später in der Kritik der
reinen Vernunft (S. 462 ff.). Das Dasein, heisst es in der erst-
genannten Abhandlung, ist gar kein Prädicat oder Determination von irgend einem Dinge. Denn wenn man ein Subject
mit allen seinen erdenklichen Prädicaten denkt, so kann es
mit denselben existiren oder auch nicht existiren. Wenn es
also existirt, so kann es kein Prädicat mehr enthalten, als
wenn es nicht existirt, „denn bei der Möglichkeit eines Dinges nach seiner durchgängigen Bestimmung kann gar kein
Prädicat fehlen." Das Dasein ist vielmehr „die absolute
Position eines Dinges, und unterscheidet sich dadurch auch
von jeglichem Prädicate, welches als ein solches jederzeit
bloss beziehungsweise auf ein anderes Ding gesetzt wird."
Daher ist auch im Dasein nicht mehr als in der blossen
Möglichkeit. — In der Kritik der reinen Vernunft heisst es:
„Sein ist offenbar kein reales Prädicat, d. i. ein Begriff von
irgend etwas, was zum Begriffe eines Dinges hinzukommen
könne. Es ist bloss die Position eines Dinges, oder gewisser
Bestimmungen an sich selbst. Im logischen Gebrauche ist
es lediglich die Copula eines Urtheils. Der Satz: Gott ist
allmächtig, enthält zwei Begriffe, die ihre Objecte haben:
Gott und Allmacht; das Wörtchen: ist, ist nicht noch ein
Prädicat obendrein, sondern nur das, was das Prädicat beziehungsweise auf's Subject setzt. Nehme ich nun das
Subject (Gott) mit allen seinen Prädicaten (worunter auch

die Allmacht gehört) zusammen und sage: Gott ist, oder
es ist ein Gott, so setze ich kein neues Prädicat zum Begriffe von Gott, sondern nur das Subject an sich selbst mit
allen seinen Prädicaten, und zwar den Gegenstand in Beziehung auf meinen Begriff. Beide müssen genau einerlei
enthalten, und es kann daher zu dem Begriffe, der bloss die
Möglichkeit ausdrückt, darum, dass ich dessen Gegenstand
als schlechthin gegeben (durch den Ausdruck: er ist) denke,
nichts weiter hinzukommen. Und so enthält das Wirkliche
nichts mehr als das bloss Mögliche. Hundert wirkliche Thaler enthalten nicht das Mindeste mehr, als hundert mögliche.
Denn da diese den Begriff, jene aber den Gegenstand und
dessen Position an sich selbst bedeuten, so würde, im Fall
dieser mehr enthielte als jener, mein Begriff nicht den ganzen Gegenstand ausdrücken, und also auch nicht der ange-
messene Begriff von ihm sein. Aber in meinem Vermögens-
zustande ist mehr bei hundert wirklichen Thalern, als bei
dem blossen Begriffe derselben (d. i. ihrer Möglichkeit).
Denn der Gegenstand ist bei der Wirklichkeit nicht bloss in
meinem Begriffe analytisch enthalten, sondern kommt zu
meinem Begriffe (der eine Bestimmung meines Zustandes
ist) synthetisch hinzu, ohne dass, durch dieses Sein ausserhalb meines Begriffes, diese gedachten hundert Thaler im
Mindesten vermehrt werden.“

Um zu diesen Erörterungen Kants Stellung zu nehmen, müssen wir zunächst die Frage, um welche es sich
handelt, genauer bestimmen, als es von ihm geschehen ist.
Dieselbe lautet: Enthält das Bewusstsein mehr, wenn
es seinen Inhalt als existirend setzt, als wenn es
dies nicht thut? Oder: wird der Inhalt des Bewusstseins dadurch vermehrt, dass derselbe das
ihm zuvor nicht beigelegte Prädicat der Existenz
erhält? Es kommt nämlich nicht darauf an, ob der noch
nicht als existirend gesetzte Inhalt als möglicher gesetzt

16*

war oder ob auch von seiner Möglichkeit abstrahirt war; es
kommt ferner nicht darauf an, ob der Inhalt, um den es
sich handelt, wirklich existirt oder nicht, sondern nur
darauf, ob er im Bewusstsein das Prädicat der Existenz
erhält; es handelt sich endlich nicht um den Uebergang
eines bloss möglichen Dinges in ein wirkliches, sondern nur
um die Anwesenheit oder Abwesenheit des Prädicates der
Existenz im Bewusstsein.

Ziehen wir nun zunächst bloss das unmittelbare Bewusstsein (die Wahrnehmung und die Vorstellung) in Betracht, so verliert für dieses die Frage ihren Sinn. Denn
das unmittelbare Bewusstsein setzt allen seinen Inhalt als
existirend. Es giebt keinen unmittelbaren Bewusstseinsinhalt,
der nicht als existirend gesetzt wäre. Die Existenz, welche
nach unserer Ansicht einerlei ist mit absoluter Widerspruchslosigkeit oder dem Etwas-sein überhaupt, ist ja der reine
Erkenntnissinhalt, der in keinem empirischen fehlen kann.
So verhält es sich mit den erdichteten Vorstellungen nicht
minder als mit den richtigen. Keinesweges darf aber darum
die Existenz von einer erdichteten oder unrichtigen Vorstellung ausgesagt werden. Denn eben dies ist, wie wir
nachgewiesen haben, die Quelle alles Irrthums. Das vorstellende Bewusstsein schreibt seinem Inhalte eben vielfach
unrichtig die Existenz zu. — Die Existenz ist zwar einerlei
mit absoluter Widerspruchslosigkeit, aber sie kann nicht aus
dieser, sondern umgekehrt diese nur aus ihr erkannt werden;
denn die absolute Widerspruchslosigkeit einer Vorstellung
kann nur daran, dass sie gegründet ist, erkannt werden
(wie das Nicht-gegründet-sein einer Vorstellung nur daran
erkannt werden kann, dass sie einer richtigen widerspricht, s. o.
S. 190 f.). Nur das Wirkliche ist absolut widerspruchslos, nur
die Wirklichkeit ist das Kriterium der absoluten Widerspruchslosigkeit. Wie mithin auch eine Vorstellung beschaffen sein mag,
welches Prädicat ihr auch im vorstellenden Bewusstsein ausser

dem allen Vorstellungen gemeinsamen der Existenz zukommen
mag, wie gross auch der Kreis von Erkenntnissen sein mag,
der ihr nicht widerspricht: so kann doch die Wirklichkeit
immer nur dadurch erkannt werden, dass ein positiver Zusammenhang mit einem als wirklich Erkannten gefunden
wird. Niemals kann daraus, dass einem Vorgestellten vom
vorstellenden Bewusstsein das Prädicat der Existenz beigelegt
wird, auf die wirkliche Existenz geschlossen werden, während
jedes Wahrgenommene, eben weil es wahrgenommen wird,
auch existirt (nämlich als ein Element des ganzen Wahrneh-
mungsinhaltes, des synthetisch bestimmten Ichs).

Die Frage bezieht sich demnach bloss auf das denkende Bewusstsein. Das Denken ist an dem Inhalte der
Wahrnehmung und der Vorstellung thätig und somit ist zwar
auch aller Inhalt des Denkens als ein Etwas-seiendes oder
Existirendes gesetzt, das Denken setzt ja dieses Prädicat
durch seine blosse Form voraus, aber dasselbe ist darum
noch nicht stets Object des Denkens. Sonst wäre alles Denken in unrichtigen Vorstellungen ein irriges, das Urtheil
z. B. der Pegasus ist ein geflügeltes Ross, wäre falsch, die
unrichtige Vorstellung wäre zu einem unwahren Gedanken geworden. Gedacht wird ein im vorstellenden Bewusstsein
vorhandener und als existirend gesetzter Inhalt nur dann als
existirender, wenn ein Zusammenhang zwischen ihm und
einem realen Erkenntnisselemente (am einfachsten einem
Wahrnehmungselemente) als solcher zum Bewusstsein gebracht
wird; dadurch allein legt das Denken, wie wir ausführlich
gezeigt haben, seinem Inhalte das Prädicat der Existenz bei,
und dadurch allein entsteht ihm die Möglichkeit des Irrthums.

Die Frage ist also diese, wird der Inhalt des Denkens
dadurch vermehrt, dass dasselbe den Erkenntnisselementen,
auf welche es sich bezieht, das Prädicat der Existenz beilegt?
Sie ist unzweifelhaft zu bejahen, so gewiss wie die absolute

Widerspruchslosigkeit mehr enthält als die bloss relative. Mehr wird nämlich gedacht jener Zusammenhang des Vorgestellten mit einem realen Elemente. Dieser Zusammenhang gehört zum Inhalte des Denkens, und er ist, ganz allgemein genommen, die Existenz.

Stelle ich hundert Thaler vor, so setze ich sie nothwendig als existirend. Denke ich nun über diese hundert Thaler, so kann ich dabei ihre in der Vorstellung gesetzte Existenz ebenfalls zum Objecte des Denkens machen, ebensogut aber auch nicht. Das letztere ist z. B. der Fall, wenn ich mir *in abstracto* zum Bewusstsein bringe, dass sämmtliche hundert Thaler die Bildnisse von Monarchen tragen oder dass der Werth, den sie repräsentiren, dem Werthe irgend einer anderen Sache entspricht. Das erstere ist der Fall, wenn ich die hundert Thaler als in meinem Schranke befindlich vorstelle und diesen ihren Zusammenhang mit meinem Schranke *in abstracto* zum Bewusstsein bringe.*) Ohne Zweifel vermehre ich den Inhalt meines Denkens dadurch; zwar die Geldsumme vergrössert sich nicht, aber das, was ich von ihr denke, es kommt nämlich der Zusammenhang mit meinem Schranke hinzu und das mit diesem Zusammenhange

---

*) Kant sagt (I. S. 177), die Prädicate irgendwo und irgendwann „gehören noch immer auch zu bloss möglichen Dingen. Denn so könnte an manchen bestimmten Orten mancher Mensch zu einer gewissen Zeit existiren, dessen alle Bestimmungen der Allwissende, so wie sie ihm beiwohnen würden, wenn er existirte, wohl kennt, und der gleichwohl nicht wirklich da ist." Aber es kommt nicht darauf an, ob der Mensch, den ich als existirend denke, wirklich existirt oder nicht, sondern darauf, ob ich in meinem Denken den Menschen als existirend setze oder nicht und ob ich, wenn ich das erstere thue, mehr denke als wenn ich das letztere thue. Wenn ich nun meine Vorstellung von einem gewissen Menschen denkend mit der Vorstellung eines bestimmten Ortes und einer bestimmten Zeit in Verbindung bringe, so denke ich mehr, als wenn ich es nicht thue, zwar kein dem Menschen an sich zukommendes Prädicat, aber eine Relation, und dadurch, dass ich dieses Mehr denke, setze ich nicht mehr bloss in meiner Vorstellung den Menschen als existirend (was in jeder Vorstellung geschieht), sondern denke ihn auch als existirend.

gedachte Prädicat der Existenz (wobei es ganz gleichgültig
ist, ob das Geld wirklich in meinem Schranke ist oder nicht).

Kant identificirt stillschweigend den Begriff des realen
Prädicates mit demjenigen einer Qualität. Er hat ganz recht,
wenn er behauptet, die Existenz sei keine Qualität. Denn
das Existirende als solches ist einerlei mit dem Quale als
solchem, der Begriff des Quale aber enthält, wie wir gezeigt
haben, keine qualitative Bestimmtheit mehr. Er drückt die
allgemeine Form aus, welche alle Qualitäten, weil und insofern
sie Qualitäten sind, gemeinsam haben, aber keine wirkliche
Qualität mehr (s. o. S. 148). Durchaus in Uebereinstimmung
befinden wir uns ferner mit Kant bezüglich des Resultates, um
desswillen er die Untersuchung des Begriffs der Existenz
anstellt, des Resultates nämlich, dass aus blossen Begriffen
sich über die Existenz des in ihnen Gedachten nicht entscheiden lasse. Zwar ist es a priori gewiss und denknothwendig, dass überhaupt etwas existirt, aber diese Denknothwendigkeit ist Thatsächlichkeit einer besonderen Art.

In den Erörterungen Kants findet sich noch ein Argument, welches eine besondere Berücksichtigung fordert.
„Wenn, sagt Kant, es Gott gefallen hätte, eine andere Reihe
der Dinge, eine andere Welt zu schaffen, so würde sie mit
allen den Bestimmungen und keinen mehr existirt haben, die
er an ihr doch erkennt, ob sie gleich bloss möglich ist."
„Wenn ich mir vorstelle: Gott spreche über eine mögliche
Welt sein allmächtiges Werde, so ertheilt er dem in seinem
Verstande vorgestellten Ganzen keine neue Bestimmungen,
er setzt nicht ein neues Prädicat hinzu, sondern er setzt diese
Reihe der Dinge, in welcher Alles sonst nur beziehungsweise
auf dieses Ganze gesetzt war, mit allen Prädicaten absolute
oder schlechthin." (Einzig mögl. Beweisgr. etc. S. 171, 174).

Der Unterschied dieses Argumentes von dem zuerst betrachteten besteht darin, dass dort bezüglich einzelner Dinge
von Möglichkeit und Wirklichkeit die Rede war, hier bezüg-

lich des Weltganzen als Inbegriffs alles Daseienden. Auf
diesen Begriff des Weltganzen können offenbar unsere Ausführungen nicht bezogen werden, dieselben haben nur Sinn
in Beziehung auf Dinge, welche andere Dinge ausser sich
haben. Statt dadurch aber an der Wahrheit unseres Begriffes
der Existenz zweifelhaft zu werden, verwerfen wir vielmehr
denjenigen des Weltganzen, weil er nicht Subject für das
Prädicat der Existenz sein kann.

Das Prädicat der Existenz kann nur von Dingen ausgesagt werden, die mit anderen Dingen zusammenhängen,
denn einen solchen Zusammenhang bedeutet eben die Existenz. Das Weltganze müsste also, um zu existiren, ein
Existirendes ausser sich haben, so aber wäre es nicht Inbegriff alles Existirenden. Mindestens müssen wir, wenn von
einem existirenden Weltganzen die Rede sein soll, einen
ausserweltlichen Gott denken; in Beziehung auf einen solchen
kann die Welt als existirendes Ganzes gedacht werden, sie
ist dann aber nicht mehr Welt in dem Sinne des Inbegriffs
alles Daseins.

Um zu existiren, müsste, mit anderen Worten, das Weltganze ein Endliches sein und anderes Endliche ausser sich
haben, aber ein Endliches neben anderem Endlichen ist nicht
Weltganzes. Wir denken das Weltganze als unendlich, aber
der Begriff des Unendlichen als eines existirenden Etwas
widerspricht sich, denn was existirt steht im Zusammenhange
mit anderem Existirenden und das Etwas-sein bedeutet gleichfalls die Form des Zusammenhanges mit Anderem; das Weltganze kann somit weder als endlich noch als unendlich gedacht werden, es kann also gar nicht gedacht werden, der
Begriff des Weltganzen ist also, wollen wir nicht anders
den Widerspruch in unserem Denken dulden, zu verwerfen.
Eine Nöthigung, ihn zu denken, können wir nicht anerkennen.*) Nur dies eine sind wir zu denken genöthigt, dass es

---

*) Kant schliesst in seiner Antinomienlehre, dass die räumlich-

kein absolutes Ende giebt, und in diesem Gedanken liegt kein Widerspruch.

Es muss indessen zugestanden werden, dass wir uns hier einem gewichtigen Probleme gegenüber finden. Dasselbe kann kurz so ausgedrückt werden: da in dem allgemeinen Begriffe des Existirenden oder des Etwas-seienden von allen Unterschieden der Etwas-seienden abstrahirt und nur das gedacht werden soll, was alle Wesen umfasst, allen gemeinsam ist, wie kann gleichwohl dieser Begriff eine Vielheit und zwar eine unendliche Vielheit von existirenden Wesen setzen? wie kann die Einheit, welche nach Abstraction von allen Unterschieden übrig bleibt, doch die Form des Zusammenhanges Unterschiedener sein? wie kann sie die reale Allgemeinheit sein, welche, wie wir gesehen, den reinen Erkenntnissinhalt ausmacht? wie ist es denkbar, dass das Existirende als solches nicht existirt, sondern nur die einzelnen Dinge, welche doch die Existenz zur Form haben? wie kann die Form der Existenz den Dingen wirklich zukommen, ohne dass doch von ihr als solcher die Existenz ausgesagt werden dürfte? Es ist dies das Haupt-Problem der Ontologie und liegt als solches ausserhalb der Grenzen unserer Untersuchung.

Wie den Begriff des Weltganzen so müssen wir auch den einer möglichen anderen Welt verwerfen. Die Setzung eines Möglichen kann überhaupt nur in Beziehung auf ein Wirkliches stattfinden, und das absolut Mögliche ist, wie wir gesehen haben, mit dem Wirklichen einerlei; nur das Wirkliche ist absolut möglich. Unsere Welt ist weder die beste aller möglichen, wie Leibniz, noch die schlechteste, wie

---

zeitliche Welt kein an sich existirendes Ganzes sein könne, weil sie sonst als endlich und auch als unendlich gedacht werden müsse, und folgert dann, dass das Räumliche und Zeitliche blosse Erscheinungen seien. Mit Recht aber hält ihm Trendelenburg entgegen, dass dadurch der Widerspruch in den Begriffen von Raum und Zeit nicht beseitigt werde. Nicht die Annahme des An-sich-seins der räumlichen Welt, sondern die, dass sie ein Ganzes sei, bringt den Widerspruch hervor.

Schopenhauer, noch die zwar beste aller möglichen aber
doch höchst schlechte, wie v. Hartmann will: sie ist als
die wirkliche Welt die Voraussetzung aller relativen Möglichkeiten überhaupt und das absolut Mögliche selbst, und wie
lange sich auch Optimisten und Pessimisten in ihr um sie
streiten werden, wird es doch keinem gelingen, auch nur die
winzigste Möglichkeit zu erdichten, ohne sie dabei als wirklich
vorauszusetzen.

Wir wollen diese Auseinandersetzung mit Kant nicht
schliessen, ohne darauf hinzuweisen, wie nahe derselbe in
der mehrerwähnten Abhandlung aus dem Jahre 1763 der
hier entwickelten Ansicht war. In der „zweiten Betrachtung"
dieser Abhandlung nämlich, welche die Ueberschrift führt:
„Von der innern Möglichkeit, in so ferne sie ein Dasein voraussetzt", erörtert Kant zunächst, dass im Unmöglichen oder
Widersprechenden stets eine Verknüpfung eines Etwas, was
gesetzt, mit Etwas, wodurch es zugleich aufgehoben wird,
sei, dass also die Unmöglichkeit oder der Widerspruch Daten
oder ein Materiales voraussetze. Dasselbe überträgt er dann
auf das Mögliche, und da er die Möglichkeit stillschweigend
mit der Widerspruchslosigkeit identificirt, so setzt er voraus,
was wir bewiesen haben, nämlich dass die Negation des
Widerspruches zugleich eine Position ist. Er fährt dann fort:

„Es ist aus dem anjetzt Angeführten deutlich zu ersehen,
dass die Möglichkeit wegfalle, nicht allein, wenn ein innerer
Widerspruch als das Logische der Unmöglichkeit anzutreffen,
sondern auch, wenn kein Material, kein Datum zu denken,
da ist. Denn alsdann ist nichts Denkliches gegeben, alles
Mögliche aber ist etwas, was gedacht werden kann, und dem
die logische Beziehung, gemäss dem Satze des Widerspruchs,
zukommt.

„Wenn nun alles Dasein aufgehoben wird, so ist nichts
schlechthin gesetzt, es ist überhaupt gar nichts gegeben,
kein Material zu etwas Denklichem, und alle Möglichkeit

fällt gänzlich weg. Es ist zwar kein innerer Widerspruch
in der Verneiuung aller Existenz. Denn da hierzu erfordert
würde, dass etwas gesetzt und zugleich aufgehoben werden
müsste, hier aber überall nichts gesetzt ist, so kaun man
freilich nicht sagen, dass diese Aufhebung einen inneren
Widerspruch enthalte. Allein, dass irgend eine Möglichkeit
sei, und doch gar nichts Wirkliches, das widerspricht sich,
weil, wenn nichts existirt, auch nichts gegeben ist, das da
denklich wäre, und man sich selbst widerstreitet, wenn man
gleichwohl will, dass etwas möglich sei."

Wodurch aber alle Möglichkeit überhaupt aufgehoben
werde, das sei schlechterdings unmöglich. Nun werde durch
die Aufhebung alles Daseins alle Möglichkeit verneint, mithin
sei schlechterdings unmöglich, dass gar nichts existire.

Dass das, wodurch alle Möglichkeit aufgehoben wird,
schlechterdings unmöglich sei, kann man offenbar nur dann
behaupten, wenn man auch anerkennt, dass die Widerspruchslosigkeit nicht blosse Abwesenheit oder Negation des Widerspruches, sondern zugleich eine Position, und dass umgekehrt
die Negation dieser Position, d. i. die Negation der Identität
oder Widerspruchslosigkeit zugleich Position des Widerspruches
ist. Alsdann muss man aber auch behaupten, dass der Gedanke, es existire überhaupt nichts, dass also die Aufhebung
aller Existenz einen inneren Widerspruch enthalte. Zwar
ist gewiss, dass, wenn Nichts existirte, auch kein Widersprechendes existiren würde, allein eben dieser Gedanke,
dass nichts existirt, nicht aber die nicht existirende Welt
enthält den Widerspruch. Denn durch denselben wird „etwas
zugleich gesetzt und aufgehoben". Wird nämlich die Existenz
aufgehoben, so auch die Widerspruchslosigkeit, und wird die
Widerspruchslosigkeit aufgehoben, so wird damit zugleich
der Widerspruch gesetzt, der Widerspruch aber kann nicht
gesetzt werden ohne das Widersprechende, mithin wird die
Existenz zugleich gesetzt, freilich eine widerspruchbehaftete

Existenz, — an die Stelle der Welt mit dem Grundgesetze
der Identität tritt eine Welt mit dem Grundgesetze des
Widerspruches.

Aus der Lehre Kant's von der Existenz als der absoluten Position, ist ein philosophisches System von hervorragender Bedeutung hervorgewachsen, dasjenige Herbart's.
„Dieses nun, sagt Herbart in der Vorrede zu seiner Metaphysik (Werke Bd. III., S. 65) in Beziehung auf den Kantischen
Begriff der Existenz, ist der Hauptpunkt, auf welchen das
vorliegende Buch überall hinweiset; und darum ist der Verfasser Kantianer, wenn auch nur vom Jahre 1828." Kein
System ist durch seine Irrthümer lehrreicher als dieses.
Durch kein anderes, ausgenommen das Kantische, fühlen wir
uns in solchem Maasse zu einer Vergleichung desselben mit
unseren eignen ontologischen Ansichten aufgefordert.

Herbart's Lehre hat mit der hier entwickelten eine
gemeinsame Grundlage in der Ueberzeugung von der bloss
formalen Bedeutung des logischen Denkens. Sie durchschaut
ferner die Unvereinbarkeit dieser Ueberzeugung mit einer
transscendentalen Logik im Sinne Kant's, insofern nach
dieser gewisse Formen und Gesetze erst durch das Denken
in den Erkenntnissinhalt hineinkommen. Sie leugnet aber
auch die richtige Erkenntniss der transscendentalen Logik,
dass es zwischen der Form des Denkens und dem Erkenntnissinhalte eine innere Beziehung gebe, derart, dass mit dem
Begriffe des Denkens und seiner logischen Form ein allgemeines allen Erkenntnissinhalt durchdringendes und beherrschendes Gesetz gesetzt sei, sie leugnet also nicht nur,
dass durch das Denken gewisse Formen in den Erkenntniss-
inhalt hineinkommen, sondern auch, dass das Denken
solche nothwendig als Bedingung für die Anwendbarkeit seiner logischen Form vorfinde. Gleichwohl bietet sie eine
auf Ontologie gegründete Metaphysik. Und zwar ist es der
Begriff der Existenz oder des Seins als absoluter Position,

vermittelst dessen sie sich der Consequenz ihrer Ansicht vom
Denken, dem einseitigen Empirismus, entzieht.

Sehen wir kurz, wie dies zugeht. Die absolute Position,
heisst es, ist sehr leicht verletzbar. Man könnte allerdings
zunächst meinen, dass, wenn das Sein gar keine Bestimmung
dessen abgiebt, was die Dinge sind, jedes beliebige Was
dazu dienen könne, dass man etwas habe, wovon sich aussagen lasse, es sei! Allein diese Meinung bleibt nur „so lange
ganz richtig, wie man die Qualität des Seienden wirklich
ganz unbekannt lässt, und gar nicht unternimmt, sie irgend
ähnlich denjenigen scheinbaren Qualitäten zu bestimmen, an
welche wir bei den Sinnengegenständen gewohnt sind. Unmittelbar klar ist zuvörderst, dass, wenn wir die absolute
Position festhalten wollen, wir uns vor ihren Gegentheilen,
den Negationen und Relationen, hüten müssen." (Werke
Bd. IV. S. 81.)

Zwar der Begriff der absoluten Setzung ist also nach
Herbart ein rein logischer, der über die Natur der zu
setzenden Dinge gar nichts bestimmt, aber er setzt einen
anderen Begriff voraus, der dies thut, nämlich denjenigen der
Setzbarkeit. Die Dinge müssen setzbar sein, die absolute
Position vertragen können, und diese Anforderung schliesst,
wie weiter ausgeführt wird, folgende vier in sich: 1) die
Qualität des Seienden ist gänzlich positiv oder affirmativ,
ohne Einmischung von Negationen; 2) die Qualität des Seienden ist schlechthin einfach; 3) die Qualität des Seienden ist
allen Begriffen der Quantitäten schlechthin unzugänglich;
4) wie vieles sei, bleibt durch den Begriff des Sein ganz
unbestimmt. (Werke, Bd. IV. S. 83—87.)

Nach diesen Sätzen muss nun offenbar auch Herbart
anerkennen, dass das Denken Gesetzgeber nicht bloss in
formaler sondern auch in materialer Hinsicht ist, dass es
eine Gesetzgebung giebt, der alle Dinge als mögliche Gegenstände des Denkens unterworfen sind. Der Begriff der ab-

soluten Position ist nur das Mittel gewesen, diese Gesetzgebung zu entdecken.

Offenbar liegt hier eine Erschleichung vor. Herbart hat, wie Trendelenburg sagt (Historische Beiträge zur Philosophie, II. Bd., S. 322), aus den Prämissen mehr herausgenommen, als darin liegt. „Indem nämlich die Erklärung, welche er vom Seienden giebt, eine rein formale ist, folgert er daraus reale Prädikate des Seienden selbst. . . . Indem Herbart die absolute Position nur als eine Beziehung zum setzenden Subjekt voraussetzt, folgert er aus der Voraussetzung unendlich mehr Prädikate, welche die Natur des Seienden als solche treffen." Die Erschleichung kommt, wie Trendelenburg zeigt (a. a. O. S. 324 f.), dadurch zu Stande, dass die Unabhängigkeit, welche dem Gegenstande der absoluten Position, in Beziehung auf den Gedanken des Setzenden zukommt, in eine Unabhängigkeit von anderen Seienden umgewandelt wird. Der Gegenstand der absoluten Position muss an sich sein. „Aus diesem »an sich«, das nichts ausdrückt als den Gegensatz gegen das nur Gedachte, ... macht Herbart das »völlig Beziehungslose«, also was nicht bloss nicht die Eine Beziehung der Abhängigkeit von von unserer Vorstellung, sondern überhaupt in sich selbst keine Beziehung erträgt, keine Relationen und darum keine Negationen."*)

Die Gesetzgebung des Denkens über die Dinge, wie sie Herbart lehrt, unterscheidet sich von derjenigen, die wir angenommen haben, darin, dass sie nicht eine Gesetzgebung desselben für seinen Inhalt ist. Denn die schlechthin positiven, einfachen, beziehungs- und quantitätslosen Realen finden

---

*) Trendelenburg's entscheidende Kritik der Herbart'schen Metaphysik ist in mehreren einander ergänzenden Ausführungen niedergelegt: in den Logischen Untersuchungen (2. Aufl., I. Bd., S. 173 ff.), in einer Abhandlung im zweiten und in zweien im dritten Bande der Historischen Beiträge.

sich weder in der Wahrnehmung, noch in der Vorstellung, denen doch das Denken allen seinen Inhalt entnehmen muss. Der Inhalt der Wahrnehmung und der Vorstellung zeigt gerade das Gegentheil der Herbart'schen Realen, nämlich durchgängig Quantität, Beziehungen, Zusammenhänge. Er gilt Herbart darum auch für ein durchgängig sich Widersprechendes, für einen blossen Schein, dem die einfachen Wesen als das Reale zu Grunde liegen.

Und doch muss das, was das Denken allen Seienden zum Gesetze macht, ein Inhalt des Denkens sein. Da nun dieser Inhalt nicht aus dem unmittelbaren Bewusstsein entnommen werden kann, als welches nur Quantitatives und Zusammengesetztes liefert, so muss ihn das Denken wohl selbst erzeugt haben. Mit dieser Ansicht aber ist die Voraussetzung von der bloss formalen Bedeutung des Denkens aufgehoben.

Dessgleichen wird die Voraussetzung von der Nicht-Realität der Widerspruchslosigkeit oder Identität und der Existenz durch die Schlusssätze aufgehoben. Steckt der Erfahrungs-Inhalt durch und durch voll Widerspruch, so gehört die Form des Widerspruches zum Erkenntniss-Inhalte, sie ist also kein bloss logisches, sondern ein sachliches Prädicat. Und gilt dies vom Widerspruche, so kann es von seinem Gegentheile, der Identität, nicht geleugnet werden. Und in der That sind denn die realen Prädicate, welche jene vier Sätze dem Seienden beilegen, nichts anderes als die, allerdings in ihr Gegentheil verkehrte reale Form der Widerspruchslosigkeit oder Identität. Die ganze Argumentation Herbarts ist nur eine versteckte Folgerung aus dem logischen Principe A = A auf die Natur der Dinge. Statt im unmittelbaren Bewusstsein die Form der Dinge aufzusuchen, welche sie zu möglichen Gegenständen des logischen Denkens macht, unternimmt Herbart es, dieselbe aus blossen Begriffen zu erkennen. Die Identität muss dann, als eine weitere Consequenz, mit dem Sein gleich gesetzt werden, wie es auch von uns geschehen ist, wodurch dann aber das Sein zu einem realen Prädicate gemacht wird. Denn das Sein der Dinge ist nichts anderes als ihre Setzbarkeit. Hat die absolute Position, durch welche wir etwas für seiend erklären, eine Setzbarkeit als reale Form der Dinge zur Voraussetzung, so ist offenbar eben diese Setzbarkeit der Dinge ihr Sein, welches durch die absolute Position behauptet wird. In der absoluten Position kann keine andere Behauptung liegen, als dass die gesetzten Dinge an sich setzbar und nun wirklich gesetzt seien, d. h. dass sie an sich und nun auch für den Setzenden seien.

So ergeben sich als Consequenz der Herbart'schen Ontologie selbst die Sätze, welche wir ihm gegenüber vertheidigen wollten: es giebt eine Gesetzgebung des Denkens für alle Dinge; dieses Gesetz ist ein reiner Erkenntniss-Inhalt, aber unabhängig vom Bewusstsein, d. h. objectiv, vorhanden; es ist einerlei mit der Existenz der Dinge und diese mit der absoluten Widerspruchslosigkeit oder Identität derselben. Aber in ihrem Ausgangspunkte verneint die Untersuchung diese Sätze sämmtlich.

————————

Unsere Bemerkungen über das Subjective und das Objective in der Erkenntniss haben eine hierher gehörige Frage von hervorragender Wichtigkeit und Interesse noch nicht berührt. Der empirische Erkenntniss-Inhalt ist subjectiv, seine allgemeinste Form, der reine Erkenntniss-Inhalt, objectiv. Die Subjectivität des empirischen Erkenntniss-Inhaltes ist aber nicht einerlei mit Unwirklichkeit. Mit Recht hält sich das Ich nebst seinen synthetischen Bestimmungen für wirklich; nur dann wird ein Wirkliches für unwirklich, ein Schein für Sein gehalten, wenn das Nicht-ich, durch welches sich das Ich synthetisch bestimmt, dem Ich als ein Selbstständiges, auch ohne das Ich so, wie es in seiner Verknüpfung mit dem Ich ist, Bestehendes, gegenübergestellt wird. Die Wahrnehmung lässt sich diese Scheidung des Zusammengehörigen nicht zu Schulden kommen, sie nimmt das Nicht-ich, wie es ihr gegeben wird, nämlich als synthetische Bestimmung des Ich; die Vorstellung aber und das sich an sie anschliessende Denken haben sich noch bei keinem Menschen von vornherein frei von diesem Irrthume halten können. Jeder Mensch ist einmal der Meinung gewesen und die meisten bleiben derselben ohne eine Anwandelung von Zweifel ihr ganzes Leben hindurch, dass die Farben, die Töne u. s. w. ein vom Bewusstsein unabhängiges Dasein haben. Dass vollends der Raum und die Zeit keines sie auffassenden Bewusstseins bedürfen, ist eine Ansicht, deren sich selbst der Philosoph auf der Höhe der Bildung nur schwer entschlägt. Und selbst nachdem wir diesen Irrthum erkannt haben, vermögen wir doch bei seiner einfachen Negation nicht stehen zu bleiben. Wir können den Gedanken nicht fassen, dass mit unserem Bewusstsein die ganze Welt verschwinden würde bis auf das allgemeine Gesetz, welches den Inhalt der reinen Erkenntniss bildet. Existirt das Nicht-ich nicht so, wie es sich dem Ich als dessen synthetische Bestimmung darstellt, an sich, so können wir uns doch der Ueberzeugung nicht entschlagen, dass ihm etwas an sich Existirendes zu Grunde liegen müsse, dass es nicht blosser Schein, sondern Erscheinung eines an sich Seienden sei. Wie verhält sich nun diese Ueberzeugung zu den im Vorigen entwickelten Ansichten?

Der Gedanke eines dem Nicht-ich zu Grunde liegenden An-sich-seienden scheint einen Widerspruch zu enthalten. Denn wie jeder Gedanke muss er seinen Inhalt dem unmittelbaren Bewusstsein entnehmen, sein Inhalt aber soll eben ein nicht im unmittelbaren Bewusstsein Vorhandenes sein. Indem wir das an-sich-seiende Nicht-ich denken, scheinen wir es im Gegentheil als dem Ich erscheinendes zu setzen. Wir müssten es sonst denken können, ohne es auf das Ich zu

17

beziehen, d. h. wir müssten es denken können, ohne es dem unmittelbaren Bewusstsein zu entnehmen.

Diese Argumentation ist aber, wie wir nachweisen werden, in zwiefacher Hinsicht unrichtig. Es ist erstens nicht wahr, dass der Inhalt des allgemeinen Begriffes des dem erscheinenden Nicht-ich zu Grunde liegenden An-sich-seienden nicht dem unmittelbaren Bewusstsein entnommen werden könne. Es ist zweitens nicht nothwendig, dass die besondere Beschaffenheit eines An-sich-seienden unvorstellbar und undenkbar sei.

Im allgemeinen Begriffe des An-sich-seienden ist von allem demjenigen abstrahirt, was ein An-sich-seiendes sonst noch sein mag, von allen Qualitäten, die ihm etwa zukommen; nur die allgemeine Form des An-sich-seins oder der Existenz wird in ihm gedacht. Diese aber wird, wie wir gezeigt haben, im unmittelbaren Erkenntniss-Inhalte angetroffen. Der ganze unmittelbare Erkenntniss-Inhalt, das synthetisch bestimmte Ich, ist ein zwar Subjectives, aber darum nicht weniger An-sich-seiendes oder Wirkliches, und die mit diesem An-sich-seienden im Bewusstsein enthaltene allgemeine Form des An-sich-seins bildet den reinen Erkenntniss-Inhalt. Insofern also das dem erscheinenden Nicht-ich zu Grunde Liegende als ein An-sich-seiendes überhaupt gedacht wird, ist es im unmittelbaren Bewusstsein gesetzt und sein Begriff kann durch eine Analyse des unmittelbaren Erkenntniss-Inhaltes gewonnen werden.

Da nun aber diese allgemeine Form des An-sich-seins demjenigen, was als das Nicht-ich erscheint, mit dem Ich gemeinsam ist, so scheint der Gegensatz des Ich und eines anderen An-sich-seienden, welches dem Ich als das Nicht-ich erscheint, undenkbar zu sein. Das Ich und das An-sich des Nicht-ich verhalten sich, scheint es, gleichsam wie zwei Pyramiden von derselben Grundfläche, deren Spitzen auseinandergehen. Ins Bewusstsein fällt nur die eine Pyra-

mide, das Ich, und von der anderen die Grundfläche, die
aber schon durch das Ich, die erste Pyramide, im Bewusstsein ist, so dass die Zweiheit der Pyramiden das Bewusstsein gar nichts angeht. Wird das An-sich des Nicht-ich als
ein An-sich-seiendes überhaupt gedacht, so wird es nicht
als ein dem erscheinenden Nicht-ich zu Grunde Liegendes,
vom Ich Verschiedenes gedacht, worauf es gerade ankommt;
und umgekehrt, wird es als ein solches gedacht, so wird
mehr gedacht, als was das Bewusstsein in sich findet, was
unmöglich ist.

Dieser Einwand kann jedoch nur so lange ins Gewicht
fallen, als man die Form des An-sich-seins nicht kennt.
Wir haben nun dieselbe bisher zwar nicht analysirt, aber
wir wissen doch, dass sie die Form des Zusammenhanges,
der Synthesis überhaupt ist. Wir wissen, dass es im Begriffe
des Etwas-seienden als solchen liegt, kein einzelnes einfaches
Etwas, sondern ein Glied im Zusammenhange der Etwas zu
sein; dass der reine Erkenntnissinhalt die reale Allgemeinheit ist, welche das Besondere durchdringt, oder die reale
Form des Gesetzes, welche die Beziehung auf die von ihm
beherrschte Vielheit der Dinge einschliesst, oder dass die
Existenz eines Dinges seinen Zusammenhang mit Existirendem bedeutet. Im unmittelbaren Bewusstsein ist also durch
dessen reinen Inhalt der Zusammenhang des Ich mit anderem
Realen gesetzt. Nur durch die reale Form der Synthesis
kann sich das Ich synthetisch bestimmen und alle synthetischen Bestimmungen des Ich, also aller Bewusstseinsinhalt
überhaupt weist auf ein An-sich-seiendes, welches nicht das
Ich selbst ist, hin. Das Bewusstsein lässt sich also keineswegs den Widerspruch zu Schulden kommen, über sich selbst
hinauszugehen zu wollen, wenn es sich der Realität einer
Aussenwelt versichert hält. Um das oben gebrauchte Gleich-
niss fortzusetzen, die Pyramide, mit welcher wir das An-sich
des Nicht-ich verglichen, hat mit der dem Ich entsprechenden

nicht bloss die Grundfläche, sondern ein auf derselben ruhendes unendlich kleines körperliches Stück gemeinsam, das auf die ausserhalb des Bewusstseins liegende Spitze hinweist, — oder die Pyramiden haben nicht bloss die Grundfläche an sich, sondern dieselbe mit der Tendenz, auf zwei verschiedene Spitzen bezogen zu werden, gemeinsam.

Noch einen Einwand haben wir zu berücksichtigen.

Wir fanden früher, dass, wie in allem empirischen Erkenntnissinhalte ein reiner existiren müsse, so umgekehrt der reine Inhalt stets einem empirischen immanent sei. Nun ist aber das dem Nicht-ich zu Grunde liegende bestimmte An-sich-seiende kein empirischer Erkenntnissinhalt; mithin, scheint zu folgen, ist der reine Erkenntnissinhalt an die Existenz des ihn enthaltenden Bewusstseins gebunden, da sich allein in diesem ein empirischer Inhalt findet, und mithin ist auch jenes An-sich-seiende an die Existenz dieses Bewusstseins gebunden, da es an diejenige des reinen Erkenntnissinhaltes gebunden ist; es ist also vielmehr nicht An-sich-seiendes.

Dass der reine Inhalt stets einem empirischen immanent sei, heisst indessen nicht, dass dasjenige, welches diesen Inhalt bildet, es sei; es heisst nur, dass dasjenige, was das Bewusstsein als seinen reinen Inhalt vorfindet, nie sein einziger Inhalt sein könne, sondern dass das Bewusstsein stets auch einen empirischen Inhalt haben müsse. Im reinen Inhalte liegt aber keine Nothwendigkeit, dass er überhaupt Inhalt eines Bewusstseins sei; ist eine solche Nothwendigkeit da, so kann sie doch nicht aus dem reinen Inhalte selbst erkannt werden. Eben darum haben wir ihn objectiv genannt.

Der reine Inhalt kann aber nicht an sich existiren, er ist die allgemeine Form der Existenz, von der nicht selbst wiederum die Existenz ausgesagt werden kann, er setzt darum Dinge voraus, deren Form er ist, die durch ihn existiren und mit denen er existirt. Oder: er ist die allgemeine Form der

Qualität, die allen Qualitäten, soweit sie überhaupt Qualitäten sind, gemeinsam ist; ein Quale als solches aber, welches nichts weiter als überhaupt Quale wäre, wäre ein Quale ohne Qualität. Wäre nun das Concrete, in welchem der reine Erkenntnissinhalt existirt, nichts anderes als das Eine Ich, von welchem er erkannt wird, so wäre er wiederum kein Objectives, er geböte, mit ihm zugleich das Bewusstsein zu denken, in · welchem er angetroffen ist. Es muss also noch Anderes existiren, als das Eine Ich. So zeigt sich von dieser Seite vielmehr die Nothwendigkeit, das Ich als Glied eines realen Zusammenhanges zu denken.

Von der Argumentation, welche in dem Gedanken eines dem Nicht-ich zu Grunde liegenden An-sich-seienden einen Widerspruch nachweisen wollte, scheint nur noch dieses übrig zu bleiben, dass von jenem An-sich-seienden gar nichts erkannt werden könne ausser der allgemeinen Form des An-sich-seins. Das dem Nicht-ich zu Grunde liegende sei ein Ding, ein Etwas, ein Quale oder eine Mehrheit von Dingen: damit sei alle mögliche Weisheit über diesen Gegenstand erschöpft. Denn wenn wir die Qualitäten dieses Dinges an sich erkennen wollten, so müsste doch sicherlich unser Bewusstsein über sich selbst hinausgehen, da ja jene Qualitäten ihrem Begriffe nach nicht zum unmittelbaren Bewusstseinsinhalte gehören, — zum reinen nicht, weil dieser die allgemeine Form der Qualität sei, und zum empirischen nicht, weil dieser nicht an sich existire.

Aber auch dies ist nicht richtig. Was wir von dem, dem Nicht-ich zu Grunde liegenden An-sich-seienden mehr denken, als dass es eben dieses An-sich-seiende sei, muss allerdings im unmittelbaren Bewusstsein vorhanden sein und zwar als empirischer Inhalt, während es seinem Begriffe nach ausserhalb des Bewusstseins sein soll, aber dieses Innerhalb und dieses Ausserhalb schliessen einander nicht schlechthin aus. Das ausserhalb des Bewusstseins Seiende kann

durch ein innerhalb desselben Seiendes erkannt werden, wenn
es mit demselben das, was wir in der Untersuchung über
das Vorstellen das Bild genannt haben, gemeinsam hat.
Zwar die Bilder der empirischen Aussenwelt können wir zu
dieser Erkenntniss nicht auf diese Weise verwerthen, denn
die empirische Aussenwelt ist ein Unwirkliches und das Unwirkliche dürfen wir nicht als Prädicat des Wirklichen setzen.
Aber die der inneren Wahrnehmung entnommenen Bilder
können wir zur Erkenntniss des An-sich-seienden gebrauchen,
vorausgesetzt dass das An-sich-seiende, welches wir erst erkennen wollen, mit demjenigen, welches wir kennen, nämlich
dem Ich, irgendwie gleicher Natur ist. Angenommen, alle
Dinge seien an sich Ich's, so können wir offenbar insofern,
als sie dieses sind, adäquate Vorstellungen von ihnen bilden.
Unsere Vorstellung von einem an sich seienden Dinge kann
um so genauer sein, je mehr dasselbe unserem Ich ähnlich
ist. In das Ich eines Europäers z. B. können wir erkennend
tiefer eindringen als in dasjenige eines Wilden. Das Ich des
Menschen ist uns verständlicher als das des Thieres. Es
mag hier dahingestellt bleiben, ob ein Ding an sich, um
irgendwie erkennbar zu sein, ein Ich sein muss, oder ob
noch eine entferntere Verwandtschaft und auf Grund derselben Erkennbarkeit desselben mit dem uns bekannten
Dinge an sich denkbar ist. Es genügt uns, die Möglichkeit,
in die an sich seiende Aussenwelt überhaupt erkennend einzudringen, gezeigt zu haben.*) Selbstverständlich kann a priori
von den Dingen an sich nur die allgemeine Form erkannt
werden, d. i. das, was der allgemeine Begriff „Ding an sich"
ausdrückt, — die Dingheit; alle weitere Erkenntniss ist nur
durch Empirie und durch Verbindung derselben mit dem
a priori Erkannten möglich.

---

*) Weiter ausgeführt (freilich nicht so, dass wir überall und un-
bedingt zustimmen könnten) findet sich dieser Gedanken in Beneke's
Metaphysik.

Drittes Kapitel.

Zur Analyse des reinen Erkenntnissinhaltes.

Nachweis des reinen Erkenntnssinhaltes. — Die Aufgabe der Ontologie.
— Analyse des Begriffes des Seienden. — Der scheinbare Widerspruch
in demselben.

Die Annahme eines reinen Erkenntnissinhaltes ist eine
unvermeidliche Consequenz der Lehre, dass das Denken allen
seinen Inhalt vorfinde und keine andere Function habe, als
diesen seinen Inhalt aus dem gesammten Erkenntnissinhalte
hervorzuheben, d. i. im unmittelbaren Erkenntnissinhalte bestehende Zusammenhänge als solche zum Bewusstsein zu
bringen, — eine Lehre, die wir mit dem Standpunkte der
formalen Logik gemeinsam haben. Denn nun bezieht sich
das Denken durch seine blosse .Form — nicht auf einen Inhalt überhaupt, der als solcher gänzlich bestimmungslos wäre,
sondern auf einen bestimmten Inhalt, bestimmt nämlich durch
die allgemeine Form, welche die Voraussetzung für die Anwendbarkeit der logischen Form ist, die allgemeine Form
des Zusammenhanges oder der Synthesis gegenüber der logischen Form der Analysis. Die Zusammenhänge, welche das
Denken als solche zum Bewusstsein bringt, sind im unmittelbaren Erkenntnissinhalte vorhanden, und so gewiss daher,
— nicht bloss, als es ein Denken giebt, sondern als die
logischen Denkgesetze Normen der Erkenntniss sind, so
gewiss giebt es eine reale Form der Synthesis, einen reinen
Erkenntnissinhalt. Denn das Denken wäre ohne den reinen
Erkenntnissinhalt überhaupt inhaltlos (da es dann keine realen
Zusammenhänge gäbe, das Denken aber nur in Beziehung
auf solche Zusammenhänge Bedeutung hat), der Gedanke
aber der Negation alles möglichen Denkinhaltes und mithin
der Möglichkeit des Denkens selbst widerspricht sich, da,

wie mehrfach gezeigt, diese Negation zugleich eine Position sein würde, Position nämlich des Widerspruches; statt, wie man meint, die Form des Zusammenhanges überhaupt zu negiren, negirt man nur diejenige des einstimmigen Zusammenhanges oder der Identität und setzt an deren Stelle diejenige des sich widersprechenden Zusammenhanges.

In indirecter Form lässt sich die Annahme eines reinen Erkenntnissinhaltes dadurch beweisen, dass man der entgegengesetzten Annnahme als ihre Consequenz die Nothwendigkeit zeigt, einen inhaltsleeren Begriff anzunehmen. Abstrahirt man nämlich von allem empirischen Erkenntnissinhalte, so bleibt dem Denken dennoch ein Begriff, nämlich der Begriff des Etwas-seienden überhaupt (oder des Quale, oder des Identischen, oder des Existirenden). Dieser Begriff nun muss sich entweder auf einen reinen Erkenntnissinhalt beziehen oder ohne alle Beziehung zum unmittelbaren Bewusstsein sein. Im letzteren Falle muss entweder dem Denken eine inhalterzeugende Kraft oder die Fähigkeit, ohne einen Inhalt überhaupt zu sein, zugeschrieben werden.

Zum Beweise der in Rede stehenden Annahme kann ferner die Thatsache dienen, dass alle Wissenschaft nach dem Allgemeinen, dem Nothwendigen und dem Objectiven strebt und in diesem Streben erfolgreich gewesen ist, was ohne ein schlechthin Allgemeines, Nothwendiges und Objectives nicht möglich gewesen wäre. Diese Beweisart ist aus Kant's bahnbrechenden Untersuchungen zur Genüge kennen zu lernen, wenn sie gleich, wie wir bald zeigen werden, daselbst nicht bis an's letzte Ziel vorgedrungen ist.

Die Probe von der Richtigkeit unserer Ansicht von einem Erkenntnissinhalte muss die Ontologie geben. Die Ontologie hat die Aufgabe, die Abstraction von allem empirischen Erkenntnissinhalte auszuführen, den zurückbleibenden reinen Erkenntnissinhalt im unmittelbaren Bewusstsein (der Anschauung, nach Kantischem Sprachgebrauche) aufzuzeigen

und ihn zu analysiren, d. i. als Einheit seiner Momente zu
erkennen. Die gegenwärtige Untersuchung hat an der Schwelle
der Ontologie ihr Ziel erreicht. Doch empfiehlt es sich aus
mehreren Gründen, einen Blick durch das geöffnete Thor zu
werfen, zunächst um zu zeigen, dass unsere Theorie die
Probe der Ontologie besteht, sodann um die Möglichkeit
dieser Wissenschaft anschaulich zu machen, endlich, um
in gründlicher Weise einen Einwurf zurückweisen zu können, der von den verschiedensten Seiten her gegen unseren
Grundbegriff zu erwarten steht.

Der gesammte Bewusstseinsinhalt ist. stets das synthe-
tisch bestimmte Ich. Die Prädicate, durch welche sich das
Ich synthetisch bestimmt findet, gehören zum empirischen
Erkenntnissinhalte. Von ihnen muss also, um den reinen
Inhalt zu finden, abstrahirt werden. So führt die Abstraction
zum Begriffe des überhaupt synthetisch bestimmten Ich.

Das überhaupt synthetisch bestimmte Ich ist in gewissem
Sinne ein reiner Erkenntnissinhalt, nämlich insofern, als es
mit dem Begriffe des Bewusstseins gesetzt ist, da jedes Bewusstsein, weil und insofern es Bewusstsein ist, das synthetisch bestimmte Ich zum Inhalte hat. Der reine Inhalt aber,
welchen wir suchen, hat eine andere Bedeutung. Er soll
mit dem Begriffe des Denkens, insofern dasselbe fortschreitende Erkenntniss ist, gesetzt sein, das Denken soll sich
durch seine blosse Form auf ihn beziehen, durch seine blosse
Form aber bezieht sich das Denken auf ein Etwas-seiendes
überhaupt und nicht auf das Ich, welches nur als ein
besonderes Etwas gedacht werden kann. Nennen wir
also, wie es in den vorstehenden Erörterungen geschehen
ist, nur diesen gesuchten Inhalt den reinen, allen anderen
aber empirisch, so gehört das überhaupt synthetisch bestimmte
Ich noch zum empirischen Inhalte und der Abstraction erwächst somit eine neue Aufgabe.

Abstrahiren wir nun auch noch von der Ichheit, so bleibt

übrig der Begriff eines Subjectes, eines Was, welches überhaupt synthetisch bestimmt ist, d. h. welches zu Anderem in Beziehung steht und eben in dieser Beziehung zu Anderem seine Bestimmtheit hat.

Wir wissen aber, dass die synthetische Bestimmtheit des Ich eine analytische zur Voraussetzung hat und umgekehrt. Das Ich bestimmt sich synthetisch durch die Zustände des Empfindens, Fühlens, Wollens, Erkennens nur indem es sich analytisch bestimmt durch diese Thätigkeit des synthetischen Bestimmens; das Ich ist als Träger der synthetischen Prädicate etwas, nämlich das die Thätigkeit des synthetischen Bestimmens Ausübende.

Wenn wir mithin in der über den Begriff des synthetisch bestimmten Ich hinausgehenden Abstraction das Prädicat „synthetisch bestimmt" festhalten, so müssen wir ein Gleiches mit dem „analytisch bestimmt" thun. Die Abstraction lässt also übrig den Begriff eines überhaupt synthetisch und analytisch bestimmten Etwas, d. i. eines Etwas, welches an sich ist und im Zusammenhang mit Anderem steht und zwar so, dass das An-sich-sein und das Sein-für-Anderes sich gegenseitig voraussetzen.

Dieser Begriff enthält nichts Empirisches mehr (obwohl er wie jeder Begriff durch Abstraction aus dem unmittelbaren, gegebenen Erkenntnissinhalte gewonnen wird). Von allem, was das Ich ist, ist abstrahirt, nur dass es überhaupt etwas ist, ist festgehalten; die Beziehung auf sich selbst und die Beziehung auf Anderes machen in ihrer Einheit die Form des Etwas-seins aus.

Der Begriff des Etwas-seienden, oder des Quale oder des Existirenden (Daseienden) oder des Identischen in der Bedeutung der Einheit des An-sich-seins und des Seins für Anderes ist das ausschliessliche Thema der Ontologie. Ihn nach allen Seiten durchzuarbeiten ist ihre einzige Aufgabe. Ableiten lässt sich aus ihm, so wenig wie aus irgend einem anderen Begriffe, etwas, was nicht hineingelegt ist. Das aber, was in ihn hineingelegt ist, der reine Bewusstseinsinhalt, muss bis in seine letzten Momente zergliedert und als die Einheit dieser Momente zur Anschauung gebracht werden.

Einen Theil dieser Arbeit hat bereits unsere psychologische Untersuchung ausgeführt. Unsere Analyse des Ich (S. 54—90) ordnete diesen Begriff dem allgemeinen des Sich-auf-sich-Beziehenden unter und beschäftigte sich zunächst mit diesem letzteren. Indem aber von der Ichheit soweit abstrahirt wird, dass nur die Beziehung des Ich auf sich selbst festgehalten wird, wird offenbar von allem Empirischen im Ich abstrahirt und nur zum reinen Erkenntnissinhalte Gehöriges zurückbehalten. Denn über den Begriff des Sich-auf-sich-Beziehenden als solchen kann die Abstraction nicht mehr hinaus, da das blosse Was, welches sich auf sich bezieht, nicht mehr gedacht werden kann, wenn von der Beziehung selbst abstrahirt wird. Jene psychologische Untersuchung führt also direct in die Ontologie ein. Hiermit bestätigt sich die in der Einleitung (S. 25 ff.) ausgesprochene Ansicht über den Zusammenhang der Ontolgie mit der Psychologie.

Das Sich-auf-sich-Beziehende in drei Potenzen (oder, wenn die nullte mitgerechnet wird, vier) macht nicht den ganzen reinen Erkenntnissinhalt aus, denn in dem Begriffe dieses (oder des Etwas-seienden) muss auch die Beziehung auf Anderes gedacht werden. Man kann auch nicht sagen, dass es die eine Seite desselben, das An-sich-sein des Etwas (im Unterschiede von seinem Sein für Anderes) ausmachte, denn das An-sich-sein und das Sein-für-Anderes setzen sich voraus; wird von dem einen abstrahirt, so verschwindet auch das Andere. Mithin drückt das Sich-auf-sich-Beziehende ein Allgemeineres im reinen Erkenntnissinhalte aus, welches zurückbleibt, wenn von dem Gegensatze des An-sich-seins und des Seins-für-Anderes abstrahirt wird. Allerdings ist der Begriff des Etwas-seienden der allgemeinste, es kann keinen allgemeineren geben, da sein Inhalt durch die blosse Form des Begriffes vorausgesetzt wird; aber hieraus folgt nicht, dass in ihm nicht noch ein Allgemeineres als Moment unterschieden werden könne, es folgt nur, dass dasselbe nicht für sich allein gedacht werden könne, sondern nur als Moment des Etwas-seienden. Streng genommen dürfen wir daher nicht von einem Begriffe des Sich-auf-sich-Beziehenden reden, sondern nur von dem Sich-auf-sich-Beziehenden als Moment des allgemeinsten Begriffes (vergl. o. S. 213).

Dass im Begriffe des Etwas-seienden noch ein Allgemeineres als Moment zu unterscheiden ist, deutet schon der Ausdruck an. Denn durch seinen Ausdruck weist das Etwas-seiende hin auf das Seiende. Auch das Sein ist ein Prädicat, welches jedes Urtheil seinem Subjecte durch seine blosse Form beilegt. Während in dem Prädicate des Etwas-seins von allen Qualitäten des Subjectes abgesehen und nur dieses, dass dasselbe überhaupt eine Qualität habe, ausgedrückt wird, sieht das Prädicat des Seins auch von der Qualität im allgemeinen ab und drückt nichts als die allgemeine Form der Beziehung oder, da alle Unterschiede wegfallen, der Selbstbeziehung mehr aus, welche in dem die Form der Qualität ausmachenden An-sich-sein und Sein-für-Anderes enthalten ist. Der Begriff des Seienden als solchen ist demnach mit dem in unserer psychologischen Untersuchung entwickelten des Sich-auf-sich-Beziehenden in drei, resp. vier Potenzen einerlei.

Auch im Begriffe des Seienden sind noch Momente zu unterscheiden, das blosse Subject Was und das blosse Prädicat Sein, oder dasjenige, welches in Beziehung steht, und die Form der Beziehung. Und wie gezeigt worden ist, ist auch dasjenige, welches in Beziehung steht, noch nicht schlechthin einfach: es ist an sich ein Sich-auf-sich-Beziehendes, nämlich in niedrigerer Potenz, so wie die Fläche ein Räumliches in niedrigerer Potenz als der Körper ist. Erst

durch eine dreimalige Unterscheidung des Subjectes und des
Prädicates gelangt man zu den letzten untheilbaren Momen-
ten, dem blossen Was und dem blossen Sein. Aber diese
Momente verhalten sich anders zu einander, als wie sich das
Seiende zum Etwas-seienden verhält. Während der Begriff
des blossen Was einen Widerspruch enthält, da es eben die
einzige Bedeutung des Was ist, Moment des Seienden zu
sein, und während auch die Begriffe des Seienden als erster
Potenz und des Seienden als zweiter Potenz nicht frei von
diesem Widerspruche sind, da auch ihre Bedeutung verschwindet, wenn sie nicht mehr als Momente des Seienden in der
höchsten (dritten) Potenz gedacht werden: hat der Begriff
des Seienden (in drei resp. vier Potenzen) eine in sich geschlossene Bedeutung, er weist nicht durch seinen Inhalt
über sich hinaus, und nur darum kann er nicht für sich
allein, sondern bloss als enthalten im Begriffe des Etwas-
seienden gedacht werden, weil jeder Denkact sich durch seine
blosse Form schon auf das Etwas-seiende als solches bezieht.

In gleicher Weise wie den Begriff des Seienden, auch
denjenigen des Etwas-seienden zu analysiren, insbesondere die
schwierige Frage zu beantworten, wie denn im Begriffe des
Etwas-seienden die nothwendige Vielheit der Etwas, der
nothwendige Unterschied gedacht werden könne, da doch
alle Etwas eben dieses gemeinsam haben, Etwas zu sein,
von allem Andern aber abstrahirt werden soll (vergl. o. S. 249),
überlassen wir der Ontologie. Für den Zweck unserer Untersuchung giebt es nur noch einen Punkt, welcher, obwohl er
schon in dem psychologischen Theile berührt worden ist
(S. 73 f.), noch eine eingehendere Betrachtung fordert, nämlich der vermeintliche Widerspruch im Begriffe der Beziehung.

Wir knüpfen an unsere Erörterung der Kantischen Eintheilung der Urtheile in analytische und synthetische an
(s. o. S. 159 ff.). Das Denken, haben wir uns entschieden,
kann nur im unmittelbaren Bewusstsein vorhandene Zusam-

menhänge als solche (oder in abstracto) erfassen, mithin kann es keine synthetischen Urtheile, im Sinne einer Erweiterung des aus dem unmittelbaren Erkenntnissinhalte Entnommenen, durch das Denken geben. Solche synthetische Urtheile würden gegen das oberste Princip des Denkens (nach Kant das Princip der analytischen Urtheile), gegen das Princip der Identität, verstossen; sie würden einen Widerspruch einschliessen, indem sie das im Subjectsbegriffe Gedachte änderten, also ihm etwas zufügten, was ihm an sich nicht zukommt (vergl. o. S. 166 f.).

Alle Urtheile aber drücken, indem sie Zusammenhänge als solche zum Bewusstsein bringen, synthetische Verhältnisse aus. Es giebt keine analytischen Urtheile, wenn darunter solche verstanden werden, die keine Beziehung zwischen verschiedenen Erkenntnisselementen ausdrücken. Die Urtheile sind demnach als Denkacte durchaus analytisch, der analysirte vorgefundene Inhalt aber ist stets ein Synthetisches; die Synthesis als allgemeine Form des Erkenntnissinhaltes (der also hier selbst wieder als Einheit von Form und Inhalt gedacht wird), ist die Voraussetzung der Analysis als der allgemeinen Form des Denkens.

Wenn aber der Gedanke einer vom mittelbaren Bewusstsein (dem Denken) vollzogenen Synthesis einen Widerspruch enthält, so scheint ein Gleiches auch mit demjenigen einer vom unmittelbaren Bewusstsein vollzogenen der Fall zu sein. Denn ob ein Erkenntnisselement A sich im unmittelbaren oder mittelbaren Bewusstsein, in der Wahrnehmung oder im Denken befindet, scheint bezüglich seines Verhältnisses zu einem anderen Erkenntnisselemente B gleichgültig zu sein. Es scheint immer ein Widerspruch zu sein, dass A das, was es ist, nur in seinem Zusammenhange mit B sein soll, dass A nicht an sich, sondern nur in seiner Verknüpfung mit B, A sein soll, ob nun dieses Verhältniss von der Wahrnehmung oder vom Denken erfasst wird. Ein solches Element A, welches

an sich, also insofern es A ist, doch nicht A sein soll, muss
aber in jeder Synthesis gedacht werden, denn eben dieses
Hinausgehen eines Erkenntnisselementes über sich selbst ist
der Begriff der Synthesis.

Demnach hätten wir den allgemeinen Widerspruch im
Erkenntnissinhalte zur Bedingung der Möglichkeit des widerspruchslosen Denkens über denselben gemacht. Was wir für
die reale Form der Identität gehalten haben, wäre vielmehr
die reale Form des Widerspruches. Nur Widersprechendes
wäre nach unserer Theorie denkbar, das sich nicht Widersprechende könnte nicht widerspruchslos gedacht werden,
das mittelbare Bewusstsein forderte von dem unmittelbaren
das Gegentheil von dem, was es von sich selbst fordert, das
Bewusstsein als Gesetzgeber für seine Form wäre sich selbst
als dem Gesetzgeber für seinen Inhalt schlechthin entgegengesetzt.

Derjenige Zweig der Entwickelung der Kantischen Philosophie, der durch die Bemühung, welche auch an unserer
Theorie Theil hat, charakterisirt ist, durch die Bemühung,
die transcendentale Logik von der transcendentalen Aesthetik befreiend eine Gesetzgebung des reinen Denkens für allen
Inhalt der Erkenntniss nachzuweisen und zu entwickeln, —
ist in der That in eine Theorie ausgelaufen, nach welcher
der Widerspruch das allgemeine Gesetz der Welt ist.
Fichte, Schelling und Hegel suchten die Identität als
reale Form nachzuweisen, als die Urkategorie, aus der alle
übrigen zu entwickeln seien; da sie aber diese Form nicht
im unmittelbaren Bewusstsein aufsuchten, um sie dann durch
Abstraction und Analyse wissenschaftlich zu erforschen, sondern dieselbe durch logisches Denken zu erzeugen unter-
nahmen, wozu allein synthetische Urtheile dienen konnten,
so konnte es nicht ausbleiben, dass ihnen die Form der
Identität in eine Form des Widerspruches umschlug.

Der andere Hauptzweig der Entwickelung der Kantischen

Philosophie, der durch eine Bemühung charakterisirt ist, welche ebenfalls an unserer Theorie Theil hat, durch die Bemühung, die Lehre von der formalen Bedeutung des Denkens mit einer objectiven Metaphysik zu verbinden, hat zu einem Resultate geführt, welches mit demjenigen des ersten Zweiges die Ansicht von der durchgängigen Herrschaft des Widerspruches in dem unmittelbaren Bewusstseinsinhalt gemeinsam hat. Herbart sieht wie Hegel in jeder Synthesis, ob sie nun vom unmittelbaren oder vom mittelbaren Bewusstsein vollzogen ist, einen Widerspruch.

Bei dem Gegensatze, in den sowohl die Hegel'sche als auch die Herbart'sche Lehre das unmittelbare Bewusstsein (die Wahrnehmung und Vorstellung) und das mittelbare (das Denken) brachten, konnte es natürlich sein Bewenden nicht haben. Es war unmöglich, gleichzeitig die Widerspruchslosigkeit zum Kriterium der Wahrheit und den Widerspruch zur Form des Seienden zu machen. Drei Wege waren möglich, den Gegensatz aufzuheben. Entweder musste sich das mittelbare Bewusstsein dem unmittelbaren fügen und auch für sich die Herrschaft des Widerspruches anerkennen, oder das unmittelbare Bewusstsein musste sich dem mittelbaren fügen, auf die Realität seines widerspruchsvollen Inhaltes verzichten und sich einen anderen widerspruchslosen, aber ihm widerstrebenden Inhalt vom Denken aufzwingen lassen, oder es musste eiue gegenseitige Annäherung zwischen den Anforderungen des unmittelbaren und des mittelbaren Bewusstseins herbeigeführt werden. Den ersten Weg schlug Hegel, den zweiten Herbart ein. In der dialektischen Methode Hegels musste das Denken den Widerspruch als ein Moment der Identität hinnehmen, in der Ontologie Herbarts musste sich das unmittelbare Bewusstsein von allem zusammenhängenden, Beziehungen einschliessenden, synthetisch geformten Inhalte befreien, um dem Denken die schlechthin einfachen, quantitäts-, und relationslosen Realen als Inhalt darzubieten. Natürlich konnte weder Hegel Widersprechendes denken, noch Herbart schlechthin Einfaches vorstellen lehren. Der eine konnte keinen Augenblick aufhören, sich auf die bekämpften Gesetze der formalen Logik zu stützen, der andere musste mindestens in der Vielheit seiner Realen und dem Zusammen derselben dem unmittelbaren Bewusstsein ein Fassbares bieten.

Den dritten Weg, den der friedlichen Aussöhnung, hat Trendelenburg eingeschlagen. Indem er die unbegrenzte Anwendbarkeit des Identitätsprincipes in Abrede stellt, lässt er zwar im Inhalte des unmittelbaren Bewusstseins in gewissem Sinne die Widersprüche bestehen und beharrt zugleich in gewissem Sinne dabei, dass der Widerspruch im Denken das Kriterium des Irrthums sei, aber jene Widersprüche in gewissem Sinne sollen mit der Forderung der Widerspruchslosigkeit in gewissem Sinne verträglich sein. Es ist lehrreich, dieses Auskunftsmittel näher zu betrachten.

Dass Trendelenburg den Widerspruch in gewissem Sinne für die Form des Daseins ansieht, zeigen seine Bemerkungen zu demjenigen Begriffe, den er für den metaphysischen Grundbegriff, die Urkategorie, hält, dem Begriffe der Bewegung. „Die Bewegung, sagt er, die vermöge ihres Begriffes an demselben Punkte ist und nicht ist, ist das lebendige Widerspiel der todten oder höchstens sich immer nur selbst wiederholenden Identität" (Logische Untersuchungen, 2. Aufl., Bd. I, S. 187). „Der Punkt ist der erste Träger desjenigen Widerspruchs, der in der Bewegung, sobald die darin enthaltenen Elemente zerlegt wurden, hervortrat. Derselbe Widerspruch, den die Eleaten in dem Ausdruck »der fliegende Pfeil ruht« kurz bezeichneten, ist gerade in dem Punkte, inwiefern er, der Ansatz der Bewegung, über sich hinausstrebt, eng zusammengedrängt. Diesen Widerspruch wird man im Punkte nicht los; der Punkt ist sein eigentlicher Sitz" (a. a. O. I, S. 276). „Alle diese [eleatischen]

18

Argumente, in denen der zerlegende und zusammenfassende
Verstand seine Stärke beweist, sind auf dem Wege dieses
Verstandes unwiderleglich" (a. a. O. I, S. 215).

Aber diese Widersprüche sollen den Gesetzen des Denkens
nicht zuwiderlaufen. Die Mehrzahl der Philosophen nämlich
habe das Princip der Identität und des Widerspruches falsch
angewendet. (Histor. Beiträge III, S. 66). Dieses Gesetz habe
Grenzen seiner Anwendung, welche man bis dahin übersehen
habe; „und jene Widersprüche verschwinden, wenn man diese
strengen Grenzen einhält" (a. a. O. S. 76). Die eigentliche
Bedeutung des Gesetzes und die Grenzen seiner Anwendung
für die objective Erkenntniss gehen aus dem Wesen der Verneinung hervor. „Wie die Negation nirgends das Erste ist,
sondern aus der individuellen Bestimmtheit als das Zweite
fliesst, so ist in dem Grundsatz nichts anderes als das Recht
der sich behauptenden Bestimmtheit ausgesprochen. . . . .
Der Grundsatz vermag nur diese gesetzte Bestimmtheit zu
bewahren; er schreibt nichts über das Werden oder Entstehen vor, sondern er bewahrt das Gewordene und den
festen Besitz der Erkenntniss. . . . . Will man das Princip
zu einem metaphysischen erheben, gleichsam zu einer Norm
der Entstehung: so fehlt ihm der Boden und man geräth in
Widersprüche. Es ist ein Princip des fixirenden Verstandes,
nicht der erzeugenden Anschauung, der festen Ruhe, nicht
der flüssigen Bewegung. . . . . Die Bewegung ist Bewegung
und nicht Ruhe, besagt das Gesetz. Aber weiter geht es
nicht. Ob die Bewegung sein könne oder nicht, liegt ausser
seinem Bereich, weil es erst da eine Stelle findet, wo ein
fester Begriff schon besteht. So wenig als der pythagoräische
Lehrsatz auf die ihm vorangehende Lehre der Linien und
Winkel, so wenig als das Gesetz der Wurflinie auf das Gesetz des Falles, worauf jenes ruht, kann angewandt
werden: so wenig der Grundsatz des Widerspruches auf die
Bewegung, die erst die Gegenstände seiner Anwendung
bedingt und erzeugt" (Log. Unt. II, S. 153, 154).

Gegen diese Ansicht ist zunächst zu bemerken, dass sie an einer gewissen Unbestimmtheit leidet, insofern nämlich, als der Ausdruck „Grenzen der Anwendbarkeit des Identitätsprincipes" ein zweideutiger ist. Das Princip der Identität habe Grenzen seiner Anwendbarkeit, kann heissen, es könne nicht über diese Grenzen hinaus angewendet werden, oder aber, es dürfe dieses bloss nicht. Im letzteren Falle liegt im Principe selbst kein Hinderniss, über die Grenzen hinauszugehen, es sind ihm äussere Gründe, aus denen das Verbot stammt; im ersteren Falle beschränkt sich das Princip selbst, es ist gar nicht möglich, jene Grenzen mit ihm zu überschreiten, indem eine Ueberschreitung der Grenzen zugleich eine Verletzung des Principes wäre, so dass das Princip doch unbeschränkt gilt.

So lange Trendelenburg von Widersprüchen redet, die man nicht los werde, die der Verstand nicht widerlegen könne, — so lange er eine metaphysische Bedeutung der Form der Identität in Abrede stellt und seinen metaphysischen Grundbegriff das lebendige Widerspiel der todten, sich bloss selbst wiederholenden Identität nennt, muss angenommen werden, dass er die Grenzen der Anwendbarkeit des Identitätsprincipes als von aussen gesetzte betrachtet, welche das Denken, insofern es sich dieses Principes bedient, überschreiten kann, aber nicht darf.

Die Beweisgründe hingegen, deren Trendelenburg sich bedient, führen nothwendig zu der anderen Auffassung, nach welcher das Identitätsprincip sich selbst Grenzen seiner Anwendbarkeit setzt. Denn ihnen zufolge verliert das Princip nicht bloss seine Anwendbarkeit, sondern auch seine Bedeutung da, wo nichts Bestimmtes, was mit sich identisch ist, vorliegt. Wo kein bestimmter Inhalt ist, sondern bloss Momente einer Bestimmtheit, die an sich schlechthin bestimmunglos sind, ist es sinnlos, von Identität und Widerspruch zu reden, und mithin nicht bloss verboten, sondern

18*

auch unmöglich, die letzte oder allgemeinste Bestimmtheit
aufzulösen und ihre Momente, welche an sich nichts Bestimmtes
mehr sind, nach dem Principe der Identität zu beurtheilen.
Demnach müssen sich die Nachweise von Widersprüchen im
Gegebenen als Trugschlüsse nachweisen lassen. Der Fehler
wird im Allgemeinen darin liegen, dass ein blosses Moment
eines Seienden, welches nur als Moment, nicht aber an sich
Bedeutung hat, so behandelt wird, als wäre es selbst ein
Seiendes oder mit sich Identisches. Der Punkt z. B. erscheint
als Sitz des Widerspruches, wenn man vergisst, dass er bloss
als Element der Linie Bedeutung hat, und ihn als eine selbstständige Wesenheit behandelt.

Giebt es aber eine Grenze der Anwendbarkeit des Identitätsprincipes in diesem Sinne, so folgt ohne Weiteres unsere
Ansicht von der metaphysischen und der logischen Bedeutung
der Identität aus dem Verhältnisse beider, und der Begriff
der Bewegung als des lebendigen Widerspiels der todten sich
bloss selbst wiederholenden Identität widerlegt sich auf diese
Weise selbst. Denn jene Grenze beruht darin, dass die logische Form der Identität eine sachliche Form zur Voraussetzung, zur Bedingung der Möglichkeit ihrer Anwendung
hat; wo diese sachliche Form fehlt, ist kein genügender Inhalt
für die logische Form der Identität (und in Wahrheit überhaupt
kein Erkenntnissinhalt) mehr vorhanden; das dem Identitätsprincipe gemäss sich bewegende Denken findet nichts Fassbares vor.
Diese sachliche Form aber muss ebenfalls als die der Identität bezeichnet werden, denn durch sie ist ein mit sich Identisches da, welches nun auch vom Denken als ein mit sich
Identisches erkannt werden kann. Eine Grenze der Anwendbarkeit des Identitätsprincipes kann, mit anderen Worten, nur
darin bestehen, dass ein mit sich Identisches im unmittelbaren Bewusstsein vorgefunden werden oder dass ein solches
gegeben sein muss. Ist das Mit-sich-identisch-sein kein
reales Prädicat der Dinge, kein zum Gegebenen selbst Ge-

höriges, so giebt es keine Grenze der Anwendbarkeit des
logischen Principes; jedes Moment eines Erkenntnissinhaltes
bietet dann an sich noch einen genügenden Inhalt der logischen
Identität, ja die blosse Stelle eines Inhaltes reicht hin, wie
wir denn gesehen haben, dass die formale Logik in der That
von einem inhaltsleeren Begriffe redet (s. o. S. 214). Ist aber
das Mit-sich-identisch-sein ein sachliches Prädicat, so hat
das logische Princip in dem Vorhanden-sein desselben eine
Grenze seiner Anwendbarkeit. Es ist nicht nur logisch verboten, sondern auch unmöglich, die Einheit des mit sich
Identischen in ihre Momente aufzulösen und die Momente
an sich, d. h. ganz abgesehen von ihrer Verknüpfung zu der Einheit, deren Momente sie sind, zu betrachten und gemäss dem
Identitätsprincipe über sie zu denken; es ist unmöglich, weil
diese Momente an sich nichts mehr bedeuten, ihre einzige
Bedeutung vielmehr darin haben, dass sie Momente sind.

Angenommen also, die Bewegung sei in der That der
metaphysische Grundbegriff, die Urkategorie, so dürfte dieselbe nicht für das lebendige Widerspiel der todten Identität
erklärt werden, sie wäre vielmehr die sachliche Form der
Identität selbst. Nur durch Bewegung wären die Dinge mit
sich identisch.

Umgekehrt folgt aus unserer Ansicht von der metaphysischen und der logischen Bedeutung der Identität und dem
Verhältnisse beider, dass es in dem erörterten Sinne eine
Grenze der Anwendbarkeit des Principes giebt. Die allgemeine Form der Synthesis ist die sachliche Form der Identität, welche die Bedingung der Anwendbarkeit der logischen
Form ist. Sie kann nicht derart in ihre Momente zerlegt
werden, dass diese nun in der That an sich, d. h. abgesehen
von der allgemeinen Form der Synthesis oder Identität, gedacht werden könnten. Der Nachweis eines Widerspruches
in diesem metaphysischen Grundbegriffe kommt durch ein
Sophisma zu Stande. Denn wenn gesagt wird (s. o. S. 270),

dass durch diesen Begriff ein A gesetzt werde, welches doch
an sich, d. h. insofern es A sei, nicht A sei, sondern solches
erst in seiner |Verknüpfung mit B werde, so wird übersehen,
dass eben durch diese Isolirung des A der Widerspruch
in dasselbe hineingetragen wird. Es ist eben die einzige
Bestimmtheit des A, nicht aus der synthetischen Einheit,
deren Moment es ist, herausgelöst werden zu können; eben
diese seine Unselbstständigkeit ist das A-sein, wenn also das
A an sich gesetzt wird, so wird es so gesetzt, wie es seinem
Begriffe nach nicht gesetzt werden soll, es wird also ein logischer Fehler begangen (vergl. hierzu o. S. 73 ff.)

Auch Ueberweg führt den Fehler einer Reihe von
Versuchen, im Gegebenen Widersprüche nachzuweisen, darauf
zurück, dass ein als seiend fingirtes Nichtseiendes (z. B. ein
Zeitpunkt) zum Subjecte einer positiven Aussage gemacht
wird (System der Logik, 2. Aufl., S. 177).

Viertes Kapitel.

Kant's Lehre vom reinen Erkenntniss-Inhalte.

Kurze Darstellung der transscendentalen Aesthetik und der transscendentalen Analytik. — Die Begriffe der bloss sinnlichen und dem Bewusstsein vorausgehenden Anschauung und des ohne die reinen Anschauungsformen leeren synthetischen Verstandes (Einbildungskraft)
sind durch den des unmittelbaren, nach der einen Seite empirischen,
nach der anderen apriorischen und intellectuellen Bewusstseins zu
ersetzen. — Die intellectuelle Seite des unmittelbaren Bewusstseins-
Inhaltes kann *in abstracto* erkannt werden. — Consequenzen dieser
Correcturen.

Die vorstehende Untersuchung hat zwei scheinbar entgegengesetzte Ansichten vereinigt. Nach der einen ist das
logische Denken an sich leer, es übt seine Thätigkeit an dem
Erkenntnissstoffe aus, der ihm durch das unmittelbare Bewusstsein geboten wird, und zwar besteht diese Thätigkeit

darin, Zusammenhänge, die im unmittelbaren Bewusstseins-
Inhalte vorhanden sind, als solche oder *in abstracto* zum
Bewusstsein zu bringen, oder Einheit des Bewusstseins in die
Mannigfaltigkeit seines Inhaltes zu bringen. Die andere
Ansicht behauptet einen reinen Erkenntniss-Inhalt, der dem
Bewusstsein durch sich selbst eigen ist und auch dem Denken
nicht als ein ihm Fremdes entgegentritt, sondern mit dem
Begriffe des Denkens gesetzt ist. Die Vereinigung dieser
beiden Ansichten geschah durch den Gedanken, dass das
Denken im unmittelbaren Bewusstsein einen Inhalt vorfinde,
der die Bedingung für die Anwendbarkeit seiner logischen
Form sei, so dass, wo ein Denken sei, auch ein unmittelbares
Bewusstsein mit dem reinen Inhalte sein müsse, — welcher
Gedanke weiterhin zu der Behauptung führte, dass dasjenige,
was den reinen Erkenntniss-Inhalt ausmacht, die allgemeine
Form alles Daseins sei.

Es ist also das Thema der Kritik der reinen Vernunft,
welches wir von Neuem behandelt haben. Denn auch Kant
behauptet die formale Natur des Denkens einerseits und eine
Erkenntniss *a priori* andererseits, und die zweite Behauptung
unter der Voraussetzung der ersten durchzuführen, ist die
Aufgabe, die er sich in der Kritik der reinen Vernunft stellt.
„Unsere Erkenntniss, lehrt er, entspringt aus zwei Grund-
quellen des Gemüths, deren die erste ist, die Vorstellungen
zu empfangen (die Receptivität der Eindrücke), die zweite
das Vermögen, durch diese Vorstellungen einen Gegenstand
zu erkennen; durch die erstere wird uns ein Gegenstand
gegeben, durch die zweite wird dieser im Verhältniss auf
jene Vorstellung — gedacht. Anschauung und Begriffe machen
also die Elemente aller unserer Erkenntniss aus. . . . Keine
dieser Eigenschaften [Sinnlichkeit und Verstand] ist der
anderen vorzuziehen. Ohne Sinnlichkeit würde uns kein
Gegenstand gegeben, und ohne Verstand keiner gedacht
werden. Gedanken ohne Inhalt sind leer, Anschauungen ohne

Begriffe sind blind. Daher ist es ebenso nothwendig, seine
Begriffe sinnlich zu machen (d. i. ihnen den Gegenstand in
der Anschauung beizufügen), als seine Anschauungen sich
verständlich zu machen (d. i. sie unter Begriffe zu bringen).
Beide Vermögen oder Fähigkeiten können auch ihre Functionen nicht vertauschen. Der Verstand vermag nichts an-
zuschauen und die Sinne nichts zu denken" (Kr. d. r. V.,
Ausg. v. Ros., S. 55, 56). Und andererseits: „Wenn gleich
alle unsere Erkenntniss mit der Erfahrung anhebt, so entspringt sie darum doch nicht alle aus der Erfahrung. . . .
Es ist also wenigstens eine der näheren Untersuchung noch
benöthigte und nicht auf den ersten Anschein sogleich abzu-
fertigende Frage: ob es ein dergleichen von der Erfahrung
und selbst von allen Eindrücken der Sinne unabhängiges
Erkenntniss gebe" (S. 695, 696).

Die Art jedoch, in welcher Kant die Annahme eines
reinen Erkenntniss-Inhaltes mit der formalen Natur des
Denkens in Einklang zu bringen sucht, ist von der unsrigen
wesentlich verschieden. Wir versuchen zunächst, die Lehre
Kants in ihren Hauptzügen darzustellen, um daran eine
kritische Vergleichung derselben mit der unsrigen zu knüpfen.

Ist das Denken ohne Anschauungen leer, so muss es
auch in der reinen Erkenntniss seinen Inhalt aus der Anschauung nehmen, d. h. wenn es eine reine Erkenntniss giebt,
muss es eine reine Anschauung geben. Und da (nach
Kant) alle Anschauung sinnlicher Natur ist, so muss in allem
sinnlichen Erkenntniss-Inhalte ein reiner als die Form desselben enthalten sein. Die Wissenschaft von demselben, oder
die Wissenschaft von allen Principien der Sinnlichkeit *a priori*,
die transscendentale Aesthetik, findet, dass Raum und
Zeit den Inhalt der reinen Anschauung bilden, der Raum als
allgemeine Form der Gegenstände des äusseren Sinnes, die
Zeit als allgemeine Form der Gegenstände des inneren
Sinnes, d. i. der Zustände des anschauenden Subjectes.

Obwohl unter den Gründen für die Apriorität von Raum und
Zeit sich auch der befindet, dass nur auf diese Weise die
allgemeinen und nothwendigen Denk-Erkenntnisse der Mathematik möglich seien, so behauptet doch die transscendentale Aesthetik keinerlei Beziehung zwischen der Natur
des Denkens und den reinen Anschauungen. Die reinen
Anschauungen des Raumes und der Zeit sind vielmehr dem
Denken gegenüber etwas durchaus Zufälliges; aus der Natur
des Denkens kann, wie sogleich sich zeigen wird, zwar ge-
folgert werden, dass es überhaupt reine Anschauungen geben
müsse; dass dieselben aber grade die Gestalt von Raum
und Zeit annehmen, dafür ist im Wesen des Denkens wie
überhaupt kein Grund zu finden. Wenn daher auch ein
denkendes und in den Formen von Raum und Zeit an-
schauendes Wesen überzeugt sein darf, dass sein Denken
dieselben Gesetze befolgt, wie das Denken jedes Anderen,
dass also das Princip des Widerspruches nicht bloss für es
und nicht bloss für alle Menschen, sondern schlechthin für
alle denkenden Wesen Gültigkeit habe: so kann es doch
keineswegs wissen, ob das Denken anderer Wesen sich auf
die gleichen reinen Anschauungen beziehe, es muss vielmehr
die Möglichkeit anerkennen, dass Raum und Zeit nur für es
oder, inwiefern dem Analogieschlusse Ueberzeugungskraft bei-
gemessen wird, für den Menschen überhaupt existiren. Raum
und Zeit dürfen darum auch nicht für Eigenschaften der
Dinge an sich gehalten werden, sie sind blosse Erscheinungs-
formen, subjective Bedingungen aller Anschauung überhaupt.
Da nun alle Anschauung, alle unmittelbare Erkenntniss
ihre Gegenstände in Raum und Zeit auffasst und da, bei
dem völligen Mangel einer Beziehung zwischen der Natur
jener Formen und derjenigen des Denkens, gar nichts übrig
bleibt, wenn von der Räumlichkeit und Zeitlichkeit der Gegenstände abstrahirt wird, so folgt, dass wir von den Dingen
an sich schlechterdings nichts erkennen können, dass alles

mögliche menschliche Wissen nur Erscheinungen betrifft. Nur
dass überhaupt ein Ding an sich der Erscheinung zu Grunde
liegt, ist gewiss.

Wäre nun das Denken an sich im strengsten Sinne des
Wortes leer, so gäbe es ausser den Anschauungen von Raum
und Zeit und dem darauf bezüglichen logischen Denken, keine
reine Erkenntsniss, die transcendentale Aesthetik machte
die ganze Wissenschaft vom reinen Erkenntnissinhalte aus.
Allein das Denken ist zwar (nach Kant) insofern leer, als es
der Anschauung beraubt, überhaupt keinen Inhalt mehr hat,
aber nicht insofern, als es überhaupt nicht in den Erkenntnissinhalt bestimmend eingriffe, mithin selbst eine Quelle des
Inhaltes wäre. Es bleibt nämlich, wenn das Denken ohne
Anschauungen auch völlig leer ist, noch die Möglichkeit, dass
durch die Anschauungen in ihm die Fähigkeit zu einer
Thätigkeit von materialer Bedeutung erweckt werde. Es
könnte, mit anderen Worten, auch einen reinen Denkinhalt
geben, aber von der Beschaffenheit, dass er nur in einer
Thätigkeit des Denkens an dem Anschauungsinhalte zum Vorschein käme, im Denken an sich also gewissermassen nur
eine latente Existenz hätte. In diesem Falle gäbe es einen
reinen Erkenntnissinhalt, der nicht anschaulich wäre, durch
den aber alle Anschauungen erst denkbar würden, der also
gewissermassen die logische Form der Gedanken mit ihrem
anschaulichen Inhalte vermittelte. Im strengen Sinne des
Wortes dürfte rein dieser Denkinhalt nur dann heissen, wenn
er durch die Thätigkeit des Verstandes nicht insofern, als
dieselbe an bestimmten empirischen Anschauungsinhalte
stattfindet, sondern insofern, als sich dieselben auf einen
Anschauungsinhalt in den reinen Anschauungsformen (Raum
und Zeit) überhaupt bezieht, hervorträte. Der reine Anschauungsinhalt und der reine Denkinhalt vereinigten
sich in diesem Falle zu einem reinen Erkenntnissinhalt.

Die transcendentale Logik unternimmt es, einen

solchen reinen Denkinhalt, der, um überhaupt Inhalt zu sein, sich mit dem reinen Anschauungsinhalte verschmelzen muss, nachzuweisen. Die Argumentation der transcendentalen Logik ist im Wesentlichen folgende:

Die logische Thätigkeit des Denkens ist eine analytische, die Analysis aber setzt ein Mannigfaltiges in dem Erkenntnissinhalte, an welchem sie stattfindet, voraus, und zwar darf dieses Mannigfaltige nicht beziehungslos nebeneinander bestehen, sondern muss einheitlich verknüpft sein, es muss, mit anderen Worten, einen synthetischen Zusammenhang bilden. Dieser dem Denken nothwendige synthetische Zusammenhang im Anschauungsinhalte kann von demselben nicht vorgefunden werden, da die Anschauung an sich bloss zusammenhangslose Vielheit liefert, also muss der Verstand selbst erst den Anschauungsinhalt für die logische Bearbeitung vorbereiten. Dem analytischen (formalen) Verstandesgebrauche muss ein synthetischer vorangehen. Der analytische Verstandesgebrauch besteht in nichts anderem als darin, das Resultat des synthetischen auf Begriffe zu bringen, d. i. sich des einheitlichen Zusammenhanges, der durch die Synthesis des Verstandes in den Anschauungsinhalt hineingebracht ist, in abstracto bewusst zu werden. Jeder Begriff drückt also einen synthetischen Zusammenhang aus. Hieraus folgt aber, dass es reine Verstandesbegriffe geben muss, d. i. solche, deren Inhalt nicht aus der Anschauung entnommen ist, obwohl er erst in Verbindung mit dem Anschauungsinhalte wahrhaft Inhalt ist. Denn die synthetische Thätigkeit des Verstandes bringt in den Anschauungsinhalt die allgemeine Form der Synthesis hinein und diese allgemeine Form ist selbst, zugleich mit dem Anschauungsinhalte, dem sie eingeprägt ist, ein Gegenstand des analytischen Denkens. Abstrahirt dieses also von allem Anschauungsinhalte, so bleibt ihm der reine Begriff der allgemeinen Form der synthetischen Einheit. Der Begriff bezieht sich, mit anderen Worten, durch

seine logische Form auf einen Iuhalt, denn die Form der
Analysis in der Erkenntniss setzt eine Form der Synthesis
in den Gegenständen voraus, und dieser Inhalt ist ein reiner,
sein Begriff also ein reiner Verstandesbegriff.

Einige Citate mögen diese Auffassung der Kantischen
Lehre rechtfertigen:

„Die Verbindung (*conjunctio*) eines Mannigfaltigen überhaupt, kann niemals durch Sinne in uns kommen, und kann
also auch nicht in der reinen Form der sinnlichen Anschauung zugleich mit enthalten sein; denn sie ist ein Actus
der Spontaneität der Vorstellungskraft, und, da man diese,
zum Unterschiede von der Sinnlichkeit, Verstand nennen
muss, so ist alle Verbindung, wir mögen ihrer bewusst werden oder nicht, es mag eine Verbindung des Mannigfaltigen
der Anschauung, oder mancherlei Begriffe, und an der ersteren
der sinnlichen oder nicht sinnlichen Anschauung sein, eine
Verstandeshandlung, die wir mit der allgemeinen Benennung
Synthesis belegen würden, um dadurch zugleich bemerk-
lich zu machen, dass wir uns nichts, als im Object verbunden, vorstellen können, ohne es vorher selbst verbunden zu
haben, und unter allen Vorstellungen die Verbindung die
einzige ist, die nicht durch Objecte gegeben, sondern nur
vom Subjecte selbst verrichtet werden kann, weil sie ein
Actus seiner Selbstthätigkeit ist. Man wird hier leicht ge-
wahr, dass diese Handlung ursprünglich einig, und für alle
Verbindung gleichgeltend sein müsse, und dass die Auflösung,
Analysis, die ihr Gegentheil zu sein scheint, sie doch
jederzeit voraussetze; denn wo der Verstand vorher nichts
verbunden hat, da kann er auch nichts auflösen, weil es nur
durch ihn als verbunden der Vorstellungskraft hat gegeben
werden müssen." (S. 730, 731.)

„Verbindung liegt nicht in den Gegenständen, und kann
von ihnen nicht etwa durch Wahrnehmung entlehnt und in
den Verstand dadurch allererst aufgenommen werden, sondern

ist allein eine Verrichtung des Verstandes, der selbst nichts
weiter ist, als das Vermögen, *a priori* zu verbinden, und
das Mannigfaltige gegebener Vorstellungen unter Einheit der
Apperception zu bringen." (S. 734.)

„Die allgemeine Logik abstrahirt . . . . von allem Inhalt der Erkenntniss, und erwartet, dass ihr anderwärts,
woher es auch sei, Vorstellungen gegeben werden, um diese zuerst
in Begriffe zu verwandeln, welches analytisch zugeht. Dagegen hat die transcendentale Logik ein Mannigfaltiges der
Sinnlichkeit *a priori* vor sich liegen; welches die transcendentale Aesthetik ihr darbietet, um zu den reinen Verstands-
begriffen einen Stoff zu geben, ohne den sie ohne allen Inhalt, mithin völlig leer sein würde. Raum und Zeit enthalten
nun ein Mannigfaltiges der reinen Anschauung *a priori*, gehören aber gleichwohl zu den Bedingungen der Receptivität
unseres Gemüths, unter denen es allein Vorstellungen von
Gegenständen empfangen kann, die mithin auch den Begriff
derselben jederzeit afficiren müssen. Allein die Spontanaität
unseres Denkens erfordert es, dass dieses Mannigfaltige zuerst
auf gewisse Weise durchgegangen, aufgenommen und verbunden werde, um daraus ein Erkenntniss zu machen. Diese
Handlung nenne ich Synthesis . . . . Eine solche Synthesis
ist rein, wenn das Mannigfaltige nicht empirisch, sondern
a priori gegeben ist (wie das in Raum und in der Zeit)."
(S. 76, 77.)

„Diese Synthesis auf Begriffe zu bringen, das ist eine
Function, die dem Verstande zukommt, und wodurch er uns
allererst die Erkenntniss in eigentlicher Bedeutung verschafft.
Die reine Synthesis, allgemein vorgestellt, giebt
nun den reinen Verstandsbegriff." (S. 77.)

„Analytisch werden verschiedene Vorstellungen unter
einen Begriff gebracht (ein Geschäft, wovon die allgemeine
Logik handelt). Aber nicht die Vorstellungen, sondern die
reine Synthesis der Vorstellungen auf Begriffe zu brin-

gen, lehrt die transcendentale Logik. Das Erste, was uns,
zum Behufe der Erkenntniss aller Gegenstände a priori gegeben sein muss, ist das Mannigfaltige der reinen Anschauung; die Synthesis dieses Mannigfaltigen durch die
Einbildungskraft ist das Zweite, giebt aber noch keine Erkenntniss. Die Begriffe, welche dieser reinen Synthesis Einheit geben, und lediglich in der Vorstellung dieser nothwendigen synthetischen Einheit bestehen, thun das Dritte zum
Erkenntnisse eines vorkommenden Gegenstandes und beruhen
auf dem Verstande." (S. 77, 78).

„Die oben angeführten Kategorieen [reinen Verstandes-
begriffe] sind nichts anderes, als die Bedingungen des Denkens in einer möglichen Erfahrung, so wie Raum und Zeit
die Bedingungen der Anschauungen zu eben derselben enthalten." (S. 102). —

Die Synthesis, durch welche einheitlicher Zusammenhang
in das Mannigfaltige des Anschauungsinhaltes gebracht wird,
ist nach Kant „die blosse Wirkung der Einbildungskraft,
einer blinden, obgleich unentbehrlichen Function der Seele,
ohne die wir überall gar keine Erkenntniss haben würden,
der wir uns aber selten nur einmal bewusst sind." Es kann jedoch kein Zweifel sein, dass diese Einbildungskraft nichts anders
als der Verstand selbst ist, insofern derselbe einen, dem
analytischen vorausgehenden, synthetischen Gebrauch hat,
wie denn auch Kant häufig genug, auch in den obigen Cita-
ten, die Synthesis dem Verstande zuschreibt.

Der Grund aller synthetischen Einheit des Mannigfaltigen ist nach Kant die Einheit des erkennenden Subjectes,
das sich selbst in der Vorstellung „Ich" erfasst. „Das: Ich
denke, muss alle meine Vorstellungen begleiten können;
denn sonst würde etwas in mir vorgestellt werden, was gar
nicht gedacht werden könne, welches eben so viel heisst, als:
die Vorstellung würde entweder unmöglich, oder wenigstens
für mich nichts sein. . . . . Die mannigfaltigen Vorstellungen,

die in einer gewissen Anschauung gegeben werden, würden
nicht insgesammt meine Vorstellungen sein, wenn sie nicht
insgesammt zu einem Selbstbewusstsein gehörten, d. i. als
meine Vorstellungen (ob ich mich ihrer gleich nicht als solcher bewusst bin) müssen sie doch der Bedingung nothwendig gemäss sein, unter der sie allein in einem allgemeinen
Selbstbewusstsein zusammenstehen können, weil sie sonst
nicht durchgängig mir angehören würden..... Das empirische Bewusstsein, welches verschiedene Vorstellungen begleitet, ist an sich zerstreut und ohne Beziehung auf die
Identität des Subjectes. Diese Beziehung geschieht also dadurch noch nicht, dass ich jede Vorstellung mit Bewusstsein
begleite, sondern dass ich eine zu der andern hinzusetze
und mir der Synthesis derselben bewusst bin. Also nur dadurch, dass ich ein Mannigfaltiges gegebener Vorstellungen
in einem Bewusstsein verbinden kann, ist es möglich,
dass ich mir die Identität des Bewusstseins in diesen
Vorstellungen selbst vorstelle, d. i. die analytische Einheit der Apperception ist nur unter der Voraussetzung irgend
einer synthetischen möglich. Der Gedanke: diese in der
Anschauung gegebenen Vorstellungen gehören mir insgesammt
zu, heisst demnach so viel als: ich vereinige sie in einem
Selbstbewusstsein, oder kann sie wenigstens darin vereinigen,
und ob er gleich selbst noch nicht das Bewusstsein der
Synthesis der Vorstellungen ist, so setzt er doch die Möglichkeit der letzteren voraus, d. i. nur dadurch, dass ich das
Mannigfaltige derselben in einem Bewusstsein begreifen kann,
nenne ich dieselben insgesammt meine Vorstellungen; denn
sonst würde ich ein so vielfarbiges verschiedenes Selbst haben, als ich Vorstellungen habe, deren ich mir bewusst bin."
(S. 732 ff.)

In der synthetischen Einheit der Apperception scheint
sich nun ein Zugang zum Ding an sich zu eröffnen. Denn
da die Phänomenalität des Erkenntnissinhaltes aus dessen

Ursprung aus der Anschauung herrührt, das Ich-Bewusstsein
aber keine Anschauung ist (die Anschauung liefert nur die
Materialien zur synthetischen Bestimmung des Ich, nicht
aber das synthetisch zu bestimmende Ich selbst), so scheint,
dass wir im Ich ein Ding an sich besitzen. Nach Kant ist
allerdings „diese Vorstellung [das Ich in der reinen Apper-
ception] ein Denken, nicht ein Anschauen", und ich bin
mir in der synthetischen ursprünglichen Einheit allerdings
meiner selbst bewusst „nicht wie ich mir erscheine", aber
auch nicht „wie ich an mir selbst bin, sondern nur dass ich
bin" (S. 750). Wenn ich von allen synthetischen Bestimmungen des Ich abstrahire, so bleibt nach Kant nichts
übrig, als das blosse Dasein, der Begriff des Daseins aber
enthält nichts Gegenständliches mehr. So ergiebt sich auch
hier das Resultat, dass wir zwar die Existenz des Dinges an
sich mit Gewissheit erkennen, über sein Wesen aber nichts
aussagen können.

  Die reinen Verstandesbegriffe findet man nach Kant
durch eine Untersuchung der Urtheilsformen. Da nämlich
der reine Verstandesbegriff zum Inhalte hat die reine Form
der Synthesis, welche die sachliche Voraussetzung für die
Anwendbarkeit der logischen Form der Analysis ist, und da
die logische Form der Analysis ihren Ausdruck im Urtheile
findet, so muss eine Untersuchung der Urtheilsformen den
Leitfaden zur Auffindung der reinen Verstandesbegriffe abgeben. Der reine Begriff, mit andern Worten, enthält nichts
anders als das, was das analytische Denken, mithin das Urtheilen, durch seine blosse Form von den Dingen voraussetzt,
oder was allen Gegenständen des Denkens dadurch zukommen
muss, dass sie in die Urtheilsform gebracht werden; es kommt
also nur darauf an, zu wissen, was das Urtheil durch seine
blosse Form von den Dingen aussagt. „Dieselbe Function,
sagt die Kritik der reinen Vernunft (S. 78), welche den verschiedenen Vorstellungen in einem Urtheile Einheit giebt,

die giebt auch der blossen Synthesis verschiedener Vorstellungen in einer Anschauung Einheit, welche, allgemein ausgedrückt, der reine Verstandesbegriff heisst. Derselbe Verstand also, und zwar durch eben dieselben Handlungen, wodurch er in Begriffen, vermittelst der analytischen Einheit, die logische Form eines Urtheils zu Stande brachte, bringt auch vermittelst der synthetischen Einheit des Mannigfaltigen in der Anschauung überhaupt, in seine Vorstellungen einen transscendentalen Inhalt, weswegen sie reine Verstandesbegriffe heissen, die a priori auf Objecte gehen, welches die allgemeine Logik nicht leisten kann."

Indem nun Kant „von allem Inhalte eines Urtheils überhaupt abstrahirt und nur auf die blosse Verstandesform darin Acht giebt" (S. 71), findet er, „dass die Function des Denkens in demselben unter vier Titel gebracht werden könne, deren jeder drei Momente unter sich enthält." Ein Urtheil ist nämlich der Quantität nach ein allgemeines, oder ein besonderes, oder ein einzelnes, der Qualität nach ein bejahendes, oder ein verneinendes, oder ein unendliches, der Relation nach ein kategorisches, oder ein hypothetisches, oder ein disjunctives, der Modalität nach ein problematisches, oder ein assertorisches, oder ein apodiktisches. So viel aber als es logische Functionen in allen möglichen Urtheilen giebt, muss es auch reine Verstandesbegriffe geben, denn jede der angeführten Formen der Analysis hat eine Form der Synthesis zur Voraussetzung, und diese giebt den reinen Verstandesbegriff. Es giebt also zwölf reine Verstandesbegriffe oder Kategorien; dieselben sind (Kant zählt sie auf, ohne anzugeben, wie der Uebergang von der Urtheilstafel zur Kategorientafel gemacht wird): 1) Kategorien der Quantität: Einheit, Vielheit, Allheit; 2) der Qualität: Realität, Negation, Limitation; 3) der Relation: Inhärenz und Subsistenz, Causalität und Dependenz (Ursache und Wirkung), Gemeinschaft (Wechselwirkung zwischen dem Han-

delnden und Leidenden); 4) der Modalität: Möglichkeit
— Unmöglichkeit, Dasein — Nichtsein, Nothwendigkeit —
Zufälligkeit.

Der Umstand, dass das Mannigfaltige des Erkenntniss-
Inhaltes nicht schon in der Anschauung synthetisch verknüpft,
also der Herrschaft der Kategorien unterworfen ist, — der
Umstand, mit anderen Worten, dass die Kategorien zwar
Bedingungen der Denkbarkeit eines Bewusstseins-Inhaltes,
aber nicht Bedingungen der Anschaubarkeit desselben
sind (Bedingungen der Anschaubarkeit sind bloss Raum und
Zeit), führt zu der Frage, mit welchem Rechte wir uns der
Kategorien zur Beurtheilung der anschaulichen Welt bedienen.
Aus dem Begriffe der Kategorien folgt zwar unmittelbar, dass
die Vorstellungen, welche wir im Denken bewegen, der Bedingung der synthetischen Einheit der Apperception, deren
Ausdruck die Kategorien sind, gemäss sein müssen, denn
sonst könnten sie nicht in die Denkformen eintreten, aber
dass auch die in der Anschauung vorgefundenen Gegenstände
den Gesetzen des Verstandes folgen müssen, scheint kein
Grund vorhanden. Ueber diese Gegenstände kann zwar nicht
richtig gedacht werden, wenn sie nicht den Gesetzen der
transcendentalen Logik unterworfen sind, aber es scheint
völlig denkbar, dass Gegenstände der Anschauung einem
richtigen Denken und überhaupt dem Denken unzugänglich
sind, denn um Gegenstände der Anschauung zu sein, brauchen
sie bloss räumlich und zeitlich zu sein, die Räumlichkeit und
Zeitlichkeit aber schliesst die Gesetze der transscendentalen
Logik keineswegs ein. Mit welchem Rechte beurtheilen wir
z. B. alles Geschehen, welches wir in der anschaulichen
Welt vorfinden, nach dem Gesetze der Causalität, da dieses
Gesetz ein Denkgesetz, aber insofern kein Sachgesetz ist,
als es die anschaulichen Gegenstände, so wie dieselben in
der blossen Anschauung gegeben sind, nicht betrifft? Ein
Wesen, das bloss ein Anschauungsvermögen, aber keinen

Verstand besässe, würde eine Welt vor sich haben, in welcher
es nicht nur keinen causalen Zusammenhang entdeckt,
sondern in welcher. es auch keinen solchen giebt. Wenn
nun dieses Wesen plötzlich einen Verstand erhielte, mit
welchem Rechte würde es das Causalitätsgesetz auf die ihm
gegebene anschauliche Welt anwenden?

Bezüglich der Gesetze der formalen Logik (den Sätzen
der Identität und des zureichenden Grundes) ist zu einer
solchen Frage (nach Kant) keine Veranlassung. Denn diese
sind blosse Denkgesetze und in keiner Hinsicht Sachgesetze.
Es giebt nur insofern sachliche Bedingungen ihrer Anwendbarkeit, als nur über einen den Gesetzen der transscendentalen
Logik entsprechenden Inhalt überhaupt gedacht werden kann
(da das Urtheil durch seine blosse Form diese Gesetze voraussetzt), sie selbst aber bestimmen nichts über die Gegenstände,
während die Gesetze der transscendentalen Logik eine bestimmte Beschaffenheit der gegenständlichen Welt verlangen.
Sind diese letzteren insofern keine Sachgesetze, als sie nicht
von den anschaulichen Gegenständen als anschaulichen gelten,
so sind sie doch auch nicht blosse Denkgesetze, sondern gewissermassen ein Mittleres zwischen Sach- und Denkgesetzen.

Mit dieser Frage beschäftigt sich die Kritik der reinen
Vernunft in dem Abschnitte: Von der Deduction der reinen
Verstandesbegriffe. Es heisst daselbst: „Die Kategorien des
Verstandes stellen uns gar nicht die Bedingungen vor, unter
denen Gegenstände in der Anschauung gegeben werden, mithin können uns allerdings Gegenstände erscheinen, ohne dass
sie sich nothwendig auf Functionen des Verstandes beziehen
müssen, und dieser also die Bedingungen derselben a priori
enthielte. Daher zeigt sich eine Schwierigkeit, die wir im
Felde der Sinnlichkeit nicht antrafen, wie nämlich subjective Bedingungen des Denkens sollten objective
Gültigkeit haben, d. i. Bedingungen der Möglichkeit aller
Erkenntniss der Gegenstände abgeben: denn ohne Functionen

des Verstandes können allerdings Erscheinungen in der Anschauung gegeben werden" (S. 86).

Die Antwort der Kritik der reinen Vernunft ist folgende.
Sind die Kategorien Bedingungen der Denkbarkeit, so sind
sie auch Bedingungen der Möglichkeit der Erfahrung. „Denn
alsdann ist alle empirische Erkenntniss der Gegenstände
solchen Begriffen nothwendiger Weise gemäss, weil ohne
deren Voraussetzung nichts als Object der Erfahrung
möglich ist. Nun enthält aber alle Erfahrung ausser der
Anschauung der Sinne, wodurch etwas gegeben wird, noch
einen Begriff von einem Gegenstande, der in der Anschauung
gegeben wird oder erscheint: demnach werden Begriffe von
Gegenständen überhaupt, als Bedingungen a priori, aller
Erfahrungs-Erkenntniss zum Grunde liegen: folglich wird die
objective Gültigkeit der Kategorien, als Begriffe a priori,
darauf beruhen, dass durch sie allein Erfahrung (der Form
des Denkens nach) möglich sei. Denn alsdann beziehen sie
sich nothwendiger Weise und a priori auf Gegenstände der
Erfahrung, weil nur vermittelst ihrer überhaupt irgend ein
Gegenstand der Erfahrung gedacht werden kann" (S. 89).

Woher aber wissen wir, dass überall Erfahrung möglich
ist, dass die ganze gegebene anschauliche Welt in der That
ein Object der Erfahrung in dem Sinne des Wortes, wonach
Begriffe zu ihr gehören, ist? Und woher rührt diese Beschaffenheit der anschaulichen Welt, durch welche sie ein
durchgängig der Erfahrung offen stehendes Object ist? Damit
Uebereinstimmung zwischen unseren Vorstellungen und den
Gegenständen stattfinde, müssen sich, nach Kant, entweder
die Gegenstände nach den Vorstellungen oder die Vorstellungen nach den Gegenständen richten. Welcher von diesen
beiden Fällen liegt in der Erfahrungs-Erkenntniss vor?

Auf diese Frage ist in der Kritik der reinen Vernunft
folgende Antwort zu finden. Die gegenständliche Welt, welche
uns vorliegt und auf welche sich unsere Erfahrungen be-

ziehen, ist schon in dieser ihrer Gegenständlichkeit kein blosses Anschauungs-Object mehr, sondern ein Erkenntniss-Object, zu dessen Hervorbringung ausser den Sinnen auch der synthetische Verstand, d. i. die productive Einbildungskraft, thätig gewesen ist. Der synthetische Verstandesgebrauch, welcher dem analytischen vorhergeht, gehört nicht zu dem Theile des Erkenntniss-Processes, der sich auf die fertige Welt bezieht, mit der fertigen Welt hat es nur das analytische Denken zu thun, sondern er gehört zu dem Theile, durch den unsere Welt erst wird. Es giebt vor dem synthetischen Verstandesgebrauche gar keine Welt für uns, die bloss anschauliche Welt geht uns gar nichts an, sie ist, insofern sie bloss anschaulich ist, für uns gar nichts. Wäre allerdings das Ich nicht nothwendig verständiges, wäre das erkennende Subject schon in der blossen Anschauung Ich, so könnte der Verstand der Welt keine Gesetze vorschreiben. Aber die Quelle der Gesetzgebung des Verstandes über die Dinge ist eben die synthetische Einheit des Ich und umgekehrt ist da, wo die synthetische Einheit des Ich, eine Welt, in deren Mittelpunkte das Ich steht, ist, auch der gesetzgebende Verstand. Die Bedingungen der Möglichkeit der Erfahrung überhaupt sind also zugleich Bedingungen der Möglichkeit der Gegenstände der Erfahrung (Kr. d. r. V. S. 138, 139).

In diesem Sinne sagt die Kritik der reinen Vernunft (S. 106): „Alle Anschauungen sind für uns nichts und gehen uns nicht im mindesten etwas an, wenn sie nicht ins Bewusstsein aufgenommen werden können, sie mögen nun direct oder indirect darauf einfliessen, und nur durch dieses allein ist Erkenntniss möglich. Wir sind uns *a priori* der durchgängigen Identität unserer selbst in Ansehung aller Vorstellungen, die zu unserem Erkenntnisse jemals gehören können, bewusst, als einer nothwendigen Bedingung der Möglichkeit aller Vorstellungen. . . . Nun ist die Einheit des Mannigfal-

tigen in einem Subject synthetisch: also giebt die reine
Apperception ein Principium der synthetischen Einheit des
Mannigfaltigen in aller möglichen Anschauung an die Hand."
„Man gebe, fügt eine Anmerkung hinzu, auf diesen Satz
wohl Acht, der von grosser Wichtigkeit ist. Alle Vorstellungen haben eine nothwendige Beziehung auf ein mögliches
empirisches Bewusstsein: denn hätten sie dieses nicht, und
wäre es gänzlich unmöglich, sich ihrer bewusst zu werden,
so würde das so viel sagen, als sie existirten gar nicht.
Alles empirische Bewusstsein hat aber eine nothwendige Beziehung auf ein transscendentales (vor aller besondern Erfahrung vorhergehendes) Bewusstsein, nämlich das Bewusstsein
meiner selbst, als die ursprüngliche Apperception. Es ist
also schlechthin nothwendig, dass in meinem Erkenntnisse
alles Bewusstsein zu einem Bewusstsein (meiner Selbst) gehöre. Hier ist nun eine synthetische Einheit des Mannigfaltigen (Bewusstseins), die a priori erkannt wird, und gerade
so den Grund zu synthetischen Sätzen a priori, die das reine
Denken betreffen, als Raum und Zeit zu solchen Sätzen, die
die Form der blossen Anschauung angehen, abgiebt."

Ferner: „So ist die blosse Form der äusseren sinnlichen
Anschauung, der Raum, noch gar keine Erkenntniss; er giebt
uns das Mannigfaltige der Anschauung a priori zu einem
möglichen Erkenntniss. Um aber irgend etwas im Raum zu
erkennen, z. B. eine Linie, muss ich sie ziehen, und also
eine bestimmte Verbindung des gegebenen Mannigfaltigen
synthetisch zu Stande bringen, so, dass die Einheit dieser
Handlung zugleich die Einheit des Bewusstseins (im Begriffe
einer Linie) ist, und dadurch allererst ein Object (ein bestimmter Raum) erkannt wird. Die synthetische Einheit des
Bewusstseins ist also eine objective Bedingung aller Erkenntniss, nicht deren ich bloss selbst bedarf, um ein Object zu
erkennen, sondern unter der jede Anschauung stehen muss,
um für mich Object zu werden, weil auf andere Art, und

ohne diese Synthesis, das Mannigfaltige sich nicht in einem
Bewusstsein vereinigen würde." (S. 736.)

„Die Ordnung und Regelmässigkeit also an den Erscheinungen, die wir Natur nennen, bringen wir selbst hinein,
und würden sie auch nicht darin finden können, hätten wir
sie nicht, oder die Natur unseres Gemüths ursprünglich
hineingelegt." (S. 112.)

„Es ist also der Verstand nicht bloss ein Vermögen,
durch Vergleichung der Erscheinungen sich Regeln zu machen:
er ist selbst die Gesetzgebung für die Natur, d. i. ohne Verstand würde es überall nicht Natur, d. i. synthetische Einheit des Mannigfaltigen der Erscheinungen nach Regeln geben:
denn Erscheinungen können, als solche, nicht ausser uns
stattfinden, sondern existiren nur in unserer Sinnlichkeit.
Diese aber als Gegenstand der Erkenntniss in einer Erfahrung,
mit Allem, was sie enthalten mag, ist nur in der Einheit
der Apperception möglich. Die Einheit der Apperception
aber ist der transscendentale Grund der nothwendigen Gesetzmässigkeit aller Erscheinungen in einer Erfahrung. Eben
dieselbe Einheit der Apperception in Ansehung eines Mannigfaltigen von Vorstellungen (es nämlich aus einer einzigen zu
bestimmen) ist die Regel und das Vermögen dieser Regeln
der Verstand. Alle Erscheinungen liegen also als mögliche
Erfahrungen ebenso a priori im Verstande, und erhalten ihre
formale Möglichkeit von ihm, wie sie als blosse Anschauungen
in der Sinnlichkeit liegen, und durch dieselbe der Form nach
allein möglich sind." (S. 114.)

Der Verstand ist also in der That Gesetzgeber nicht
bloss für die Form, sondern auch für den Inhalt seiner Erkenntnisse. Die Erforschung dieser Gesetze für den Inhalt
ist die Aufgabe des zweiten Abschnittes der transscendentalen
Logik, der Analytik der Grundsätze des reinen Verstandes.
Eine blosse Analyse der Kategorien reicht nicht aus, diese
Aufgabe zu lösen. Denn die Kategorien beziehen sich aller-

dings auf das System der reinen Formen der synthetischen
Einheit, welche der Verstand (die productive Einbildungskraft) der Erscheinungswelt einbildet, aber dieses System
bildet nicht im strengen Sinne des Wortes den Inhalt der
Kategorien, so dass zu seiner Erkenntniss die völlige Erkenntniss der Kategorien hinreichte. Die Kategorien haben nämlich, wie ausgeführt, an sich gleichsam nur einen latenten
Inhalt; einen wirklichen Inhalt erhalten sie erst, wenn sinnliche Bedingungen hinzutreten, d. h. wenn sie auf die reine
Anschauung und durch diese auf Anschauungen überhaupt
angewandt werden. Um also die Gesetzgebung des Verstandes
für seinen Inhalt zu erkennen, muss zunächst diese Erfüllung
der Kategorien mit einem wirklichen Inhalte, ihre Verknüpfung
mit der reinen Sinnlichkeit, untersucht werden. Dies geschieht
in dem Abschnitte „Von dem Schematismus der reinen Verstandesbegriffe." [„Die Analytik der Grundsätze wird demnach lediglich ein Canon für die Urtheilskraft sein, der sie
lehrt, die Verstandesbegriffe, welche die Bedingung zu Regeln
a priori enthalten, auf Erscheinungen anzuwenden" (Kr. d. r.
V. S. 117). „Es hat aber die Transscendental - Philosophie
das Eigenthümliche: dass sie ausser der Regel (oder vielmehr der allgemeinen Bedingung zu Regeln), die in dem
reinen Begriffe des Verstandes gegeben wird, zugleich a priori
den Fall erzeugen kann, worauf sie angewandt werden sollen
.... sie muss zugleich die Bedingungen, unter welchen Gegenstände in Uebereinstimmung mit jenen Begriffen gegeben
werden können, in allgemeinen aber hinreichenden Kenn-
zeichen darlegen, widrigenfalls sie ohne allen Inhalt, mithin
blosse logische Formen und nicht reine Verstandesbegriffe
sein würden" (S. 120)].

Wie Begriffe, welche einen wirklichen Inhalt haben, auf
Erscheinungen angewandt werden können, ist eine Frage,
welche keine Schwierigkeit hat. Denn hier ist der Begriff
mit seinem Gegenstande gleichartig, d. h. es wird in ihm

etwas gedacht, was zugleich im Gegenstande angeschaut wird;
der Inhalt der Erkenntniss bleibt derselbe, es findet nur eine
Aenderung der Form, d. h. der Art, auf welche der Gegenstand erkannt wird, statt, wenn zur anschaulichen Vorstellung
der Begriff tritt. „So hat der empirische Begriff eines Tellers
mit dem rein geometrischen eines Cirkels Gleichartigkeit, indem die Rundung, die in dem ersteren gedacht wird, sich in
letzterem anschauen lässt" (S. 122). Es würde sich ebenso
bezüglich der reinen Verstandesbegriffe verhalten, wenn dieselben ein verbundenes Mannigfaltige, eine Synthesis vor-
fänden, welche in abstracto zu erfassen ihre Function wäre.
Denn alsdann wäre das, was in ihnen gedacht wird, zugleich
in der unmittelbaren, anschaulichen Erkenntniss vorhanden,
und durch diesen gemeinschaftlichen Inhalt wären sie mit
derselben gleichartig. Aber die reinen Verstandesbegriffe
sind keine Abstractionen aus dem Anschauungsinhalte, vielmehr macht der Verstand den Anschauungsinhalt erst zum
Erkenntnissinhalte, indem er ihn den reinen Begriffen gemäss
gestaltet. Allerdings ist auch der reine Verstandesbegriff
wie jeder Begriff ein Product der Abstraction, aber nicht der
Abstraction aus dem Anschauungsinhalte, sondern aus dem
durch die synthetische Verstandesthätigkeit (die productive
Einbildungskraft) erst in Erkenntnissinhalt umgewandelten
Anschauungsinhalte. Und wenn es sich um die Anwendung
der reinen Verstandesbegriffe auf Erscheinungen handelt, so
ist nicht dieses ihr Verhältniss als abstracter Begriffe zu dem
concreten Erkenntnissinhalte gemeint, sondern ihre Erfüllung
mit einem wirklichen Inhalte, durch welche überhaupt erst ein
concreter Erkenntnissinhalt entsteht. Nun ist der Anschauungsinhalt, welchen die Kategorien vorfinden, jeder inneren Beziehung zum Verstande baar, die Kategorien aber sind reine
Verstandesbegriffe; gleichwohl sollen die Kategorien nur dadurch, dass sie sich mit dem Anschauungsinhalte erfüllen,
überhaupt einen wirklichen Inhalt haben. Es fragt sich also,

wie der Verstand und die Anschauung, die ohne jede innere
Beziehung sind, in Verbindung treten können, um den mit
wirklichem Inhalte erfüllten reinen Verstandesbegriff hervorbringen zu können.

„Nun ist klar, sagt Kant (S. 123), dass es ein Drittes
geben müsse, was einerseits mit der Kategorie, andrerseits
mit der Erscheinung in Gleichartigkeit stehen muss, und die
Anwendung der erstern auf die letztere möglich macht. Diese
vermittelnde Vorstellung muss rein (ohne alles Empirische)
und einerseits intellectuell, andrerseits sinnlich sein.
Eine solche ist das transscendentale Schema.“

Wir können dies auch so ausdrücken: Der wirkliche Inhalt, mit welchem sich die Kategorien erfüllen, muss einerseits etwas den anschaulichen Gegenständen Eigenes sein,
denn sie bezeichnen eine Gesetzgebung über diese Gegenstände, diese Gegenstände sind das Material, aus welchem
der Verstand mittelst der Kategorien die Welt macht, andererseits aus der logischen Form der Erkenntniss stammen,
denn die Kategorie ist nicht aus der Anschauung abstrahirt.
Dieses Bindeglied zwischen dem Anschaulichen und dem Logischen, dem Inhalte und der Form der Erkenntniss, ist das
Schema, ein Product der synthetischen Verstandsthätigkeit
oder der Einbildungskraft, denn diese ist es, welche den
analytischen oder formal-logischen Verstandesgebrauch mit
der Anschauung in Verbindung setzt. Das Schema ist also
die synthetische Einheit des ursprünglich in der Anschauung
gegebenen mannigfaltigen Inhaltes, insofern dieselbe durch
die Einbildungskraft hervorgebracht, aber noch nicht zum
Begriffe (der Kategorie) geworden ist. Der durch den Schematismus der Einbildungskraft gestaltete Anschauungsinhalt
ist die fertige Welt, aus der dann die Kategorien abstrahirt werden. Das Schema ist demnach in der gegenständlichen Welt vorhanden, aber die gegenständliche Welt
selbst ist nur im Verstande (nicht schon in der blossen

Sinnlichkeit) vorhanden. „Daher ist das Schema eigentlich nur das Phänomenon oder der sinnliche Begriff eines Gegenstandes, in Uebereinstimmung mit der Kategorie." (S. 129.)

Wir wollen das Problem des Schematismus noch von einer anderen Seite zeigen, ganz im Sinne Kant's, wie wir überzeugt sind, aber über dessen Darstellung hinausgehend. Die allgemeinste Form der synthetischen Einheit, welche durch die Einbildungskraft in die Erscheinungen kommt, besteht darin, dass das erkennende Subject oder das Ich allen Erkenntnissinhalt unter seine Einheit zusammenfasst. In der blossen Anschauung ist das Ich noch gar nicht vorhanden, die Anschauungen würden, wie gezeigt, ohne den Verstand gar nichts für uns sein. Gleichwohl soll das mit der Einbildungskraft thätige Ich den Anschauungsinhalt oder die Erscheinungswelt ergreifen und seiner Einheit gemäss gestalten; es soll die vor ihm daseiende Sinnenwelt zu einer Welt des Ich machen. Dies ist nur möglich, wenn das anschauende Subject und das denkende Subject oder das Ich ein und dasselbe Subject sind (nur dass das anschauende Subject noch nicht Ich ist), und wenn das denkende Subject sich auf sein ihm zu Grunde liegendes Dasein als anschauenden Subjectes derart bezieht, dass es den Anschauungsinhalt in die Form der synthetischen Einheit bringt. Das denkende Subject muss, mit anderen Worten, bestimmend in das Verhalten des anschauenden eingreifen und eben in diesem Bestimmen, in dieser Unterordnung des anschauenden Subjectes unter das denkende, muss die synthetische Einheit der Apperception bestehen. Nun ist alle Anschauung durch Selbstanschauung bedingt, sowie alles Verstandesbewusstsein durch das Selbstbewusstsein, denn alle Anschauungen sind enthalten in der Form des inneren Sinnes, d. i. in der Form, in welcher sich das anschauende Subject selbst anschaut, der Zeit. Wenn also das erkennende Subject vermittelst der Einbildungskraft in seine Anschauungen bestimmend eingreift, so

geschieht dies zunächst in Beziehung auf die innere Anschauung und nur vermittelst dieser auch auf die äussere.
Und da der empirische Anschauungsinhalt nur insofern, als
er im reinen ist, bestimmt werden kann, so ist die Zeit als
die reine innere Anschauung oder die Form der inneren Anschauung oder des inneren Sinnes der eigentliche Stoff, an
welchem die productive Einbildungskraft thätig ist.

Diese Betrachtung macht es verständlich, wie Kant die
Schemata der reinen Verstandesbegriffe in transscendentalen
Zeitbestimmungen findet.   Aus den Ausführungen der Kritik
der reinen Vernunft ist nicht ersichtlich, warum der Zeit hier
der Vorrang vor dem Raum gebührt.   Es heisst daselbst
bloss: „Der Verstandesbegriff enthält reine synthetische Einheit des Mannigfaltigen überhaupt. Die Zeit, als die formale
Bedingung des Mannigfaltigen des inneren Sinnes, mithin
der Verknüpfung aller Vorstellungen, enthält ein Mannigfaltiges a priori in der reinen Anschauung. Nun ist eine transscendentale Zeitbestimmung mit der Kategorie (die die
Einheit derselben ausmacht) so ferne gleichartig, als sie allgemein ist und auf einer Regel a priori beruht. Sie ist aber
andererseits mit der Erscheinung so ferne gleichartig, als
die Zeit in jeder empirischen Vorstellung des Mannigfaltigen
enthalten ist.   Daher wird eine Anwendung der Kategorie
auf Erscheinungen möglich sein, vermittelst der transscendentalen Zeitbestimmung, welche, als das Schema der Verstandesbegriffe, die Subsumtion der letzteren unter die erste
vermittelt" (S. 123).   Und: „Was ist nun aber dieses Dritte,
als das Medium aller synthetischen Urtheile? Es ist nur ein
Inbegriff, darin alle unsere Vorstellungen enthalten sind,
nämlich der innere Sinn, und die Form desselben a priori,
die Zeit. Die Synthetis der Vorstellungen beruht auf der
Einbildungskraft, die synthetische Einheit derselben aber
(die zum Urtheilen erforderlich ist) auf der Einheit der
Apperception. Hierin wird also die Möglichkeit synthetischer

Urtheile, und da alle drei die Quellen zu Vorstellungen a priori enthalten, auch die Möglichkeit reiner synthetischer Urtheile zu suchen sein, ja sie werden sogar aus diesen Gründen nothwendig sein, wenn eine Erkenntniss von Gegenständen zu Stande kommen soll, die lediglich auf der Synthesis der Vorstellungen beruht" (S. 136).

Die Regeln, nach denen die Zeitbestimmungen a priori, welche die Schemata ausmachen, stattfinden, gehen nun bei den Kategorien der Quantität auf die Zeitreihe, bei denen der Qualität auf den Zeitinhalt, bei denen der Relation auf die Zeitordnung, bei denen der Modalität auf den Zeitinbegriff „in Ansehung aller möglichen Gegenstände" (S. 128). Das Schema der Grösse ist die Zahl, das der Realität „als der Quantität von Etwas, insoferne es die Zeit erfüllt, ist eben diese continuirliche und gleichförmige Erzeugung derselben in der Zeit", das der Substanz die Beharrlichkeit des Realen in der Zeit, das der Causalität die Succession des Mannigfaltigen, insofern sie einer Regel unterworfen ist, u. s. w.

Hätten die Kategorien an sich einen wirklichen Inhalt, so würde die Gesetzgebung, welche sie ausdrückten, von den Dingen an sich gelten. Da sie sich aber nur durch die Schemata auf Gegenstände beziehen und diese nur als Bestimmungen des inneren Sinnes gedacht werden können, so darf wie die Sinnenwelt auch die Verstandeswelt oder die dem Ich gegenständliche Welt bloss für Erscheinung gelten. Durch eine Anwendung der Kategorien auf die Dinge an sich würden wir denselben nothwendig die Eigenschaft der Zeitlichkeit beilegen, diese Eigenschaft aber kann nur Erscheinungen zukommen. Die Schemata restringiren also die Kategorien, d. i. schränken sie auf Bedingungen ein, die ausser dem Verstande, nämlich in der Sinnlichkeit, liegen. „Wenn wir nun eine restringirende Bedingung weglassen, so amplificiren wir, wie es scheint, den vorher eingeschränkten

Begriff; so sollten die Kategorien in ihrer reinen Bedeutung, ohne alle Bedingungen der Sinnlichkeit, von Dingen überhaupt gelten, wie sie sind, anstatt dass ihre Schemate sie nur vorstellen, wie sie erscheinen, jene also eine von allen Schematen unabhängige und viel weiter erstreckte Bedeutung haben. In der That bleibt den reinen Verstandesbegriffen allerdings, auch nach Absonderung aller sinnlichen Bedingung, eine, aber nur logische Bedeutung der blossen Einheit der Vorstellungen, denen aber kein Gegenstand, mithin auch keine Bedeutung gegeben wird, die einen Begriff vom Objecte abgeben könnte" (S. 129). Ein Verstand, der für die Anwendung seiner Kategorien der sinnlichen Anschauung nicht bedürfte, würde sich auf Gegenstände beziehen, die nicht Phänomena, sondern Noumena und als solche Dinge an sich wären. Ein solcher Verstand müsste zugleich, da Begriffe ohne Anschauungen leer sind, selbst anschauen („ein Verstand, in welchem durch das Selbstbewusstsein zugleich alles Mannigfaltige gegeben würde, würde anschauen; der unsere kann nur denken und muss in den Sinnen die Anschauung suchen" S. 734), oder doch eine andere als sinnliche, eine intellectuelle Anschauung zur Verfügung haben (S. 737, 783, 685 Anm.). Der Begriff eines solchen Verstandes enthält zwar keinen Widerspruch, aber seine objective Realität kann auf keine Weise erkannt werden (S. 210), d. h. er ist problematisch. „Am Ende aber ist doch die Möglichkeit solcher Noumenorum gar nicht einzusehen, und der Umfang ausser der Sphäre der Erscheinungen ist (für uns) leer, d. i. wir haben einen Verstand, der sich problematisch weiter erstreckt, als jene, aber keine Anschauung, ja auch nicht einmal den Begriff von einer möglichen Anschauung, wodurch uns ausser dem Felde der Sinnlichkeit Gegenstände gegeben, und der Verstand über dieselbe hinaus assertorisch gebraucht werden könne. Der Begriff eines Noumenon ist also bloss ein Grenzbegriff, um die Anmaassung der Sinnlichkeit einzuschränken, und also nur von negativem Gebrauche. Er ist aber gleichwohl nicht willkürlich erdichtet, sondern hängt mit der Einschränkung der Sinnlichkeit zusammen, ohne doch etwas Positives ausser dem Umfange derselben setzen zu können" (S. 210, 211).

Unser Zweck erfordert nicht, der Kritik der reinen Vernunft in die Darstellung der Gesetzgebung des Verstandes über seine Gegenstände zu folgen. Nur des obersten Principes dieser Gesetzgebung möge noch kurz gedacht werden, obgleich dasselbe sich aus dem Bisherigen von selbst ergiebt. Es lautet: „Ein jeder Gegenstand steht unter den nothwendigen Bedingungen der synthetischen Einheit des Mannigfaltigen der Anschauung in einer möglichen Erfahrung" (S. 138). Mit anderen Worten: Die gesammte gegenständliche Welt des Verstandes ist eine Welt des Ich, und ihr Mannigfaltiges muss so verbunden sein, dass es in der Einheit des Ich-Bewusstseins bestehen kann. Oder: aller Inhalt des Verstandes-Bewusstseins ist synthetische Bestimmung des Ich. — Diesem obersten Grundsatze alles synthetischen Verstandesgebrauches steht als oberster Grundsatz alles analytischen oder formal-logischen Verstandesgebrauches derjenige des Widerspruches zur Seite. Das Verhältniss beider kann kurz dahin bezeichnet werden, dass der synthetische Verstandesgebrauch gemäss jenem obersten Grundsatze erst den analytischen ermöglicht, indem sonst kein Inhalt, über den gedacht werden könnte, vorhanden wäre. Abgeleitet kann aber weder der Grundsatz des synthetischen Verstandes aus dem des analytischen, noch dieser aus jenem werden.

Es ist nicht unsere Absicht, die eben dargestellte Lehre in allen ihren Einzelheiten der Kritik zu unterziehen. Wir wollen nur ihre principielle Uebereinstimmung und Nicht-Uebereinstimmung mit der unsrigen scharf zu bezeichnen und wegen der letzteren die unsrige zu rechtfertigen versuchen.

Kant unterscheidet einen analytischen oder formal-
logischen und einen synthetischen oder transscendental-
logischen Verstandesgebrauch. Sein Begriff des ersteren fällt
im Wesentlichen mit dem von uns entwickelten Begriffe des
Denkens zusammen. Das formal-logische Denken muss auch
nach Kant allen seinen Inhalt im Bewusstsein vorfinden, und
es hat keine andere Function, als diesen Inhalt zu analysiren, d. h. die in demselben enthaltene Einheit des Mannigfaltigen oder, nach unserer Ausdrucksweise, die in demselben
enthaltenen Zusammenhänge als solche zum Bewusstsein zu
bringen.

Die Analysis des formal-logischen Denkens hat nach der
Kritik der reinen Vernunft wie nach unseren Ausführungen
eine Synthesis zur Voraussetzung (s. o. S. 284). Analysiren
kann das Denken nur synthetische Zusammenhänge. Das
Denken schreibt also — so folgert auch die Kritik der reinen
Vernunft — allem Erkenntniss-Inhalte ein Gesetz vor, welches
einen reinen Erkenntniss-Inhalt bildet, indem es die allgemeine Form aller Gegenstände der Erfahrung, d. i., nach
Kant's Erklärung, der empirischen Verstandes-Erkenntniss,
bestimmt, — das Gesetz nämlich, ein durchgängig zusammenhängendes Mannigfaltiges, ein Analysirbares zu sein. Der
reine Erkenntniss-Inhalt ist demnach auch nach Kant die
sachliche Bedingung für die Anwendbarkeit der logischen
Formen.

Unser Weg scheidet sich nun von demjenigen Kants
bezüglich der Frage nach dem Verhältnisse des reinen Erkenntniss-Inhaltes zum unmittelbaren Bewusstsein einerseits
und zum formal-logischen Denken andererseits. Nach unserer
Ansicht findet das Denken den reinen Erkenntniss-Inhalt
sowohl als auch den empirischen vor; dieser sowohl als
jener sind bereits in der untersten Stufe des Bewusstseins,
welches in dem blossen Haben oder Vergegenständlichen
seines Inhaltes besteht, d. i. im unmittelbaren Bewusstsein

(der Unterschied von directem und indirectem Bewusstsein, d. i. von Wahrnehmung und Vorstellung, hat für die gegenwärtige Frage keine Bedeutung, s. o. S. 201) vorhanden, während nach Kant die unmittelbare Erkenntniss oder die Anschauung den reinen Erkenntniss-Inhalt noch nicht enthält, dieser vielmehr erst durch das Denken erzeugt wird. Das Denken bezieht sich nach Kant formal-logisch oder analytisch auf die Anschauung, indem es zugleich die Bedingungen für die Anwendbarkeit der logischen Form in den Anschauungs-Inhalt hineinbringt, indem es sich also zugleich transscendental-logisch oder synthetisch auf denselben bezieht. Nach unseren Ausführungen hingegen hat das Denken bloss jene formale Function, es findet die Bedingungen der Anwendbarkeit seiner Formen als das Werk des unmittelbaren Bewusstseins vor, und zwar nothwendig, weil diese Bedingungen zugleich Bedingungen der Wahrnehmbarkeit oder Anschaubarkeit sind und nur darum, weil sie dieses sind, noch Bedingungen der Denkbarkeit sind. Kant unterscheidet drei Functionen, durch welche die Erkenntniss zu Stande kommt, 1) die Anschauung, 2) den synthetischen Verstandesgebrauch oder die productive Einbildungskraft und 3) den analytischen Verstandesgebrauch oder das formal-logische Denken. Wir unterscheiden bloss zwei Functionen, 1) das unmittelbare Bewusstsein (dessen Eintheilung in Wahrnehmung und Vorstellung für den gegenwärtigen Gesichtspunkt nicht in Betracht kommt) und 2) das mittelbare Bewusstsein oder logische Denken (welches sich theils auf die Wahrnehmung, theils auf die Vorstellung, theils auf beide zugleich, theils auf eigene Gebilde bezieht). Dass unmittelbare Bewusstsein ist uns demnach unauflösliche Verbindung der beiden Functionen, die Kant Anschauung und Einbildungskraft nennt; die Thätigkeit der Einbildungskraft ist uns also weder, wie Kant will, ein Process, noch wird sie erst durch die Thätigkeit des logischen Denkens hervor-

gerufen, sie ist uns vielmehr eine sich in aller Anschauung
(auch da, wo sich an dieselben kein Denken schliesst) geltend machende Disposition des Bewusstseins, das diamantene
Netz, um uns eines Ausdrucks Hegel's zu bedienen, mit
welchem das Bewusstsein alle Erscheinungen umspannt, indem es dieselben überhaupt hat.

Die Nothwendigkeit dieser Correctur der Kantischen
Lehre einzusehen, ist die erste Bedingung, um einen wirklichen Fortschritt über diese hinaus zu machen. Sie ergiebt sich aber aus einer näheren Betrachtung sowohl des
Kantischen Begriffes der Anschauung, als auch desjenigen
des Verstandes, als auch desjenigen des Zusammenwirkens
von Anschauung und Verstand.

Die blosse Anschauung ist nach Kant's eigener Erklärung
(s. o. S. 293), gar nicht für uns vorhanden, sie gehört gar
nicht zum Bewusstsein. Das Bewusstsein eignet sich den
Anschauungsinhalt erst durch die synthetische Verstandesthätigkeit (Einbildungskraft) an. In der Anschauung ist noch
gar kein Ich vorhanden, das Ich erscheint erst als das Subject der Verstandesthätigkeit und mit ihm die synthetische
Einheit alles Bewusstseinsinhaltes. Demnach lässt sich über
diese blosse Anschauung auch gar nichts aussagen, denn
jeder Gedanke, jede Aussage bringt die synthetische Einheit
des Mannigfaltigen, welche der Anschauung an sich nicht zukommt, in dieselbe hinein, betrifft also nicht die blosse Anschauung, sondern den Verstandesinhalt.   Eine Linie z. B.
ist ein Element im Erkenntnissprocesse erst dann, wenn wir
sie ziehen, (s. o. S. 294), wir ziehen sie aber erst mit Hülfe
des Verstandes. Es ist also auch eine Inconsequenz, wenn
Kant die blosse Anschauung für die Quelle der Vielheit oder
blossen Mannigfaltigkeit, in welche der Verstand die Einheit
hineinbringe, erklärt. Denn auch die Vielheit ist ein Verstandesbegriff, wie denn dieselbe auch gar nicht anders gedacht werden kann, als indem irgend ein Zusammen der

Vielen, also eine Einheit, gesetzt wird. Diese blosse Anschauung, die nach Kant's eigenen Worten für uns nichts
ist, ist aber auch für die Erkenntnisslehre nichts. Sie wird
bei Kant für die Erkenntnisslehre nur dadurch etwas, dass
sie in der transscendentalen Aesthetik stillschweigend als
dem Ich eigene Anschauung, als bewusster Zustand gefasst wird.

Ohne diese Beziehung auf das erkennende Subject könnten die reinen Anschauungsformen nicht einmal für subjectiv
erklärt werden, sie könnten in gar keinen Gegensatz zum
Dinge an sich gestellt werden, sie wären, wie das Ding an
sich, das dem Erkenntnissprocesse Vorausgehende, an sich
schlechthin Unerkennbare. Wie sie vollends die Möglichkeit
der Mathematik erklären sollen, ist ganz unerfindlich.

Ein ganz undenkbarer Begriff ist zweitens der des Verstandes, wie er von Kant aufgestellt ist. Derselbe soll die
analytische Thätigkeit des Denkens ausüben und zugleich
den Anschauungsinhalt so gestalten, dass derselbe den Bedingungen für die Anwendbarkeit der logischen Formen entspricht. Als analytische Thätigkeit soll der Verstand allen
seinen Inhalt vorfinden, als synthetische ihn zum Theil erzeugen und doch soll er, insofern er analysirt, auch synthe-
siren. Das Denken soll also allen seinen Inhalt zugleich
vorfinden und ihn zum Theil erzeugen; es soll schlechthin
dem Normalgesetze der Identität unterworfen sein und doch
Verbindungen knüpfen, die nicht durch Identität gedacht
werden können. Der Verstand ist leer und doch soll die
reine Anschauung einen Inhalt aus ihm hervorlocken. Dieser
Inhalt soll an sich kein Inhalt sein, sondern es erst durch
Verschmelzung mit der reinen Anschauung werden, so dass
er verschwindet, wenn von dieser abstrahirt wird, und die
Kategorien als inhaltsleere Begriffe übrig bleiben.*)

---

*) Man vergleiche hierzu die Kritik der Eintheilung der Urtheile
in synthetische und analytische, o. S. 159 ff.

Wären aber auch diese Anschauung und dieser Verstand denkbar, so wäre es doch völlig unbegreiflich, wie beide in Verbindung treten können. Sie haben gar nichts mit einander gemein, sie können nicht einmal in demselben Subjecte verbunden gedacht werden. Denn könnte auch ein Subject der blossen Anschauung gedacht werden, so stände dieses doch zu dem Ich, welches das Subject der Verstandes-Erkenntniss ist, in gar keiner inneren Beziehung. Das Ich könnte sich ebenso gut das ausserhalb seines Bewusstseins liegende Ding an sich aneignen, wie die gleichfalls ausserhalb seines Bewusstseins liegenden Anschauungsformen.

Es ist also unvermeidlich, den Kantischen Begriff der Anschauung und der Einbildungskraft durch denjenigen des unmittelbaren Bewusstseins zu ersetzen, das wie das mittelbare oder denkende synthetische Selbstbestimmung des Ich ist und dessen Inhalt darum dem Gesetze, welches das Denken allem seinem vorzufindenden Inhalte vorschreibt, entspricht. Ob man dabei den Namen des Verstandes als des Vermögens, welches im mittelbaren Bewusstsein das Denken ausübt und im un-unmittelbaren den empirischen Inhalt denkbar macht, bei-behalten will oder nicht, ist für die Sache gleichgültig. Unseres Erachtens liegt gar kein Bedürfniss dazu vor.

Eine Folge dieser Correctur ist die Beseitigung des Begriffes des inneren Sinnes. Vermittelst der Sinne empfinden wir, wir empfinden aber keinen der Gegenstände der inneren Wahrnehmung, weder das Fühlen, noch das Wollen, noch das Empfinden selbst. Empfunden ist nur dasjenige, was das mit der Empfindung nothwendig verbundene Bewusstsein aus diesem Zustande des Ich als ein Nicht-ich ausscheidet Durch Empfindung wird uns also nur die Aussenwelt gegeben (s. o. S. 44 ff.)

Die Zustände der inneren Wahrnehmung sind, obwohl subjectiv, d. h. an das Bewusstsein, welches sie als Zustände des Ich setzt, gebunden, doch wirklich, sie existiren wirklich

als das, als was sie sich dem Bewusstsein darbieten, also an
sich, nämlich als Zustände des Ich. Auch die empirische
Aussenwelt existirt, ist wirklich, nämlich als der ausgeschiedene Inhalt des subjectiven Zustandes der Empfindung, sie
existirt aber nicht wirklich als das, als was sie sich dem
Bewusstsein darbietet, nämlich als ein von einem sie auffassenden Bewusstsein Unabhängiges, sie existirt also nicht an
sich (s. o. S. 225). Wäre, wie Kant will, alle Anschauung
sinnlich, so könnten wir allerdings nur Erscheinungen erkennen, denn alles sinnlich Angeschaute existirt nur als der
ausgeschiedene Inhalt des subjectiven Zustandes der Empfindung, also nur durch diesen Zustand und, da derselbe Zustand des Ich ist, nur durch das Bewusstsein.

Eine andere wichtige Folge unserer Ansicht von den
Stufen des Bewusstseins und ihrem Verhältnisse ist die einfache Beantwortung, welche die von Kant in den Abschnitten
über die transscendentale Deduction und den Schematismus
der reinen Verstandesbegriffe mit soviel Dunkelheit behandelten Fragen finden. Das transscendental-logische Gesetz
ist danach Bedingung nicht bloss der Denkbarkeit, sondern
auch der Anschaubarkeit (Wahrnehmbarkeit) der Gegenstände,
und es ist darum gewiss, dass alle Gegenstände ihm gemäss
sein müssen, obwohl das Denken sie fertig vorfindet, sie also
nicht seinen Forderungen gemäss gestalten kann. Der reine
Verstandesbegriff ist ferner mit den anschaulichen Gegenständen, auf welche er sich gesetzgebend bezieht, ebenso
gleichartig, wie der empirische Begriff mit den Gegenständen,
die unter ihn subsumirt werden. Es wird in der That in
ihm etwas gedacht, was zugleich im Gegenstande angeschaut
wird (s. o. S. 296).

An die eben entwickelte Correctur muss sich eine zweite
von nicht minder weit greifender Bedeutung schliessen. Dieselbe betrifft die Ansicht Kants, dass der reine Erkenntniss-
inhalt nicht die reine sachliche Bedingung für die Anwend-

barkeit der logischen Form (also für die Denkbarkeit der
Objecte), sondern die anthropologisch modificirte sei,
und dass mithin das Denken selbst den Gegenständen kein
Gesetz dictire, sondern nur das Princip zu einem solchen
enthalte, welches Princip erst durch Verbindung mit der sinnlichen Natur des Menschen zu einem Gesetze werde. Wir behaupten dagegen, dass es einen reinen Erkenntnissinhalt in
der Bedeutung einer allgemeinen Form der Dinge giebt,
welche nichts anders als die Bedingung der Denkbarkeit
derselben ist, welche also keine besonderen Bedingungen
der Wahrnehmbarkeit einschliesst und mithin für alle
möglichen denkenden Wesen, welche Eigenthümlichkeit
auch immer ihre Art des Wahrnehmens (Anschauens)
haben möge, dieselbe ist.

Wir geben zu, dass das aus der Natur des Denkens sich
für die Gegenstände ergebende Gesetz niemals allein im Bewusstsein sein kann, sondern nothwendig dem bestimmten
Erkenntnissinhalte, dem es Gesetz ist (nach unserer Ausdrucksweise dem empirischen Erkenntnissinhalte) immanent ist. Wir
geben auch zu, dass es gar nicht anders als in Beziehung
auf den concreten Erkenntnissinhalt gedacht werden kann,
und dass mithin in seinem Begriffe auch der Begriff des concreten Erkenntnissinhaltes mitgedacht werden muss. (Abgesehen von seiner Beziehung zum Bewusstsein, d. i. in seiner
Objectivität, gedacht, muss der Begriff der Dinge an sich
mitgedacht werden). Aber dieser mitzudenkende Begriff des
concreten oder empirischen Erkenntnissinhaltes ist ganz allgemein, er enthält nicht das Mindeste von dem, was den
concreten Erkenntnissinhalt ausmacht; die Beziehung des reinen Erkenntnissinhaltes auf den empirischen gehört zum
ersteren selbst, der empirische Erkenntnissinhalt als solcher,
d. h. in der Bedeutung dessen, was allem empirischen Erkenntnissinhalte gemeinsam ist, weil uud insofern er empirischer Erkenntnissinhalt ist, ist eben der reine Inhalt selbst.

Ebenso liegt im reinen Begriffe der Qualität die Beziehung auf
die concreten Qualitäten; es gehört zu seinem Inhalte, dass
kein Quale existirt, dessen Qualität eben darin bestände, eine
Qualität zu haben, sondern nur bestimmte Qualitäten, gleichwohl wird in diesem Begriffe keine Qualität mehr gedacht,
sondern bloss die allgemeine Form aller Qualitäten, oder
dasjenige, was allen Qualitäten, weil und insofern sie Qualitäten sind, gemeinsam ist.

Bei Kant hingegen blickt überall der Irrthum durch, als
könnten die Gesetze der transscendentalen Logik darum keine
Gesetze des reinen Denkens sein, weil solche ohne alle Beziehung auf concrete Gegenstände gedacht werden müssten,
was doch gegen ihren Begriff wäre. Die allgemeine Form
der gegenständlichen Welt, welche die Bedingung für deren
Erkennbarkeit ist, müsse, meint er, ein Stück von dem Gegenständlichen selbst, dessen Form sie sei, einschliessen, weil
sie sonst nicht als Form der gegenständlichen Welt gedacht
werden könne. Dieses das concrete Gegenständliche mit der
Form der Gegenständlichkeit überhaupt Verknüpfende seien
die reinen Anschauungen Raum und Zeit, mithin müsse das
transscendental-logische Gesetz diese reinen aber doch bestimmten Anschauungen in seinen Begriff mit aufnehmen.

Mit demselben Rechte könnte man behaupten, dass auch
Raum und Zeit nicht genügten, die reine Erkenntniss mit der
empirischen zu verknüpfen. Denn Raum und Zeit müssen
als Formen des sich in ihnen darstellenden concreten Daseins
gedacht werden, sie könnten aber, wenn das vorstehende
Raisonnement richtig wäre, nur dann als diese Formen gedacht werden, wenn von dem concreten Dasein etwas mitgedacht würde, und zwar nicht dasselbe ganz allgemein, sondern irgend eine empirische Bestimmtheit desselben. Der
Begriff des reinen Erkenntnissinhaltes widerspräche sich also
überhaupt.

Der Grund dieses Kantischen Irrthums liegt in dem Feh-

ler, auf welchen sich unsere erste Correctur bezog. Wird
nämlich das transscendentale Gesetz vom Denken nicht, wie
wie wir wollen, erfüllt vorgefunden, sondern, wie Kant
will, vom Denken in den Dingen durchgeführt, so bleibt
nur ein Mittel übrig, den Grundsatz von der Leerheit der
blossen Gedanken wenigstens scheinbar aufrecht zu halten:
es muss behauptet werden, dass der Inhalt, den das Denken
durch sein Eingreifen in die Anschauungswelt erzeugt, eigentlich oder an sich kein Inhalt sei, sondern solches erst durch
seine Verschmelzung mit einer der Anschauung angehörigen
Bestimmtheit werde, so dass, wenn von dieser abstrahirt
werde, der sich auf jenen Inhalt beziehende Begriff leer werde.
Gehört hingegen die allgemeine Form, welche das transscendentale Gesetz allen Gegenständen vorschreibt, dem unmittelbaren Bewusstseinsinhalte an, auch wenn sich kein Denken
an dasselbe anschliesst, so bleibt auch dem reinen Begriffe
dieser Form gegenüber der Satz von der Formalität des
Denkens als der mittelbaren Frkenntniss bestehen.

Diese zweite Correctur hängt in der That mit der ersten
so nahe zusammen, dass es schwer zu verstehen sein würde,
wenn Jemand jene annehmen, sich dieser aber weigern wollte.
Wer zugiebt, dass es ein unmittelbares Bewusstsein als Grundlage des gesammten Erkenntnissprocesses, selbst aber nicht
Process, giebt, wer ferner dem logischen Denken in Beziehung
auf das unmittelbare Bewusstsein keine andere Function zuer-
kennt, als in demselben vorhandene Zusammenhänge als
solche zu erfassen, wer endlich sachliche, mithin im unmittelbaren Bewusstseinsinhalt enthaltene und in demselben vom Denken vorzufindende Bedingungen der Denkbarkeit anerkennt,
der muss nothwendig die Möglichkeit zugestehen, diese Bedingungen rein für sich im Denken zu erfassen, oder, um
uns eines in neuerer Zeit mehrfach gebrauchten Ausdruckes
zu bedienen, den intellectuellen Factor der Erkenntniss aus
dem empirischen herauszupräpariren, nämlich durch Analyse

und Abstraction, anknüpfend an die Thatsache, die auch, wenngleich anders ausgedrückt, den Mittelpunkt der Kritik der reinen Vernunft bildet, die Thatsache, dass alles Bewusstsein synthetische Selbsbestimmung des Ich ist.

Bezüglich der Tragweite dieser Correctur geben die vorhergehenden Kapitel ausführliche Auskunft. Sie haben gezeigt, dass der reine oder intellectuelle Erkenntnissinhalt die sachliche Form der Identität als Bedingung der Anwendbarkeit der logischen ist, dass er durch die blosse Form des Urtheils vorausgesetzt wird, wie auch Kant will, aber eben darum nicht durch jene in der Kategorientafel verzeichnete, empirisch aufgenommene Reihe jedes inneren Zusammenhanges entbehrender Begriffe, sondern durch den einen Begriff des Etwas - seienden oder des Quale oder des Dinges ausgedrückt wird, und dass er endlich ein auch die Dinge an sich beherrschendes Gesetz und als solches mit ihrer Existenz einerlei ist. So wird der anthropologische Charakter, welchen die Erkenntnisslehre in der Kritik der reinen Vernunft angenommen hat, beseitigt und der Weg zu einer objectiven allgemeingültigen Metaphysik gebahnt. Wir können von den Dingen an sich a priori erkennen, nicht nur, wie Kant will, dass sie sind, sondern auch insofern, was sie sind, als dieses durch den allgemeinen Begriff des Dinges ausgedrückt wird, als sie also die Form der Dingheit gemeinsam haben. Und a posteriori eröffnet sich uns in der inneren Wahrnehmung ein Blick auf den Inhalt dieser allgemeinen Form der Dingheit.

Anhang.

Selbstanzeige (Abdruck aus den Philosophischen Monatsheften).

. . . . Diese Schrift hat die Organisation des Bewusstseins ganz im allgemeinen zum Gegenstande und sucht insbesondere die Fragen zu beantworten: welche Functionen sich zur Erzeugung begrifflicher Erkenntniss überhaupt verbinden, was denselben gemeinsam ist, wodurch sie sich unterscheiden und wie sie in einandergreifen; sodann, wie der Gegensatz von Wahrheit und Irrthum mit der Natur des Bewusstseins zusammenhängt, welches die Kriterien der Wahrheit und des Irrthums sind und welches Gesetz sich daraus für das richtige Denken ergiebt; endlich, ob es auch ein Gesetz giebt, welchem alle Gegenstände als Inhalt des Bewusstseins gemäss sein müssen, wie sich dasselbe zu diesen Gegenständen einerseits und dem Gesetze des richtigen Denkens andererseits verhält, ob ihm und den von ihm beherrschten Gegenständen eine Bedeutung auch unabhängig vom Bewusstsein zukommt und welche Ziele sich aus dieser inneren Beziehung des Bewusstseins zu allem Gegenständlichen für die Wissenschaft ergeben. Die Theorie des Bewusstseins steht demnach ein Bindeglied zwischen der Psychologie, der Logik und der Metaphysik dar. Sie bildet sich auf Grund von Beobachtungen vermittelst solcher Verfahrungsweisen, deren Zuverlässigkeit von jeder exacten Wissenschaft vorausgesetzt wird.

I. Die Grundthatsache, von welcher ich ausgehe, ist die, dass die Thätigkeit des Bewusstseins nicht bloss darin

besteht, einen gegenständlichen, d. i. von der Bewusstseins-
Thätigkeit selbst unterschiedenen Inhalt zu haben, sondern
sich in einer Weise mit diesem Inhalte zu beschäftigen, die
über das Verhältniss der blossen Gegenständlichkeit, die
blosse Relation, welche durch die Begriffe Subject und Object
ausgedrückt wird, hinausgeht; und umgekehrt, dass alle Beschäftigung des Bewusstseins mit seinen Gegenständen jenes
einfache Verhältniss zu denselben zur Voraussetzung hat,
wodurch sie eben Gegenstände sind, welches also als ein
Haben oder Besitzen der Gegenstände bezeichnet werden
kann. Es ist denkbar, dass es Wesen mit einem Bewusstsein, welches nicht über die blosse Vergegenständlichung
seines Inhaltes hinausgeht, giebt, aber es ist Thatsache, dass
das menschliche Bewusstsein in diesem Verhältnisse der
Gegenständlichkeit bloss die Grundlage seiner gesammten
Thätigkeit hat. Undenkbar hingegen ist es, dass in einem
Bewusstsein, welches sich mit seinen Gegenständen beschäftigt, jenes einfache Verhältniss des Habens derselben nicht
vorkomme, denn nur durch dieses Verhältniss sind Gegenstände da, mit welchem sich das Bewusstsein beschäftigen
kann. Dinge mögen existiren, ohne dass sie mit einem
Bewusstsein in Berührung kommen, aber Gegenstände,
auf welche sich die Thätigkeit des Bewusstseins bezieht, sind
sie nur insofern, als das Bewusstsein sie als seine Gegenstände setzt.

So ergiebt sich die Unterscheidung zwischen unmittel-
barem und mittelbarem Bewusstsein. Das unmittelbare
kann ohne das mittelbare gedacht werden, aber dieses hat
jenes stets zur Voraussetzung und zwar muss das unmittelbare Bewusstsein ununterbrochen thätig sein, so lange das
mittelbare es ist, da sich sonst das Bewusstsein mit Gegenständen beschäftigte, die es nicht hätte. Ich nenne sowohl
das unmittelbare als auch das sich auf dasselbe beziehende
mittelbare Bewusstsein Erkenntniss, unterscheide also auch

eine unmittelbare und mittelbare Erkenntniss. Der Begriff
der Erkenntniss oder des Wissens ist insofern weiter als
derjenige des Bewusstseins, als er nicht im Bewusstsein
gegenwärtige aber jeden Augenblick in dasselbe zurückführ-
bare Resultate der Bewusstseinsthätigkeit mit begreift.

Zum mittelbaren Bewusstsein gehört, wie ohne weiteres
gewiss ist, zum Theil die Denkthätigkeit. Die weitere Untersuchung zeigt aber, dass alle mittelbare Bewusstseinsthätigkeit Denken und alles Denken mittelbare Bewusstseinsthätigkeit ist, so dass mittelbares und denkendes Bewusstsein
schlechthin dasselbe sind.

Das unmittelbare Bewusstsein ist wiederum zweifacher
Art. Denn das mittelbare oder denkende bezieht sich theils
auf Gegenstände, die als wirklich anwesend im Bewusstsein
oder als ebenso real, wie das sie habende Bewusstsein selbst
gesetzt sind, theils auf solche, die als blosse Bilder auf wirkliche Gegenstände zurückbezogen und nicht dem Bewusstsein
als ein gleich Wirkliches gegenübergestellt sondern als blosse
Bestimmungen desselben gesetzt sind. Ich nenne das unmittelbare Bewusstsein, insofern es seine Gegenstände als
wirklich anwesend setzt, Wahrnehmung, und insofern es
seine Gegenstände als blosse Bilder auf wirkliche Gegenstände
zurückbezieht, Vorstellung. Die Wahrnehmung kann als
directe, die Vorstellung als indirecte unmittelbare Erkenntniss bezeichnet werden.

Da alles mittelbare Bewusstsein ein actuelles unmittelbares zur Voraussetzung hat, so hat der Gegensatz der
Directheit und Indirectheit auch für es Bedeutung. Es ist
direct, insofern es sich auf directes, indirect, insofern es sich
auf indirectes unmittelbares Bewusstsein bezieht. Es ist also
direct als Denken im Anschlusse an Wahrnehmungen und
indirect als Denken im Anschlusse an Vorstellungen. Damit
diese Eintheilung des Denkens eine vollständige sei, muss auch
das Denken, welches sich auf Wahrnehmungen und Vorstel-

lungen zugleich bezieht (z. B. das Vergleichen eines wahrgenommenen Gegenstandes mit einem Vorstellungsbilde),
berücksichtigt werden. Dies geschieht, wenn alles Denken,
welches sich, sei es ausschliesslich sei es theilweise, auf
Elemente indirecter unmittelbarer Erkenntniss bezieht, indirecte Erkenntniss genannt wird.

So ergiebt sich eine vollständige Eintheilung der Ver-
haltungsweisen des Bewusstseins (welche, wie gezeigt werden
wird, zugleich Stufen und Arten des Bewusstseins sind) durch
die Combination zweier Paare von Gegensätzen, den Gegensätzen nämlich der Unmittelbarkeit und Mittelbarkeit, und
der Directheit und Indirectheit. Das unmittelbare Bewusstsein ist a) directes (Wahrnehmung), b) indirectes (Vorstellung); das mittelbare ist a) directes (Denken im Anschlusse
an Wahrnehmung), b) indirectes (Denken im Anschlusse an
Vorstellung allein oder an Vorstellung in Verbindung mit
Wahrnehmung).

Die Vorstellung hat die Wahrnehmung zur Voraussetzung, denn sie bezieht ihre Bilder auf wirkliche Gegenstände zurück, d. h. sie setzt sie als Bilder früher wahr-
genommener Gegenstände. Auch wenn Bilder von der
Phantasie entworfen werden, die keinem wirklich einmal
wahrgenommenen Gegenstande entsprechen, setzt das vorstellende Bewusstsein diese Bilder doch als wirklich wahrgenommenen Gegenständen entsprechend. Demnach kann
nur die Wahrnehmung als schlechthin anfangendes Bewusstsein bestimmt werden, die Vorstellung und das Denken
sind fortschreitendes Bewusstsein. Sie haben als fortschreitendes Bewusstsein die Zurückbeziehung auf ein begrifflich früheres Verhalten gemeinsam, eine Zurückbeziehung,
die selbst Bewusstseinsthätigkeit ist; sie unterscheiden sich
dadurch, dass die Vorstellung sich auf ein begrifflich und
zeitlich früheres, das Denken auf ein bloss begrifflich und
nicht zeitlich früheres Verhalten des Bewusstseins zurück-

beziehen, denn die Anwesenheit des Vorstellungsbildes verlangt die Abwesenheit des entsprechenden wirklichen Wahrnehmungs-Objectes, während dem Denken die Anwesenheit
der Wahrnehmungs- oder Vorstellungs-Objecte, auf welche es
sich bezieht, unentbehrlich ist.

So giebt es zwei wesentlich verschiedene Arten, in
welchen das Bewusstsein von seinem Anfange, der Wahrnehmung, aus fortschreitet. Die eine Art führt zur Vorstellung, die andere zum Denken in Wahrnehmungen. Sowohl
die Vorstellung nun als auch das Denken in Wahrnehmungen
können wieder als Ausgangspunkte einer Weiterentwickelung
des Bewusstseins betrachtet werden, und zwar scheinen zunächst von jedem dieser Punkte aus wieder zwei Wege
möglich: an die Vorstellung schliesst sich entweder eine
Vorstellung höheren Grades oder ein Denken in Vorstellungen,
und an das Denken in Wahrnehmungen schliesst sich entweder ein auf dasselbe bezügliches Vorstellen oder ein
Denken höheren Grades. Von jedem der so erreichten
Punkte aus führen wieder zwei Wege weiter, und so fort.
In Wirklichkeit aber giebt es erstens kein Vorstellen höheren
Grades, d. h. kein Vorstellen, das seine Bilder statt auf
Wahrnehmungs-Objecte auf Vorstellungsbilder zurückbezöge,
und zweitens kein Vorstellen von Gedanken. Ein Denken in
Vorstellungen sowohl als auch ein Denken höheren Grades,
d. h. ein Denken, das sich nicht direct auf Wahrnehmungen
oder Vorstellungen, sondern auf Gedanken bezieht, giebt es.
Demnach bleiben von allen den Entwickelungsrichtungen,
welche die Combination als möglich erscheinen lässt, nur diejenigen, welche von der Wahrnehmung zur Vorstellung, von
der Wahrnehmung oder von der Vorstellung oder von der
Verbindung beider zum Denken, und vom niedrigeren zum
höheren Denken führen.

II. Wir wenden uns nun zur Analyse des anfangenden,
d. i. des wahrnehmenden Bewusstseins.

Das wahrnehmende Bewusstsein setzt allen seinen Inhalt als Gegenstand, d. h. es unterscheidet ihn von sich selbst (dem Bewusstsein). Mithin kann es kein Bewusstsein geben, das nicht zugleich Selbst-Bewusstsein wäre. Das Bewusstsein unterscheidet aber nicht bloss seine Gegenstände von sich, sondern zum Theil wenigstens kann es seinen Inhalt nur so von sich unterscheiden, dass es ihn zugleich mit sich einheitlich verknüpft, indem es denselben nämlich als einen Zustand des bewussten Subjectes setzt. Bezüglich dieses Inhaltes also hat das Vergegenständlichen oder Objectiviren zwei Seiten: die Unterscheidung desselben vom Bewusstsein (vom Wahrnehmen) selbst und die Verknüpfung mit demselben in der Identität des bewussten Subjectes, des Ich.

Ein solcher Inhalt sind die Zustände des Fühlens und Wollens. Wir nehmen dieselben wahr, indem wir sie gegenständlich machen, und wir machen sie gegenständlich, indem wir sie zugleich als Zustände des wahrnehmenden Ich setzen und von dem Zustande des Wahrnehmens selbst unterscheiden.

Indem das Ich wahrnimmt, weiss es sich als wahrnehmendes, — dieses Wissen ist durch die blosse Thätigkeit des Wahrnehmens vorhanden, aber die blosse Thätigkeit des Wahrnehmens bedarf eines Objectes, das Ich kann also sich selbst nur unter der Bedingung als wahrnehmendes setzen, dass es zugleich noch etwas Anderes, ein wahrgenommenes Object, setzt. Dieses Andere ist in dem in Rede stehenden Falle ein Zustand seiner selbst, nämlich Fühlen oder Wollen. Umgekehrt können das Fühlen und Wollen nur unter der Bedingung wahrgenommen werden, dass das wahrnehmende Ich sich zugleich selbst als wahrnehmendes weiss, denn sonst könnte das Ich diese Zustände weder vom Wahrnehmen selbst unterscheiden, noch sie als seine Zustände auf sich beziehen.

Die Wahrnehmung des Fühlens und Wollens kann dem-

nach als synthetische Selbstbestimmung des Ich
bezeichnet werden. Sie ist Selbstbestimmung des Ich, weil
das Ich das Fühlen und Wollen als seine Zustände setzt;
sie ist synthetisch, weil das Ich an sich nicht fühlendes und
wollendes, sondern wahrnehmendes ist. Die synthetische Selbstbestimmung hat eine analytische zur Voraussetzung, nämlich
das Wissen des Ich von sich als dem wahrnehmenden Subjecte, ohne welches Wissen das Fühlen und Wollen weder
als Gegenstände noch als Zustände gesetzt werden könnten.
Die analytische Bestimmung hat aber auch die synthetische
zur Voraussetzung, denn um sich als wahrnehmendes Subject wissen zu können, muss das Ich wirklich wahrnehmen,
also (insofern bloss von der Wahrnehmung des Fühlens und
Wollens die Rede ist) sich synthetisch bestimmen.

Insofern die Wahrnehmung ihre Gegenstände als Zustände
des Ich setzt, nennen wir sie die innere.

Die äussere oder sinnliche Wahrnehmung unterscheidet,
wie die innere, ihre Gegenstände vom wahrnehmenden Bewusstsein selbst, aber sie verknüpft sie nicht mit demselben in der Einheit des Ich; nicht als Zustände des Ich, sondern als ein Nicht-
ich setzt sie ihre Gegenstände. In der äusseren Wahrnehmung
scheint demnach die eine Seite des Vergegenständlichens weg-
zufallen, das Vergegenständlichen scheint hier bloss ein Unterscheiden des wahrgenommenen Inhaltes vom Wahrnehmen
selbst, aber kein Verknüpfen desselben mit dem Wahrnehmen
in der Einheit des Ich zu sein. Dieses Verknüpfen scheint
demnach überhaupt nicht zum Vergegenständlichen als solchem
zu gehören.

Eine nähere Betrachtung zeigt indessen, dass die äussere
Wahrnehmung keine selbstständige, der inneren nebengeordnete Art der Wahrnehmung, sondern nur eine Modification
der letzteren ist, so dass jede Wahrnehmung in ihrer Totalität eine innere ist.

Diejenige innere Wahrnehmung, aus welcher sich die

äussere gleichsam abzweigt, ist die der Sinnesempfindungen.
Die Wahrnehmung der Sinnesempfindungen stimmt mit derjenigen des Fühlens und Wollens darin überein, dass sie
ihren Inhalt vergegenständlicht, indem sie ihn zugleich vom
Wahrnehmen selbst unterscheidet und mit dem Wahrnehmen
als Zustand das Ich setzt. Sie unterscheidet sich von der
Wahrnehmung des Fühlens und Wollens dadurch, dass sie
ihren Inhalt, die Empfindung, nicht bloss vergegenständlicht,
sondern zugleich den subjectiven Zustand der Empfindung
von dem Empfundenen unterscheidet. Ohne dass die Empfindung aufhört, als subjectiver Zustand wahrgenommen zu
werden, wird das, was den Inhalt der Empfindung (die selbst
Inhalt des Wahrnehmens ist) ausmacht, das Empfundene, als
Nicht-ich dem empfindenden und wahrnehmenden Ich gegenüber gestellt. Es giebt keine äussere Wahrnehmung, die
nicht auf diese Weise aus der inneren entspränge. Demnach
ist es das Grundgesetz der Wahrnehmung überhaupt, synthetische Selbstbestimmung des Ich zu sein.

Das Bewusstsein von einer Aussenwelt wird vielfach,
namentlich von neueren Physiologen, als das Resultat einer
intellectuellen Thätigkeit, insbesondere eines Schlussverfah-
rens dargestellt. Von einer intellectuellen Thätigkeit, einem
intellectuellen Factor der Wahrnehmung kann allerdings, wie
ich später zeigen werde, in gewissem Sinne geredet werden,
aber dann ist derselbe mindestens nicht vorzugsweise in dieser Ausscheidung des Empfundenen aus dem Zustande der
Empfindung zu suchen, sondern ebensosehr in den Wahrnehmungen der Empfindung als solcher, des Gefühls und des
Willens. Ferner muss zugegeben werden, dass das auf die
Aussenwelt bezogene Bewusstsein, so wie wir es in uns finden, seine Gestaltung wesentlich der Thätigkeit des schliessenden Denkens verdankt. Aber entschieden muss in Abrede
gestellt werden, dass uns eine Aussenwelt durch Schliessen
überhaupt erst eröffnet werde und dass irgend eine Bestimmt-

heit der Aussenwelt als die *consecutio* eines Schlusses betrachtet werden könne. Nur mittelbar kann das logische
Denken einen Einfluss auf die Gestaltung der uns erscheinenden Aussenwelt gewinnen, indem es nämlich als ein psy-
chisches Ereigniss den Zustand der Seele überhaupt modi-
ficirt und insbesondere die Disposition des wahrnehmenden
Bewusstseins beeinflusst, etwa wie das durch logisches Denken mir entstandene Bewusstsein einer gefährlichen Lage mir
einen Schrecken verursacht, ohne dass doch dieser Schrecken
als die *consecutio* eines Schlusses bezeichnet werden dürfte.
Durch logisches Denken können wir kein Gegenständliches
der Erkenntniss erzeugen, wie es nach der in Rede stehenden Theorie der Fall sein müsste.

Eine Folge der entwickelten Ansicht ist die Behauptung,
dass die Gegenstände der inneren Wahrnehmung nur als bewusste existiren und dass auch die Aussenwelt nur in dem
auf sie bezogenen Bewusstsein existirt. Denn die Gegenstände der inneren Wahrnehmung sind Zustände des bewussten Ichs. Um sie aber als objectiv vorzustellen oder zu
denken, müsste man von diesem ihrem Verhältnisse zum Ich
abstrahiren, d. h. man müsste aufhören, sie als Gegenstände
zu setzen, während sie doch nur als Gegenstände wahrgenommen, vorgestellt und gedacht werden können. Desgleichen
müsste man die Aussenwelt anders denn als Gegenstand vorstellen und denken, wollte man von ihrem Verhältnisse zum
Bewusstsein abstrahiren. Wenn wir aber die Gegenstände
nicht anders denn als Gegenstände des Bewusstseins d e n -
k e n können, so können sie auch nicht anders se i n, denn
der Gedanke der an sich seienden Gegenstände legt entweder
den Gegenständen zwei entgegengesetzte Prädicate bei, indem
er sie zugleich als Gegenstände und als Nicht-Gegenstände
setzt, ist also eine *contradictio* in *adjecto*, oder er ist leer,
indem er von dem Prädicate der Gegenständlichkeit, damit
aber auch von allem demjenigen, was gegenständlich ist,
abstrahirt.

Alle Gegenstände der Wahrnehmung sind mithin subjectiv in dem Sinne, dass sie nur insofern existiren, als sie
auch wahrgenommen werden. Diese Subjectivität ist aber
nicht zu verwechseln mit Unwirklichkeit oder Phänomenalität.
Zunächst ist gewiss, dass das Bewusstsein selbst wirklich ist
und mithin auch alle Gegenstände desselben insofern, als sie
eben diese Gegenstände sind. Denn von Unwirklichkeit und
Phänomenalität kann nur in Beziehung auf ein als wirklich
anerkanntes Bewusstsein die Rede sein, da, wenn man das
Bewusstsein, in Beziehung auf welches oder für welches ein
Schein besteht, selbst für blossen Schein erklären wollte,
jener erste Schein kein wirklicher, sondern ein bloss scheinbarer wäre, und das blosser Schein seiende Bewusstsein nun
seinerseits ein wirkliches verlangte, für welches es Schein
wäre. Ebenso wirklich wie das Bewusstsein sind die Gegenstände der inneren Wahrnehmung, denn dieselben sind zwar
subjectiv, existiren aber an sich so, wie sie wahrgenommen
werden, nämlich als Zustände des Ich. Unwirklich sind nur
die Gegenstände der äusseren Wahrnehmung, denn wollte
man diese an sich denken, so müsste man von ihrer Beziehung auf das Ich abstrahiren, was unmöglich ist.

Dass es, obwohl alle Gegenstände des Bewusstseins und
das Bewusstsein selbst als sein eigener Gegenstand subjectiv
sind, doch ein Objectives in allen Bewusstseinsgegenständen
giebt, wird später gezeigt werden. —

Die im Vorstehenden skizzirte Theorie der Wahrnehmung hat sich, um zum Abschlusse zu gelangen, noch mit
einem höchst wichtigen und schwierigen Probleme abzufinden.
Der Begriff des Ich nämlich oder des sich selbst wissenden
Bewusstseins (Selbstbewusstseins) scheint an das Denken eine
unerfüllbare Forderung zu stellen. Denn ist es richtig, dass
das Bewusstsein allen seinen Inhalt als Gegenstand setzen
und ihn als solchen auf sich (das Bewusstsein) selbst beziehen muss, so hat es sich selbst zum Gegenstande und muss

sich selbst wie jeden Gegenstand auf sich beziehen, muss
also sich selbst nicht nur als Gegenstand, sondern auch als
sich zum Gegenstande habendes wissen; und da auch dieses
Wissen ein gegenständliches sein muss, so scheint eine neue
Selbstsetzung des Bewusstseins nöthig zu sein und so fort
in's Unendliche. Setzt sich, mit anderen Worten, das Bewusstsein selbst als Object, so muss es sich auch als Subject setzen, denn jedes Object muss auf ein Subject bezogen
werden; so aber hat das Bewusstsein sich, insofern es Subject ist, zum Objecte und muss sich von neuem diesem Objecte als Subject gegenüberstellen u. s. f.

Ich glaube, in meiner Schrift dieses Problem gelöst zu
haben. Es scheint mir aber unmöglich in der hier nothwendigen Kürze eine auch nur einigermassen verständliche
Darstellung meiner Lösung zu geben. Ich will darum nur
anführen, dass ich zwischen dem Bewusstsein, insofern es
von sich gewusst wird (Object ist) und dem Bewusstsein, insofern es sich weiss (die Einheit von Subject und Object ist)
ein Verhältniss annehme, welches analog demjenigen des
Punktes zur Linie, oder der Linie zur Fläche oder der Fläche
zum Körper ist, und dass dieses Verhältniss beim Bewusstsein sowie beim Raume dreimal wiederkehrt, und dass das
Ich nicht das ganze Bewusstsein ist, sondern noch ein Wissen über sich hat, welches selbst nicht gewusst wird, so dass
es in der Analogie mit den räumlichen Verhältnissen der
Fläche entspricht.

III. Das Grundgesetz der Wahrnehmung, wonach dieselbe synthetische Selbstbestimmung des Ich ist, giebt sich
bei näherer Betrachtung als ein Grundgesetz des Bewusstseins überhaupt zu erkennen: das Bewusstsein überhaupt ist
synthetische Selbstbestimmung des Ich.

Zunächst ist klar, dass das Bewusstsein, wenn es in
Beziehung auf seine Wahrnehmungen denkt, nicht aufhört,
synthetische Bestimmung des Ich zu sein, denn es hört nicht

auf, wahrnehmendes zu sein. Das Denken im Anschlusse an
Wahrnehmungen ist ja eine an den Wahrnehmungsobjecten
stattfindende Thätigkeit, welche das gleichzeitige Haben dieser Objecte im Bewusstsein, d. i. das Wahrnehmen, zur
Voraussetzung hat. Ebenso gewiss ist es, dass auch das
vorstellende Bewusstsein, obwohl es keine gleichzeitige Wahrnehmung zur Voraussetzung hat, jenem Grundgesetze unter-
liegt, denn die Vorstellung hat mit der Wahrnehmung dieses
gemein, Haben eines Inhaltes in der Form der Gegenständlichkeit zu sein, insofern aber das Bewusstsein seinen Inhalt
als Gegenstand setzt, ist es eben synthetische Selbstbestimmung des Ich. Der Unterschied zwischen der Wahrnehmung
als directer und der Vorstellung als indirecter Erkenntniss
betrifft jenes Grundgesetz nicht. Wie das Denken im Anschlusse an Wahrnehmungen synthetische Bestimmung des
Ich ist, weil das so denkende Bewusstsein zugleich wahrnehmendes ist, so fällt drittens auch das Denken im Anschlusse an Vorstellungen unter jenen allgemeinen Begriff,
weil das so denkende Bewusstsein zugleich vorstellendes ist.

Das denkende Bewusstsein ist aber nicht bloss insofern
synthetische Selbstbestimmung des Ich, als es zugleich wahrnehmendes und vorstellendes ist, sondern auch insofern, als
es denkt. Denn die Thätigkeit des Denkens würde mit denjenigen des Wahrnehmens und Vorstellens nichts gemeinsam
haben, sie könnte also nicht gleich diesen Thätigkeit des
Bewusstseins sein, wenn sie nicht mit ihnen das allgemeinste
Gesetz, das in ihnen aufgefunden werden kann, ohne dass
man die Abstraction über den Begriff des Bewusstseins hin-
ausführt, theilte. Ein solches allgemeinstes Gesetz ist aber
das der synthetischen Selbstbestimmung des Ich. Wird in
der Betrachtung der Wahrnehmung von diesem Gesetze abstrahirt, so verliert man nicht bloss den Begriff der Wahrnehmung als einer Art des Bewusstseins, sondern auch den
Begriff des Bewusstseins überhaupt.

Demnach sind das Wahrnehmen, das Vorstellen und das Denken Arten des Bewusstseins, wenngleich das Vorstellen nur auf Grund früherer Wahrnehmung und das Denken nur auf Grund gleichzeitiger Wahrnehmung oder Vorstellung möglich ist. Gemeinsam ist diesen Arten, dass sie synthetische Selbstbestimmung des Ich sind. Es kommt nun darauf an, ihren Unterschied in Beziehung auf das ihnen Gemeinsame zu erkennen.

Der Unterschied muss offenbar in den Gegenständen liegen, denn die Thätigkeit des synthetischen Selbstbestimmens kann in sich selbst keine Unterschiede bilden. Das Ich bestimmt sich, insofern es wahrnimmt, durch die Zustände des Empfindens, Fühlens und Wollens; insofern es vorstellt und denkt muss es sich durch andere Zustände bestimmen.

Allein der Unterschied muss ebensosehr im Verhalten des Bewusstseins selbst, oder in der Form, liegen. Denn sonst wären die Wahrnehmung, die Vorstellung und das Denken nicht Arten des Bewusstseins, wenigstens nicht Arten in dém obigen Sinne. Die Vorstellung und das Denken würden sich von der Wahrnehmung nicht anders unterscheiden, wie die Wahrnehmung eines Gefühls von der Wahrnehmung eines Willensactes oder wie die Wahrnehmung einer Farbe von derjenigen eines Tones. Es gäbe gar keine Entwickelung des Bewusstseins, keinen Erkenntnissprocess, die Thätigkeit des Bewusstseins würde stets die nämliche des einfachen Vergegenständlichens seines Inhaltes sein. Das Vorstellen und das Denken sollen aber Functionen des fortschreitenden Bewusstseins sein. Und zwar ist unter fortschreitendem Bewusstsein nicht ein solches verstanden, welches nur durch frühere Bewusstseinsthätigkeit ermöglicht ist, sowie eine Fertigkeit nur durch Uebung erworben wird, sondern ein solches, welches sich selbst auf eine begrifflich frühere Thätigkeit zurückbezieht, in sich selbst eine Beziehung

auf den Anfang setzt. Das fortschreitende Bewusstsein soll
nicht bloss seine Thätigkeit mit grösserer Vollkommenheit
ausüben, sondern es soll die Resultate begrifflich früherer
Thätigkeit sich aneignen und in einer Weise verwerthen,
welche jener Thätigkeit fremd war. Einen Fortschritt im
Sinne der Ausbildung und Vervollkommnung derselben Thätigkeit giebt es auch im anfangenden Erkennen, wie lernen
eben immer besser anfangen. Der Unterschied zwischen dem
Vorstellen und Denken einerseits und der Wahrnehmung andererseits scheint also gar nicht in den Gegenständen liegen
zu können; einen neuen Gegenstand ergreifen, heisst einen
neuen Anfang der Erkenntniss machen.

Und doch, was kann das Bewusstsein mit seinen Gegenständen anders machen, als sie eben als Gegenstände haben?
Wahrnehmung und Gegenstand sind Wechselbegriffe. Gegenstand heisst Inhalt der Wahrnehmung, und Wahrnehmung
heisst Bewusstsein des Gegenstandes. Also scheint jede weitere Erkenntniss ein nicht Gegenständliches zum Gegenstande
haben zu müssen, was ein Widerspruch ist. Alles Gegenständliche ist ja als solches schon in der Wahrnehmung,
über die Gegenständlichkeit aber kann kein Bewusstsein
hinaus.

Es giebt nur einen Weg, aus dieser Schwierigkeit herauszukommen. Es kann nicht richtig sein, dass ausschliesslich
die Wahrnehmung dem Bewusstsein seine Gegenstände liefert,
es ist aber auch unmöglich, dass die Vorstellung und das
Denken einen schlechthin neuen Gegenstand ergreifen, derart,
dass dabei keine Zurückbeziehung auf die Wahrnehmungs-
Gegenstände stattfände. Der Unterschied des anfangenden
und des fortschreitenden Bewusstseins kann weder ausschliesslich in den Gegenständen, noch ausschliesslich in der
Form (in der Art des Wissens von den Gegenständen) liegen,
das erstere nicht, weil der blosse Wechsel der Gegenstände
kein Fortschritt ist, das zweite nicht, weil bei unveränderten

Gegenständen auch die Art, von ihnen zu wissen, dieselbe bleiben muss. Mithin bleibt nur übrig, dass das Bewusstsein indem es fortschreitet zugleich einen neuen Anfang macht, und zwar einen Anfang, der nur gemacht werden kann, indem zugleich ein Fortschritt gemacht wird, — dass die Vorstellung nnd das Denken allerdings einen neuen Gegenstand ergreifen, aber einen solchen, der nicht anders ergriffen werden kann, als durch Zurückbeziehung auf die Gegenstände der Wahrnehmung. Wie sollte auch das Bewusstsein dazu kommen, sich einem Inhalte gegenüber anders als einfach objectivirend zu verhalten, ihn anders als den Wahrnehmungs-Inhalt zu behandeln, wenn er nicht andere Ansprüche an dasselbe machte, sich also als Inhalt vom Wahrnehmungs-Inhalte unterschiede?

Nun kann sich das fortschreitende Bewusstsein auf einen Gegenstand des anfangenden nur dadurch zurückbeziehen, dass es sich auf das anfangende Bewusstsein selbst zurückbezieht, es kann sich also nur dadurch auf einen (begrifflich) früheren Gegenstand zurückbeziehen, dass es als neuen Gegenstand das 'auf den früheren gerichtete Bewusstsein ergreift. Und umgekehrt kann das Bewusstsein nur so ein (begrifflich) früheres Verhalten seiner selbst zum Gegenstande haben, dass es sich auf den Gegenstand dieses früheren Verhaltens zurückbezieht. Der Gegenstand des fortschreitenden Bewusstseins ist also stets und nothwendig ein früherer Bewusstseins- oder Erkenntniss-Zustand.

Wie sich also das wahrnehmende Ich synthetisch durch die Zustände des Empfindens, Fühlens und Wollens bestimmt, so das vorstellende und das im Anschlusse an Wahrnehmungen denkende Ich durch einen Wahrnehmungs-Zustand und das im Anschlusse an Vorstellungen denkende Ich durch einen Vorstellungs-Zustand.

Es giebt, wie gezeigt, zwei Wege, auf welchen das Bewusstsein von der Wahrnehmung aus fortschreitet; der eine

führt zur Vorstellung, der andere zum Denken in Wahrnehmungen. Die Vorstellung sowohl als auch das Denken in
Wahrnehmungen beziehen sich auf die Wahrnehmung zurück,
die Vorstellung auf eine vergangene, das Denken auf eine
gleichzeitige. Das vorstellende Ich bestimmt sich demnach
synthetisch durch den Zustand des Wahrgenommen-
habens, d. h. es reproducirt in sich den Zustand eines
bestimmten früheren Wahrnehmens, ohne jedoch wirklich
wahrzunehmen. An die Stelle des früheren Wahrnehmungs-
Objectes tritt dessen Bild. Das denkende Ich bestimmt
sich durch den Zustand gleichzeitigen wirklichen Wahrnehmens.

Das allgemeine, oben behandelte Problem, wie fortschreitendes Bewusstsein überhaupt möglich ist, muss nun für jede
der beiden ersten Arten des fortschreitenden Bewusstseins
nochmals besonders gelöst werden. Bezüglich der Vorstellung
lautet es: wie kann das Bewusstsein den Zustand des Wahrgenommen-habens in sich hervorrufen, oder: wie kann das
Bewusstsein einen Wahrnehmungs-Zustand reproduciren, ohne
das Object desselben wirklich zu haben, oder: was ist das
Bild, welches in der Vorstellung den Wahrnehmungs-Gegen-
stand repräsentirt?

Ich muss hinsichtlich der Lösung dieses Problems, weil
sie sich nicht kurz mittheilen lässt, auf meine Schrift ver-
weisen. Ueberdem gründet sie sich auf die hier gleichfalls
übergangene Lösung des Problems, wie das Bewusstsein sich
selbst zum Gegenstande haben kann.

Bevor ich zu dem entsprechenden Probleme im Begriffe
des Denkens übergehe möge hier noch eine, der Analyse des
vorstellenden Bewusstseins entnommene Bemerkung von Wichtigkeit Platz finden. Dieselbe betrifft das Verhältniss der
Vorstellung, welche sich auf Objecte äusserer Wahrnehmung
bezieht, zu derjenigen, welche sich auf solche innerer bezieht. Wie die äussere Wahrnehmung nur durch gleichzeitige

innere möglich ist, so hat auch die Vorstellung äusserer Wahrnehmungsobjecte diejenige innerer zur Voraussetzung. Das Empfundene kann nur wahrgenommen werden, indem zugleich die Empfindung wahrgenommen wird, und ebenso verhält es sich mit dem Vorstellen beider. Vorstellend versetzen wir uns in den Wahrnehmungszustand, der Zustand der äusseren Wahrnehmung aber ist zugleich Zustand der Empfindung und dieser zugleich Zustand der inneren Wahrnehmung; indem wir uns also in den Zustand der äusseren Wahrnehmung versetzen, versetzen wir uns auch in den der inneren, nämlich den auf die Empfindung, welche der betreffenden äusseren Wahrnehmung zu Grunde liegt, gerichteten. Wir können uns z. B. einen grünen Baum nicht anders vorstellen, als indem wir uns zugleich die Empfindung des Grünen vorstellen; die Empfindung selbst ist dabei nicht vorhanden, sie wird ebenso durch ein Bild repräsentirt wie das Empfundene, der Baum. —

Das allgemeine Problem, wie fortschreitende Erkenntniss möglich ist, nimmt bezüglich des Denkens im Anschlusse an Wahrnehmungen folgende Gestalt an.

Das wahrnehmende Ich bestimmt sich synthetisch durch die Zustände des Empfindens, Fühlens und Wollens und und weiss zugleich von seinem Wahrnehmen, es bestimmt sich analytisch als wahrnehmendes. Das Wahrnehmen selbst kann nicht im eigentlichen Sinne des Wortes wahrgenommen, nämlich nicht als synthetische Bestimmung des Ich gesetzt werden, weil es eben analytische ist. Nun soll aber, im Denken an Wahrnehmungen, das Ich, ohne dass es sein Wahrnehmen aufgiebt, ohne dass es also aufhört, sich analytisch als wahrnehmendes zu setzen, sich durch sein Wahrnehmen synthetisch bestimmen. Es soll nun also doch das thun, wozu ihm die Theorie der Wahrnehmung die Fähigkeit absprechen muss.

Insofern das Ich einen Gegenstand A wahrnimmt, kann

es sich allerdings nicht durch dieses sein Wahrnehmen synthetisch bestimmen. Tritt aber zur Wahrnehmung des A
eine zweite, auf B gerichtete, und steht B mit A in irgend
einem Zusammenhange, so ist es denkbar, dass das Ich sich,
insofern es A wahrnimmt, synthetisch durch das Wahrnehmen
des B, und umgekehrt, insofern es B wahrnimmt, synthetisch
durch das Wahrnehmen des A bestimmt. Ich erkläre demnach das Denken in Wahrnehmungselementen als das Bewusstsein eines zwischen Wahrnehmungselementen bestehenden, mithin auch im wahrnehmenden Bewusstsein vorhandenen aber daselbst noch nicht als solchen erkannten
Zusammenhanges, oder als das Geltend-machen der Einheit
des Ich gegenüber der Mehrheit seiner gleichzeitigen Wahrnehmungszustände, oder als die Reflexion des Ich auf seine
Einheit in der Mehrheit seiner gleichzeitigen Wahrnehmungs-
zustände.

Dass es ein solches Denken giebt, ist unzweifelhaft. Wir
üben es überall da aus, wo wir irgendwie auf den Zusammenhang unserer Wahrnehmungen achten. Alles Vergleichen,
Unterscheiden, Zählen beruht auf demselben. Gemeiniglich
wird es mit unter den Begriff der Wahrnehmung befasst, so
bei Kant, dessen Sprachgebrauch folgend, wir das, was wir
Wahrnehmung genannt haben, als Anschauung hätten bezeichnen müssen.

Wie das Denken im Anschlusse an Wahrnehmungen zur
Wahrnehmung, so verhält sich das Denken im Anschlusse
an Vorstellungen zur Vorstellung. Dieses Denken ist demnach das abstracte Bewusstsein eines Zusammenhanges
zwischen Vorstellungen oder die Reflexion des Ich auf seine
Einheit in der Mehrheit seiner gleichzeitigen Vorstellungs-
zustände.

Von ganz besonderer Wichtigkeit für die Erkenntnisstheorie ist, wie sich bald zeigen wird, das Denken, welches
Zusammenhänge zwischen Vorstellungen einerseits und Wahr-

nehmungen andererseits zum Gegenstande hat. Sein Begriff
ordnet sich ohne Schwierigkeit dem allgemeinen Begriff des
Denkens (abstracte Erkenntniss im unmittelbaren Bewusstseinsinhalte enthaltener Zusammenhänge) unter. Dass es
wirklich ist, beweist das Wiedererkennen von Wahrnehmungs-
objecten und überhaupt das Vergleichen derselben mit früheren Wahrnehmungen.

Es giebt endlich ein Denken, welches selbstgebildete
Elemente mit einander oder mit Wahrnehmungen oder mit
Vorstellungen verknüpft. Aus dem Vorstehenden erhellt aber,
dass auch ein solches Denken nur auf dem Grunde gleichzeitigen Wahrnehmens oder Vorstellens möglich ist. Denn
die selbstgebildeten Elemente sind Gedanken, welche im wahrnehmenden oder vorstellenden Bewusstsein vorhandene Zusammenhänge in abstracto erfassen, also nur dann einem
höheren Denken zum Inhalte dienen können, wenn sie selbst
an Wahrgenommenem und Vorgestelltem einen Inhalt haben.
Solche dem Denken zu Elementen dienende Gedanken sind
die Einzelvorstellung, die allgemeine Vorstellung, der Begriff und das Urtheil. Urtheile dienen als Elemente dem
schliessenden Denken. Den Schluss definire ich als die abstracte Erkenntniss eines Zusammenhanges, mit dem Bewusstsein, dass derselbe im vorstellenden Bewusstsein nicht nur
vorhanden ist, sondern vorhanden sein muss, weil andere
Zusammenhänge gedacht werden und folglich auch im vorstellenden Bewusstsein sind. Werden z. B. die Urtheile
„Alle Menschen sind sterblich" und „Cajus ist ein Mensch"
gedacht und damit die in ihnen ausgedrückten Zusammenhänge im vorstellenden Bewusstsein hervorgerufen, so ist
eben dadurch auch der Zusammenhang, welchen das Urtheil
„Cajus ist sterblich" ausdrückt, im vorstellenden Bewusstsein gesetzt, aber noch nicht als Zusammenhang erkannt.
Wird er auch als Zusammenhang erkannt und zwar als ein
durch die anderen Zusammenhänge vorhandener, also als ein

Zusammenhang zwischen Zusammenhängen, so ist diese Erkenntniss ein Schluss.

IV. Das denkende Bewusstsein kann sich als synthetische Selbstbestimmung des Ich nur dadurch auf die Gegenstände des wahrnehmenden und vorstellenden zurückbeziehen, dass es zugleich einen neuen Anfang macht, einen neuen Gegenstand ergreift. Dieser Gegenstand ist die Einheit des Ich in der Mehrheit seiner Erkenntniss-Zustände. Nehmen wir aber das Denken in der Bedeutung nur derjenigen Seite der Thätigkeit des denkenden Bewusstseins, durch welche dasselbe fortschreitendes ist, d. i. in der Bedeutung des logischen oder discursiven Denkens, so folgt aus der vorstehenden Betrachtung, dass dasselbe an sich völlig leer ist und dass seine einzige Function darin besteht, Zusammenhänge, welche es in dem unmittelbaren Bewusstseins-Inhalte vorfindet, als solche zum Bewusstsein zu bringen. Kurz, seine einzige Function ist die Analyse.

Eine Consequenz dieser Ansicht ist die Verwerfung der Eintheilung der Urtheile in analytische und synthetische. Entweder sind alle Urtheile analytisch oder alle synthetisch, je nachdem man die Bezeichnung erklärt. Alle Urtheile sind synthetisch in dem Sinne, dass die Zusammenhänge, welche sie als solche erfassen, es sind, — dass es stets synthetische Verhältnisse sind, welche der urtheilende Verstand im Wahrnehmungs- und Vorstellungs-Inhalte aufsucht. Alle Urtheile sind analytisch in dem Sinne, dass der urtheilende Verstand selbst keine synthetischen Verhältnisse erzeugt, sondern bloss vorfindet, — dass durch das Urtheilen die Synthesis nicht erst in den Bewusstseins-Inhalt hinkommt, sondern nur als Synthesis zum Bewusstsein gebracht wird.

Eine andere Consequenz ist, dass aus Gründen niemals Folgen gezogen werden können, die ein neues Gegenständliches in's Bewusstsein bringen. Durch das Folgern werden bloss Zusammenhänge, die unabhängig von demselben im

unmittelbaren Bewusstseins-Inhalte enthalten sind, als Zusammenhänge und zwar durch andere Zusammenhänge vorhandene Zusammenhänge erkannt (s. o. die Definition des
Schlusses), so dass durch das Folgern kein neuer Wissens-
Inhalt gewonnen wird (wenngleich durch dasselbe das unmittelbare Bewusstsein zur Herbeischaffung neuen Inhaltes
angetrieben werden kann), sondern nur unsere Art des Wissens von einem durch das Folgern nicht erzeugten Inhalte
eine andere wird.

Mit diesen Consequenzen tritt aber auch ein neues
Problem hervor. Dasselbe betrifft die Existenz des Irrthums.
Ist es wahr, dass das Denken keine andere Function hat,
als im unmittelbaren Bewusstseins-Inhalte enthaltene Zusammenhänge als solche zum Bewusstsein zu bringen, —
dass es urtheilend nur das von einem Subjectsbegriffe aussagen kann, was derselbe wirklich enthält, und dass es
schliessend keine anderen Folgen aus den Gründen nehmen
kann, als welche wirklich in denselben liegen, so kann das
Denken unmöglich einen Irrthum verschulden. Um Irrthum
erzeugen zu können, müsste das Denken nicht bloss formale,
sondern auch materiale Bedeutung haben. Das Denken kann
aber auch den Irrthum nicht vorfinden. Denn was zunächst
die Wahrnehmung betrifft, so ist dieselbe an sich überhaupt
jeder Werthbestimmung unzugänglich; sie besteht in dem
einfachen Vergegenständlichen ihres Inhaltes oder in der
Selbstbestimmung des Ich durch denselben, sie thut also mit
ihrem Inhalte nichts, was demselben nicht zukommt. Die
Vorstellung sodann zeigt zwar an ihren Gebilden einen
Gegensatz, der demjenigen von Wahrheit und Irrthum verwandt ist, aber doch nicht mit demselben identificirt werden
kann. Das vorstellende Bewusstsein nämlich bezieht sich
auf Wahrnehmungs-Objecte durch deren Bilder zurück, es
setzt die es erfüllenden Bilder stets als Bilder eines einmal
wahrgenommenen Objectes. Da es aber aus den Elementen,

welche es der Wahrnehmung verdankt, Bilder zusammensetzen
kann, die keinem einmal wahrgenommenen, ja keinem wahrnehmbaren Objecte entsprechen (welches Vermögen productive
Einbildungskraft genannt zu werden pflegt), so findet der
Gegensatz der Richtigkeit und der Unrichtigkeit auf
das vorstellende Bewusstsein Anwendung. Eine unrichtige
Vorstellung ist jedoch noch weit entfernt von dem, was wir
Irrthum zu nennen pflegen, denn einmal ist der Irrthum
etwas, das wir uns mehr oder weniger zum Vorwurfe machen,
während sich das vorstellende Bewusstsein als solches keines
in ihm auftauchenden Bildes erwehren kann, sodann sind
unrichtige Vorstellungen in dem angegebenen Sinne eine
unentbehrliche Grundlage selbst für das eingeschränkteste
Wissen. Denn ob wir die Gegenstände, über welche wir
denken, früher einmal wahrgenommen haben, entscheidet an
sich über die Wahrheit oder Unwahrheit unserer Gedanken
nichts. Die Unrichtigkeit einer Vorstellung selbst in dem
Sinne, dass diese überhaupt keinem wahrnehmbaren Objecte
entspricht, hindert nicht, dass dieselbe Bestandtheil einer
wahren Erkenntniss sei. Wir können z. B. über das *Perpetuum mobile* wahre Urtheile fällen, obwohl dasselbe in der
Wahrnehmung nicht existiren kann.

Hieraus erhellt auch, dass der Irrthum nicht in der
Einheit des wahrnehmenden und des denkenden, oder des
vorstellenden und des denkenden Bewusstseins seinen Sitz
hat. Denn man könnte höchstens annehmen, dass die Unrichtigkeit einer Vorstellung in dem auf sie bezüglichen Denken zum Irrthume werde. Aber das sich in blossen Vorstellungen bewegende Denken entscheidet gar nicht über
deren Richtigkeit oder Unrichtigkeit, es behauptet nichts, als
dass die Zusammenhänge, welche es *in abstracto* erfasst, in
dem Vorstellungscomplexe, auf welchen es sich bezieht, wirklich vorhanden seien, und diese Behauptung ist stets wahr.
Darum giebt es auch in einem solchen Denken nur eine sub-

jective Wahrheit, wenn man da, wo die Möglichkeit des
Irrthums fehlt, wo die Umkehr des Gedankens gleichfalls
wahr ist, weil sie eine Umkehr der zu Grunde liegenden
Vorstellung involvirt, überhaupt von Wahrheit sprechen will.

Gäbe es kein anderes Denken als dasjenige, welches sich
ausschliesslich auf Wahrnehmungsobjecte, und dasjenige, welches sich ausschliesslich auf Vorstellungsbilder bezieht, so
wäre in der That der Irrthum unmöglich. Es giebt aber
auch, wie gezeigt worden ist, ein Denken, welches solche
Zusammenhänge zum Gegenstande hat, die zwischen einem
Vorstellungsbilde einerseits und einem Wahrnehmungsobjecte
andererseits bestehen. In der Einheit des unmittelbaren Bewusstseins, welches solche Zusammenhänge zwischen directen
und indirecten Erkenntnisselementen enthält, mit dem darauf
bezüglichen Denken, kann sich, wie ich nunmehr darthun
will, Irrthum erzeugen.

Zunächst ist klar, dass ein unmittelbarer Bewusstseinsinhalt, der aus Vorstellungen und Wahrnehmungen zusammengesetzt ist, unrichtig sein kann. So wie die Einbildungskraft aus den Elementen, welche 'sie der Wahrnehmung
verdankt, Bilder zusammensetzen kann, welche keinem Wahrnehmungsobjecte entsprechen, so kann sie auch mit einer
Wahrnehmung Vorstellungsbilder in einen Zusammenhang
bringen, welcher der betreffenden Wahrnehmung wirklich nicht
zukommt. Es ist z. B. eine solche unrichtige Verbindung
eines Vorstellungsbildes mit einem Wahrnehmungsobjecte,
wenn ich beim Kartenspiele in einer vor mir liegenden ver-
deckten Karte ein Ass vermuthe, während sie ein König ist.
Während nun unrichtige Zusammenhänge, die zwischen blossen Vorstellungen bestehen, niemals zu einem Irrthume in
dem sie *in abstracto* erfassenden Denken werden können, entsteht jedesmal ein Irrthum, wenn ein unrichtiger Zusammenhang zwischen Vorgestelltem und Wahrgenommenem gedacht
wird. Denn während dort die Richtigkeit oder Unrichtigkeit

der Zusammenhänge vom Denken dahingestellt gelassen wird, weil die Beziehung, worin die Richtigkeit oder Unrichtigkeit beruht, nämlich die Beziehung zwischen dem Vorstellungs- bilde und der wahrnehmbaren Welt, selbst nicht gedacht wird, sondern bloss eine Beziehung innerhalb des Vorstellungs- bildes, so ist hier gerade die Richtigkeit des Zusammenhan- ges das Object des Denkens, und das Denken irrt, wenn der Zusammenhang unrichtig ist. Die Function des Denkens be- steht auch hier einzig darin, einen im unmittelbaren Bewusst- sein gesetzten Zusammenhang als solchen zum Bewusstsein zu bringen. Aber dieser Zusammenhang ist hier ein solcher, dass ihn *in abstracto* erfassen zugleich seine Richtigkeit be- haupten heisst. Wenn A und B beides blosse Vorstellungen sind, so schliesst das Urtheil A ist B nicht die Behauptung ein, dass das B-seiende A existire, wenn aber A ein Wahr- nehmungsobject und B ein Vorstellungsbild ist, so wird mit dem Zusammenhange zwischen A und B auch die Existenz des B-seienden A behauptet. Und nur dann kann das Den- ken irren, wenn es über Existenz und Nicht-Existenz urtheilt. So lange es sich mit blossen Vorstellungen beschäftigt, ohne dieselben mit Wahrnehmungsobjecten zu verknüpfen, und darum die Existenz des Gedachten dahingestellt sein lässt, hat es immer Recht, denn es kann keine Zusammenhänge behaupten, die nicht eben dadurch, dass sie behauptet wer- den, auch im unmittelbaren Bewusstseinsinhalte vorhanden sind.

Es ist gezeigt, dass nicht bloss in der Wahrnehmung, sondern in gewissem Sinne auch in der Vorstellung und im Denken ein unmittelbares und directes Verhältniss zwischen dem Bewusstsein und einem Gegenstande besteht. Denn auch das vorstellende und das denkende Bewusstsein verhält sich nach einer Seite hin als anfangendes. Der Gegenstand, der im vorstellenden Bewusstsein anwesend ist, ist der Zustand der reproducirten Wahrnehmung als synthetischer Bestim-

mung des Ich, und derjenige, der im denkenden Bewusstsein
anwesend ist, ist der Zustand der Einheit des Ich in der
Mehrheit seiner Erkenntnisszustände. Es erhellt aus der vorstehenden Betrachtung ohne weiteres, dass auch diese Gegenstände dem Bewusstsein als die festen Punkte dienen können,
mit welchen es seine Vorstellungswelt verbinden muss, um
Gedanken über dieselbe bilden zu können, für die der Gegensatz von Wahrheit und Irrthum Bedeutung hat.

Alles Denken muss, insofern es mehr als eine das Spiel
der Phantasie begleitende Thätigkeit ist, einen Zusammenhang zwischen der Vorstellungs- und Gedankenwelt einerseits
und der realen Welt, wie sie das wahrnehmende und in gewissem Sinne auch das vorstellende und denkende Bewusstsein (insofern dasselbe sich nämlich selbst als anfangendes
verhält) zum Inhalte hat, andererseits festhalten. Es ist aber
nicht nöthig, dass jeder einzelne Gedanke, um unter den
Gesichtspunkt des Gegensatzes von Wahrheit und Irrthum
zu fallen, ein reales Element berührt; es genügt, dass er die
Richtigkeit eines oder mehrerer der Vorstellungselemente,
auf welche er sich bezieht, voraussetzt. Dieses Voraussetzen heisst jedoch nichts anderes, als dass der betreffende
Gedanke von anderen, wenn auch sehr im Bewusstsein zu-
rücktretenden, begleitet wird, welche die Verbindung mit der
Wirklichkeit herstellen.

V. Wie ein Gedanke wahr oder unwahr nur dadurch ist,
dass der Zusammenhang, welchen er ausdrückt, entweder
selbst ein reales (unmittelbares und directes) Erkenntnisselement einschliesst oder mit Gedanken, die einen solchen Zusammenhang ausdrücken, verknüpft ist, so muss auch die
Entscheidung, ob ein Gedanke wahr oder falsch ist, sich auf
ein Thatsächliches stützen. Es ist aber weder nöthig, noch
auch in vielen Fällen möglich, dass der Zusammenhang, welchen der zu prüfende Gedanke zum Objecte hat, direct durch
die Wahrnehmung bestätigt oder abgewiesen wird. Urtheile

z. B., welche sich auf Vergangenes beziehen oder Objecte
vergleichen, die wegen ihrer Grösse oder Entfernung nicht
zugleich wahrgenommen werden können, können nicht direct
durch die Wahrnehmung verificirt werden. In solchen Fällen muss der Maasstab der Thatsache durch denjenigen eines
oder mehrerer als wahr anerkannter Gedanken ersetzt werden. Die Wahrheit oder die Unwahrheit, welche auf diese
Weise bezüglich eines Gedankens erkannt werden, sind dann
zunächst relative; sie sind absolute, wenn der angewandte
Maasstab selbst die Probe aushält.

Es fragt sich nun, in welchem Verhältnisse ein zu prü-
fender Gedanke zu einem oder mehreren als wahr anerkann-
ten stehen müsse, um aus demselben als unwahr, und in
welchem, um als wahr erkannt werden zu können; es fragt
sich, mit anderen Worten, welches das Kriterium des
Irrthums und welches das Kriterium der Wahrheit ist.

Einen Gedanken an seinem Zusammenhange mit wahren
Gedanken für wahr erkennen, heisst ihn aus den wahren
Gedanken ableiten. Da nun das Denken kein Gegenständliches der Erkenntniss erzeugen kann, so müssen die anerkannt wahren Gedanken den zu prüfenden einschliessen,
um seine Wahrheit verbürgen zu können, d. h. der Zusammenhang, welchen der zu prüfende Gedanke zum Objecte
hat, muss im unmittelbaren Bewusstsein dadurch gesetzt
sein, dass diejenigen Zusammenhänge es sind, welche die
maassgebenden Gedanken ausdrücken. Die maassgebenden
Gedanken müssen zu dem zu prüfenden in dem formalen
Verhältnisse von Grund und Folge stehen. Das Gegründet-
sein ist das Kriterium der Wahrheit.

Da, wie Richtigkeit und Unrichtigkeit von Zusammenhängen des unmittelbaren Bewusstseins, so auch Wahrheit
und Irrthum einander ausschliessen, so ist ein unwahrer Gedanke daran erkennbar, dass sein Gegentheil wahr ist. Die
Wahrheit seines Gegentheils aber hat das Gegründet-sein

zum Kriterium. Demnach müssen die anerkannt wahren Gedanken den zu prüfenden ausschliessen, um seine Unwahrheit darthun zu können. Das maassgebende Wissen muss
also entweder ein Gedanke sein, welcher dem zu prüfenden
widerspricht, oder einen solchen Gedanken begründen. Es
ist hierbei zu bemerken, dass ein Widerspruch niemals in
einem einfachen Gedanken gefunden werden kann, sondern
stets als Verhältniss zweier Gedanken erscheint. Der Widerspruch ist demnach das Kriterium des Irrthums; jeder Gedanke ist unwahr, der einem wahren widerspricht.

    Von beiden Sätzen gilt die Umkehr. Jeder nicht ge-
gründete Gedanke ist unwahr und jeder widerspruchslose ist
wahr. Aber das Nicht-gegründet-sein ist zum Kriterium des
Irrthums und die Widerspruchslosigkeit zum Kriterium der
Wahrheit unbrauchbar.

    Jeder wahre Gedanke ist gegründet und jeder nicht-
gegründete Gedanke ist unwahr, wenn wir erstens von Gedanken nur in dem Sinne reden, in welchem überhaupt der
Gegensatz von Wahrheit und Irrthum auf sie angewandt
werden kann, und wenn wir zweitens nicht bloss solche Gedanken gegründet nennen, für welche wir einen Grund kennen, sondern alle, für welche es einen Grund giebt. Denn
angenommen, ein nicht gegründeter Gedanke sei wahr, so
wäre seine Negation unwahr, diese Unwahrheit aber müsste
aus der Kenntniss des Thatsächlichen nachweisbar sein, mithin wäre auch die Wahrheit des nicht gegründeten Gedankens nachweisbar, derselbe wäre also vielmehr gegründet.

    Jeder unwahre Gedanke ist mit dem Widerspruche be-
haftet und jeder widerspruchslose Gedanke ist wahr, wenn
wir nur auch hier davon absehen, ob der Widerspruch, in
welchem der unwahre Gedanke mit einem wahren steht, bekannt ist oder nicht. Denn angenommen, ein unwahrer Gedanke widerspräche keinem wahren, so könnte sein Gegentheil,
welchem er widerspricht, nicht wahr sein, und mithin er selbst

nicht unwahr; und angenommen, ein widerspruchsloser Gedanke sei nicht wahr, so wäre es sein Gegentheil, seinem Gegentheile aber widerspricht er, er wäre mithin nicht widerspruchslos.

Das Nicht-gegründet-sein ist aber zum Kriterium des Irrthums unbrauchbar, da, wie viele wahre Gedanken man auch findet, in welchen der zu prüfende nicht gegründet ist, es doch noch unzählig viele andere wahre giebt, in denen er gegründet sein kann. Und die Widerspruchslosigkeit ist zum Kriterium der Wahrheit unbrauchbar, da, wie viele wahre Gedanken man auch findet, denen der zu prüfende nicht direct widerspricht, oder aus denen keiner abgeleitet werden kann, dem er direct widerspricht, es doch noch unzählig viele andere giebt, denen er widersprechen kann. Die Prüfung der Unwahrheit vermittelst des Kriteriums des Gegründet-seins und die Prüfung der Wahrheit vermittelst des Kriteriums der Widerspruchslosigkeit würden also nie zu Ende kommen. Das Nicht-gegründet-sein eines Gedankens ist nur daran zu erkennen, dass er einem wahren widerspricht, und die absolute Widerspruchslosigkeit nur daran, dass er in wahren Gedanken gegründet ist oder durch die Wahrnehmung bestätigt wird.

Demnach sind Wahrheit und Gegründet-sein und Widerspruchslosigkeit sowie Irrthum und Nicht-gegründet-sein und Widerspruch äquipollente Begriffe. Sie unterscheiden sich darin, dass Wahrheit und Irrthum die Eigenschaften sind, für welche nach Kriterien gefragt wird, dass das Gegründet-sein das Kriterium der Wahrheit ist, während das Nicht-gegründet-sein selbst eines Kriteriums bedarf, und dass der Widerspruch das Kriterium des Irrthums ist, während die Widerspruchslosigkeit selbst eines Kriteriums bedarf.

Es folgt hieraus, dass, wie die Begriffe der absoluten Widerspruchslosigkeit und des Gegründet-seins dem Gegenstande nach identisch sind, so auch die der absoluten Mög-

lichkeit und der Wirklichkeit oder der Existenz.   Aber die
Wirklichkeit kann nicht aus der Möglichkeit erkannt werden,
sondern nur diese aus jener.   Nur das Wirkliche ist absolut
möglich.*)

VI. Die Gesetze des zu (vermeidenden) Widerspruches
und des zureichenden Grundes sind die obersten Principien
der Gesetzgebung, durch welche das Denken die Form seiner
Erkenntnisse bestimmt, der logischen Gesetzgebung.   Aus
ihrer obigen Darstellung ergiebt sich nun unzweifelhaft, dass
es eine Gesetzgebung des Denkens auch für den Inhalt seiner
Erkenntnisse, eine ontologische Gesetzgebung, giebt.

Zunächst erhellt, dass das Denken seine analysirende
Thätigkeit nur dann ausüben kann, wenn es einen analysirbaren Inhalt vorfindet; analysirbar aber ist ein Bewusstseinsinhalt nur insoweit, als er synthetische Einheit eines Mannigfaltigen ist.   Die logische Form der Analysis hat die sachliche
Form der Synthesis zur Voraussetzung.   Oder: damit das
Denken als das abstracte Bewusstsein von Zusammenhängen
existiren kann, muss es im unmittelbaren Bewusstseinsinhalte
Zusammenhänge geben und nur insoweit kann der Inhalt des
unmittelbaren Bewusstseins ein Inhalt auch für das mittelbare sein, als er die Form des Zusammenhanges hat.

Aber nicht bloss, damit ein Denken dasein könne, muss
es im unmittelbaren Bewusstseinsinhalte Zusammenhänge
geben, und nicht bloss, damit die Thätigkeit des Denkens
eine unbegrenzte sein könne, muss die Form des Zusammenhanges allen Bewusstseinsinhalt beherrschen, sondern auch
damit die logischen Gesetze Gültigkeit haben.   Indem das

---

*) Der Streit der Optimisten und Pessimisten, in welchem Verhält-
nisse unsere Welt zu den unendlich vielen möglichen bezüglich der Güte
stehe, ist also sinnlos.   Der Begriff einer möglichen anderen Welt widerspricht sich, da der Begriff der Möglichkeit nur einen Sinn hat, wenn
er auf die gegebene Wirklichkeit bezogen wird.

Denken die logischen Gesetze giebt, giebt es zugleich ein
ontologisches Gesetz und nur, wenn das ontologische Gesetz
schlechthin allen Bewusstseinsinhalt beherrscht, ist auch das
logische gültig.

Indem nämlich das Denken den Widerspruch zum Kriterium des Irrthums macht, verlangt es, dass der Widerspruch nicht durch den Inhalt, welchen es vorfindet, in es
hineingebracht werde. Der Widerspruch wäre nicht Kriterium
des Irrthums, wenn Widersprechendes vom unmittelbaren
Bewusstseinsinhalt gälte, denn was von diesem gilt, ist wahr.
Wenn nun die Widerspruchslosigkeit nichts als Abwesenheit
des Widerspruches wäre, eine blosse Negation, so gäbe es
kein ontologisches Gesetz. Denn das Denken liesse den Erkenntnissinhalt gänzlich unbestimmt, die Widerspruchslosigkeit oder Indentität wären keine sachliche, sondern eine
bloss logische Form. Aus der vorstehenden Untersuchung
über den Ursprung der Wahrheit und des Irrthums geht
aber hervor, dass die Widerspruchslosigkeit nicht blosse Abwesenheit des Widerspruches, sondern zugleich Anwesenheit
des einstimmigen Zusammenhanges, des Gegründet-seins oder
der Identität als einer positiven sachlichen Form ist. Denn
angenommen, die blosse Abwesenheit des Widerspruches im
Bewusstseinsinhalte reiche für die Gültigkeit des logischen
Gesetzes hin, die Anwesenheit der positiven Identität sei
nicht erforderlich, so stellen wir hiermit einen Gedanken
auf, der sich nicht, wie doch jeder Gedanke muss, auf einen
Zusammenhang beziehen soll, nämlich den Begriff von einem
zwar widerspruchslosen aber auch identitätslosen Etwas, also
den Begriff von etwas Undenkbaren, da nur Zusammenhänge denkbar sind.

Wäre die sachliche Form des Zusammenhanges oder der
Synthesis oder der Identität bloss eine Bedingung für die
Existenz des Denkens, so bliebe die Möglichkeit, dass wir
einmal einen Bewusstseinsinhalt anträfen, der jene Form

nicht hätte, denn es wäre durchaus denkbar, dass ein Inhalt
des unmittelbaren Bewusstseins kein brauchbarer Inhalt des
mittelbaren wäre, es läge gar keine Nothwendigkeit zu der
Annahme vor, dass aller Bewusstseinsinhalt dem Denken
etwas zu thun geben müsse. Da aber der Widerspruch nicht
das Kriterium des Irrthums sein könnte, wenn er nicht in
allem Bewusstseinsinhalte abwesend und folglich die Form
des Zusammenhanges anwesend wäre, so ist diese Form so
gewiss die Form alles Bewusstseinsinhaltes, wie der Widerspruch das Kriterium des Irrthumes ist.

Es ist nichts Wunderbares dabei, dass der unmittelbare
Bewusstseinsinhalt diesem Gesetze, welches ihm das Denken
vorschreibt, wirklich gemäss ist, obwohl das Denken gar keine
Macht über ihn hat, ihn vielmehr so hinnehmen muss, wie
es ihn findet. Denn das ontologische Gesetz (welches allem
Bewusstseinsinhalte die Form der Synthesis vorschreibt) ist
nicht bloss eine Bedingung der Denkbarkeit, sondern
auch eine solche der Wahrnehmbarkeit der Gegenstände.
Das denkende Bewusstsein findet seine Forderungen an die Beschaffenheit der Gegenstände erfüllt, weil das wahrnehmende
Bewusstsein nur solche Gegenstände enthalten kann, die zugleich denkbar sind. Und das wahrnehmende Bewusstsein
kann darum nur Denkbares enthalten, weil das Denken Bewusstsein der Einheit des Ich in der Mehrheit seiner Erkenntnisszustände ist, diese Einheit des Ich aber in aller
Wahrnehmung gewahrt ist, da die Wahrnehmung sonst nicht
synthetische Selbstbestimmung des Ich sein könnte. Das Ich
kann keine Gegenstände wahrnehmen, die es ihm unmöglich
machen, sich seiner Einheit bewusst zu werden.

VII. Die Form, welche das ontologische Gesetz allem
Bewusstseinsinhalte vorschreibt, ist selbst ein Bewusstseinsinhalt und zwar ein solcher, den das Bewusstsein durch sich
selbst hat, d. i. ein reiner Bewusstseinsinhalt. Zum Denken

hat derselbe die besondere Beziehung, dass ihn dasselbe zwar wie allen seinen Inhalt nicht erzeugt sondern vorfindet, aber dieses nothwendig. Das Denken bezieht sich auf ihn durch seine blosse Form, ohne ihn fände es nicht nur keine Gelegenheit für die Anwendung seiner logischen Gesetze, sondern seine Abwesenheit wäre eine Verletzung dieser Gesetze.

Der Begriff des reinen Bewusstseinsinhaltes ist einerlei mit demjenigen des mit sich Identischen, oder des Etwasseienden oder des Quale oder des Dinges als solchen. Als den Begriff desjenigen, was allen Qualitäten, weil und insofern sie Qualitäten sind, gemeinsam ist, bezeichnet er selbst keine Qualität mehr, denn von allen Qualitäten muss abstrahirt werden, wenn die reine Form der Qualität gedacht werden soll.

Da die Form des Zusammenhanges, die Form der Einheit und des Unterschiedes, einen concreten Inhalt voraussetzt, oder da ein Quale nicht als solches, sondern nur als Form bestimmter Qualitäten existiren kann, so erhellt, dass der reine Bewusstseinsinhalt die Beziehung auf den empirischen einschliesst. Er ist seinem Begriffe nach nothwendig einem empirischen Inhalte immanent, er kann darum auch nur gedacht werden, indem zugleich der empirische gedacht wird, aber sein Begriff schliesst darum doch nichts Empirisches ein, denn im Begriffe des Empirischen überhaupt ist von allem Empirischen selbst abstrahirt.

Der reine Bewusstseinsinhalt ist ferner das schlechthin Nothwendige und Allgemeine oder das allgemeinste Gesetz, welches die Form des Gesetzes überhaupt ist, das Gesetz, dessen Gebote durch den blossen Begriff des Gesetzes bestimmt sind. Der Begriff des Gesetzes aber, insofern dasselbe als den Dingen innewohnend gedacht wird, ist einerlei mit demjenigen der Kraft. Der reine Bewusstseinsinhalt ist also dasjenige, was allen Kräften, weil und insofern sie Kräfte sind, gemeinsam ist, die Kraft als solche.

Der reine Bewusstseinsinhalt ist endlich das Wirkliche oder das Daseiende oder das Existirende als solches. Denn nur das Wirkliche ist, wie oben gezeigt, absolut widerspruchslos. Die Existenz ist demnach ein reales Prädicat der Dinge, aber keine Qualität, sondern die allgemeine Form der Qualität. Existiren heisst mit Existirendem zusammenhängen. Es folgt, dass denknothwendig etwas existirt, denn als der reine Bewusstseinsinhalt ist die Existenz die Bedingung für die Gültigkeit der logischen Gesetze. Zwar würde, wenn überhaupt nichts existirte, auch nichts Widersprechendes existiren, aber wenn auch in einer Welt, die nicht existirt, kein Widerspruch existiren kann, so existirt der Widerspruch doch in dem Begriffe der nicht existirenden Welt oder des absoluten Nichts, denn dieser Begriff setzt die Welt voraus, die er aufhebt. Diese Denknothwendigkeit der Existenz ist nicht etwas der Thatsächlichkeit derselben Entgegengesetztes, das Denknothwendige ist vielmehr nur ein Thatsächliches besonderer Art, ein solches nämlich, dessen Negation eine Negation der Denkgesetze sein würde. Die Denknothwendigkeit der Existenz erkennen, heisst sie als diejenige Thatsache erkennen, ohne welche der Widerspruch nicht das Kriterium des Irrthums sein könnte.

Es folgt, dass der reine Bewusstseinsinhalt objectiv ist, d. h. dass er nicht an ein Bewusstsein, dessen Inhalt er wäre, gebunden ist. Denn insofern ein Gegenstand als ein Daseiendes überhaupt gedacht wird, wird von seiner Beziehung auf das Bewusstsein (die bei allen empirischen Bestimmungen nothwendig mit gesetzt ist) abstrahirt.

Es wurde oben gezeigt, dass aller gegenständliche Inhalt des Bewusstseins subjectiv (jedoch darum nicht unwirklich) sei, weil alle gegenständlichen Bestimmungen ihre Bedeutung verlieren, wenn davon abstrahirt wird, dass sie synthetische Bestimmungen des Ich sind, und mithin der Begriff

eines objectiven Gegenstandes sich entweder widerspricht oder
leer ist. Der reine Bewusstseinsinhalt aber ist an sich kein
Gegenständliches mehr, er ist im Bewusstsein die Form der
Gegenständlichkeit und als solche ebensowenig selbst Gegenstand, wie die allgemeine Form der Qualität selbst eine Qualität ist. Während kein empirischer Inhalt gesetzt werden
kann, ohne dass seine Beziehung auf ein Ich mitgesetzt würde,
kann umgekehrt der reine Inhalt für sich gar nicht so gesetzt
werden, dass er auf ein Ich bezogen würde, diese Beziehung
kann an ihm nur vermittelst eines empirischen Inhaltes, dem
er als die allgemeine Form der Gegenständlichkeit immanent
ist, gedacht werden. So wenig also der empirische Inhalt als
ein Objectives, d. i. vom Bewusstsein Unabhängiges, so wenig
kann der reine Inhalt als ein Subjectives, d. i. vom Bewusstsein Abhängiges gedacht werden.

Es giebt demnach eine aprioristische unmittelbare Erkenntniss des Dinges an sich und diese unmittelbare kann
zu einer begrifflichen ausgebildet werden. Dieselbe betrifft
freilich nur dasjenige, was allen Dingen an sich gemeinsam
ist, nämlich die Form der Dingheit (welche einerlei mit dem
Dasein der Dinge ist). Aber es ist möglich, diese Erkenntniss auf empirischem Wege zu ergänzen. Denn von einem
Dinge an sich kennen wir mehr als die blosse Form der
Dingheit, nämlich von uns selbst, und diese Kenntniss lässt
sich zu Schlüssen auf das der Erscheinungswelt zu Grunde
liegende An-sich-seiende verwerthen. Der einfachste Fall einer
solchen Verwerthung liegt vor in der Gewissheit, mit welcher
wir die Existenz vieler Ich's annehmen.

Den reinen Erkenntnissinhalt vom empirischen abzuson-
dern und ihn als die Einheit seiner Momente zu erkennen,
ist die Aufgabe der Ontologie. Wie auch das Erkenntnissvermögen eines Wesens organisirt sein möge, wie auch die
ihm zur Erforschung vorliegende Welt beschaffen sein möge,

das Object der Ontologie ist überall in derselben Weise vorhanden, denn es ist durch den Begriff der Wissenschaft selbst bestimmt. Das Wissen von ihm ist dasjenige, ohne welches sich in keiner Welt für kein Wesen die Wissenschaft vollenden kann, denn die Wissenschaft ist durch ihre blosse Form auf dasselbe hingewiesen.

Berliner Associations-Buchdruckerei (Urbat & Genossen).

www.ingramcontent.com/pod-product-compliance
Lightning Source LLC
Chambersburg PA
CBHW021403210326
41599CB00011B/996